主编简介

　　张立东 （1966.1—），男，汉族，硕士生导师，思政研究员，内蒙古锡林郭勒盟多伦人。现任内蒙古医科大学党委委员、党委宣传部部长。中国民族卫生协会中医专家委员会常务委员、中国民族卫生协会全国中医专家委员会常委、内蒙古自治区中医药学会理事、内蒙古中医药学会养生康复分会副主任委员、内蒙古高等教育分会高校思想政治教育专业委员会常务理事、副理事长、副秘书长。

　　雪　婧 1984年1月生，女，内蒙古自治区呼和浩特市人，毕业于西南民族大学汉语言文学专业，文学学士；内蒙古师范大学文学硕士。现任内蒙古医科大学党委宣传部宣传科科长，从事思想政治教育工作。

高校校园文化建设成果文库

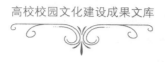

大学精神的传承与发展

张立东　雪　婧 ◎主编

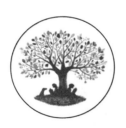

光明日报出版社

图书在版编目（CIP）数据

大学精神的传承与发展 / 张立东，雪婧主编 . -- 北

京：光明日报出版社，2018.4（2023.1 重印）

ISBN 978 - 7 - 5194 - 4102 - 9

Ⅰ.①大… Ⅱ.①张…②雪… Ⅲ.①医学院校—校

园文化—呼和浩特 Ⅳ.①R - 40

中国版本图书馆 CIP 数据核字（2018）第 058724 号

大学精神的传承与发展
DAXUE JINGSHEN DE CHUANCHENG YU FAZHAN

主　　编：张立东　雪　婧

责任编辑：史　宁　　　　　　　　责任校对：赵鸣鸣
封面设计：一站出版网　　　　　　责任印制：曹　净

出版发行：光明日报出版社

地　　址：北京市西城区永安路 106 号，100050

电　　话：010 - 67078251（咨询），63131930（邮购）

传　　真：010 - 67078227，67078255

网　　址：http：// book. gmw. cn

E - mail：gmrbcbs@ gmw. cn

法律顾问：北京市兰台律师事务所龚柳方律师

印　　刷：三河市华东印刷有限公司

装　　订：三河市华东印刷有限公司

本书如有破损、缺页、装订错误，请与本社联系调换

开　　本：170mm×240mm

字　　数：261 千字　　　　　　　印　　张：15.5

版　　次：2018 年 4 月第 1 版　　　印　　次：2023 年 1 月第 2 次印刷

书　　号：ISBN 978 - 7 - 5194 - 4102 - 9

定　　价：68.00 元

编辑委员会

前　言

　　"内医大精神"是学校的独特灵魂，是学校发展壮大的精神支柱，是激励师生实现美好价值追求的精神动力，也是学校文化建设的核心。"内医大精神"是"艰苦创业、和衷共济、革故鼎新、洁己奉献"，它反映了学校历史传统和特征面貌，是师生员工在长期的教学、研究、学习、工作、实践等过程中逐步形成和发展起来的，并经过不断的积淀，逐渐为广大师生员工所认同的一种群体意识。弘扬和践行"内医大精神"，对于推进学校教育事业科学发展，更好地培养中国特色社会主义事业的建设者和接班人具有重大而深远的意义。

　　一代代内医人遵循党的教育方针和路线，秉承着"内医大精神"，同心努力延续着内蒙古医科大学光荣的校史。我们可以通过这本书中所记载的人物和事件，了解学校历经沧桑却蓬勃发展的历史，感受一代代内医人冀染霜华却痴心不改，为学校建设奉献青春的感人事迹。

　　这本书分为校史之源、大学之魂、内医人风采三个部分。校史之源集合了学校建校以来，一代代"内医人"为学校的建设和发展付出了不懈努力的人物、事件等，由雪婧、石海英编写完成。大学之魂包括了"内医大精神"、校训、校歌、校徽、《内蒙古医科大学章程》，由阿丫罕、高岩编写完成。内医人风采介绍了学校建校以来优秀的教师的事迹，由冯晓莉、姜玉霞编写完成。

　　开卷有益，希望大家在阅读中认真感受一代代"内医人"用实践所体现着、传承着的"内医大精神"。

雪婧

2017 年 5 月

目 录
CONTENTS

01

校史之源

（一）艰苦奋斗　初步建立
（1956 年 – 1966 年）

1. 紧张创业　快速建校

内蒙古医学院是新中国在少数民族地区最早建立的高等医学院校，是 1977 年恢复高考后内蒙古自治区首批具有研究生招生资质的高等学校，也是采用蒙汉双语授课的医学高等学校。1956 年 5 月 1 日，一个必将载入史册的日子。内蒙古医学院的成立，开启了内蒙古自治区医学教育事业发展的新篇章。内蒙古医学院，崇德育美，人才辈出；紧扣时代脉动，彰显大医精诚的风范，丰富和完善了内蒙古自治区医学事业的版图。从 1955 年 9 月国家卫生部、高等教育部发文建立内蒙古医学院，到 1956 年 5 月 1 日学校成立，同年 9 月初学生开课，这一过程的迅速，创造了国家高等教育发展史上的奇迹。在党中央、国务院的亲切关怀和内蒙古自治区党委、政府的领导下，第一代内医人无私奉献，艰难创业，不懈奋斗，使学校的建设发展到了一定的规模和水平。

新中国成立之初，在地域辽阔，缺医少药而又疾病丛生的内蒙古自治区，各类医务人员奇缺。当时鼠疫、性病及多种地方病肆虐，全国有 47 个黄鼠鼠疫疫源县，其中 27 个在内蒙古自治区；全国仅有 5 个布氏田鼠疫源旗县，全部集中在内蒙古自治区。在广大的草原牧区，畜牧业、林业较发达，同时，畜群中也易发生布鲁氏菌病；许多地区地质中氟的富集，导致水氟含量增高，人畜饮用高氟水后多发生氟中毒；还有些地区地质构造中碘元素缺乏，常造成地方性甲状腺肿的发生。这些疾病时时威胁着草原人民的健康，各族人民企盼迅速改变这种落后的卫生保健状况。

作为对这一热切要求的回应，国家高等教育部和卫生部于 1955 年 9 月 16 日向内蒙古自治区人民委员会发出联合通知，决定在呼和浩特市建立内蒙古医学院。通知说："为发展少数民族卫生事业,培养高级医药卫生人才,兹根据我国发展国民经济的第一个五年计划的规定,特决定:在你区呼和浩特市成立内蒙古医学院,于 1956 年开始建校并进行招生,学校规模定为 1200 名学生,即每年招生240 名,皆为医疗系。1956 年因建校所需的师资、基建投资等,我们将适当列入年度计划,予以解决。希你会责成有关部门迅速成立内蒙古医学院筹备委员会,由你会负责领导建校的各项筹备工作,该校成立后,并决定委托你会代管。为了保证教学任务的完成,并于 1956 年建校同时建成 300 张病床的附属医院 1 所,其计划一并列入 1956 年卫生事业费内。"

接到联合通知以后,内蒙古自治区人民委员会迅速抓紧了内蒙古医学院的创建工作,于 1955 年 10 月 14 日召开会议决定组建内蒙古医学院筹备委员会。筹备委员会由主管文教工作的自治区副主席孙兰峰为主任,成员有自治区办公厅秘书长嘎儒布僧格、文办主任武达平、教育厅副厅长石琳、卫生厅副厅长义达嘎苏隆及建设局、设计院、建设银行、监察部等单位的领导同志。筹委会下设筹备处,由义达嘎苏隆、义乐图、陶德图、崔树德等同志组成,义达嘎苏隆为主任。筹备处分设人事、基建、总务、教务等科室。筹备处临时党委由义达嘎苏隆、义乐图、崔树德组成。

学校筹备处的人员在感受到责任重大的同时,也感到从零开始、从无到有的艰难。他们从租用 18 间平房起家,知难而上,先急后缓,妥善安排,在内蒙古自治区党委和政府的领导下,在国家卫生部、高教部的直接指导和大力支持下,通过到北京、沈阳、哈尔滨等地的医药院校取经学习,形成了办校的基本思路,于 11 月底完成了建校"计划任务书",上报国家卫生部和高教部。

考虑到任务艰巨、时间紧迫,筹备处分解任务,划分成校舍建设,教师和干部队伍配备,教学设备购置、教学开课准备三条战线开展工作。筹备处在工作计划中庄严号召:"全体同志必须以最大的艰苦耐劳,克服困难,团结一致,密切上下联系,搞好和有关部门的关系,在党和政府的统一领导下,发扬社会主义积极性、创造性,有计划有步骤地以又多、又快、又好、又省的精神来完成这一巨大的工作任务。"正是按照这个指导思想,人们发扬无私奉献,艰苦创业的光荣传统,使各项工作在短时间内都取得了重要进展,基本达到了预期目的。

建校的首要任务是选定校址,建设教学主楼、学生宿舍楼。内蒙古自治区领导率领筹备处的同志经过勘察比较,多方交涉,三次变动方案,最后经过内蒙古自治区人民委员会主席乌兰夫拍板选定了呼和浩特市火车站西南以旧时阅兵小校场为标志的一大片空地为校址,除检阅台、马厩、军队 265 医院及电台外,周围是农田、荒滩和沼泽地。按照国家计划,基本建设规模为:学校本部 24600 平方米,附属医院 12000 平方米,病床 300 张。基建确定了"一次出图设计,逐步分批建筑"的原则。学校教学楼于 1956 年 2 月完成设计,采用北京医学校主楼四角带阶梯教室的模式,3 月 8 日举行奠基仪式。内蒙古自治区人委副主席孙兰峰、卫生厅党组书记赵俞廷等领导参加了奠基仪式。

北方的早春,仍是冰封大地,工人们只好用炸药爆破开工。承建工程的华北建筑一公司员工用简陋的设备、工具日夜奋战,学校教工也积极参加劳动,没有条件进行机械化作业,全凭大家肩扛、手提、绳吊、铁锹铲。为了赶进度,必须月计划、日安排,苦干加实干。考虑到"百年大计,质量第一"的原则,刚到校的教师便当起了监工,朱连成、李定一、刘世芳、秦文斌等许多教师们都头戴柳条帽,身穿工作服,脚蹬大水靴,昼夜不停地在工地上监工并参与劳动。他们量地基深度,查水泥与沙的比例,风里来,雨里去。

在工程建设中,因资金紧张、建材缺乏,后勤部门特别强调勤俭节约原则,想方设法,克服困难,取得了可喜的成果。建成的 3 栋楼,成本低于预算,省下的资金为日后建高知楼提供了条件。建设中,混凝土钢筋不够,就在一些地方用了竹条;当时木材供应充裕,学生楼建设中因水泥不够,有 8 间住室铺了木地板。

为了确保内部建设和设施装备符合教学要求,韩哲武、陈天亮、白玉明专门到呼和浩特市第一木器厂学习家具制作、绘图、加工等技术,还和木工组师傅一起就教室和实验室内部建设解决了三个重要问题:一是阶梯大教室排椅制作和安装,这在当时的呼和浩特市尚无前例,工厂做不了。韩哲武专程到北京木工厂学习取经,并背回一套铸铁椅架品,教工人照着铸造;他还从北京购进胶合板,按座椅形状、拱度探索着制作椅背,做好以后,亲自领人去安装。主楼第一大教室所有的座椅从打眼、安装、到拧螺丝、上扣,都是他带着人一一安装好的。二是大教室的推拉活动黑板。当时的工人们没见过这种黑板,更不会制作。他就把从北京学到的制作方法、流程告诉工人们,带着他们边制作、边安装、边看效果,直到满意为止。三是给实验台和标本柜上耐酸漆。当时呼和浩特市的家具全部油一种橘红色普通漆,很容易被试剂腐蚀,不能用来漆实验台,于是他又进京学来了耐酸漆的配制和上漆方法,漆过的台面漆黑发亮,耐腐蚀,完全达到教学实验的要求。当年韩哲武带人漆成的实验台、标本柜,经过许多年后依然结实黑亮,似乎是在彰显着老一辈创业者那坚韧质朴的风采。

经过大家的努力,到 8 月底,主楼工程大部分完成;初设计为 3 层的 1 号、2 号学生宿舍楼也先后竣工。领导的重视,多方的支持,积极的筹建,高效率的建设,使内蒙古医学院这所新建院校拔地而起,以崭新的面貌屹立于呼和浩特市。

1956 年 9 月 1 日,256 名医疗系新生就已坐在学校教学楼里上课了。建设速度之快,就是在大量采用先进建筑技术的今天也是不多见的。1956 年 11 月,学校部门有行政科、财务科、人事科、膳食科、学生科、基建科、保健室、档案科、院长办公室。1959 年 4 月,学校建立档案工作室。

2. 调配师资　奠定根基

建校初期,万事待兴,师生们克服重重困难,一边建设,一边开展教学、医疗、科研工作,书写下内蒙古医学院的艰难创业史。

新中国成立后,卫生部把中国医科大学定为培养医学人才的基地,从那里调动师资力量到老、少、边、穷地区去办医学院校,培养医务人才,以解决当地缺医少药的问题。人们开玩笑地把担当这种任务的单位叫"母鸡"。根据教学工作的需要,在卫生部、高教部大力支持下,学校筹备处从各院校选调教师组建教学队伍。中国医科大学、北京医学院、哈尔滨医科大学、山东医学院等院校派来大批骨干教师、优秀青年教师和相关教务、技术人员,怀着报效祖国的拳拳之心、阔别亲人的眷眷之情,来到遥远的呼和浩特市,克服了新校设备不足、资料不全、交通不便、文化生活单调等困难,忘我地工作,努力地创造。建校初期的支边教师带来了各兄弟院校的优良作风和办学经验。他们不愧是新中国优秀的知识分子,内蒙古医学院的开拓者,建校的功臣。这些教师们形成了学校最初的教学及管理队伍。

从 1956 年开始,国家每年从各重点医药院校的应届毕业生中选拔部分学生补充到内蒙古医学院的师资队伍。到 1966 年,学校共有教授、副教授 17 人、讲师 40 人、助教 122 人、教员 12 人,医护人员增加到 436 人。

当时有一首歌:"毛主席的战士最听党的话,哪里需要到哪里去,哪里艰苦哪安家!"这首歌唱出这些支边教师的心声。筹备处的义乐图、崔树德、高冠华、施庆和等同志为选调教师组建教学队伍的工作多次往返于呼和浩特市和各地的院校。哈尔滨医科大学教务长欧阳仆来到学校担任副校长。1956 年春节刚过,一列满载着中国医科大学支边学校人员的专列就风驰电掣地向呼和浩特市驶来。这些人中不仅有基础教研人员、临床课教师,还有绘图等教辅人员,行政后勤水暖及实验动物饲养技术员工,甚至还有面包师,真可谓方方面面,一应俱全。接着,由刘其端、尹文厚带领的北京医学院近30位同志也先后抵达。各地来的同志们在"服从组织安排,支边光荣"的精神力量激励下,迅速投入到紧张的建校工作中:基础部教师组建教研组,想方设法准备开课急需的标本、教具和教材,并亲身参加主楼建设监工和内部的设计;临床的教师则到内蒙古医院和内蒙古妇产医院参与工作,逐步熟悉本地医疗情况。

内蒙古自治区党政领导对各地前来支边的同志极为重视,在新城宾馆举行了盛大的欢迎宴会,自治区副主席哈丰阿到会讲话,对大家背井离乡,到内蒙古支援建设表示了由衷的感谢和热烈欢迎,希望同志们扎根边疆,艰苦创业。据当时生理教研组金玮回忆:"内蒙古党委特别重视这项工作,在党委餐厅为我们接风,又在党委礼堂为我们办了一场庆祝晚会。凑巧的是晚会上的文娱节目还安排了一出京剧,是由蒋毓华老师和我合演的程派名剧《贺后骂殿》,因为我俩都是京剧爱好者。也就是说,庆祝内蒙古医学院组建的第一锣,是由我们生理老师敲响的!"这次欢迎宴会对参加筹建工作的全体人员是很大的鼓舞和激励。

1956年春,中国医科大学、北京医学院等院校支边教师到来之后,随即搭起了基础教学各个教学组的架子。国内老一辈解剖学家、年过半百的刘其端也响应祖国的号召,舍弃北京的舒适生活,带着妻子和女儿,自愿来到边疆。人体解剖课是医科院校的基础课,然而筹建中的内蒙古医学院一穷二白,找不到一具可供教学使用的人体骨骼标本。一批从内地分到学校的青年教师纷纷坐上马车,带上干粮,经过公安部门的同意,跟着刘其端来到郊区南茶房、砖瓦场一带挖掘无主故冢,开挖、捡拾、过筛、装袋、清洗、消毒、对接,认真进行一道道工序。现已病故的张望明承担了清洗和装箱的繁重工作。老一辈技术员徐荣春指导青年同志将散骨穿成骨架。技术组还赶制了一些示教标本和石膏模型。刘其端与同伴们振兴民族医学教育事业的那份热情,染绿了整个塞上草原。

来自北京医学院的寄生虫教研组讲师姚文炳曾因赴朝鲜战场为调查美军发动细菌战的罪恶事实做出贡献而被朝鲜政府授予国家勋章,但是他毫无"功臣"的派头。当时,细粒棘球绦虫成虫在国内院校奇缺,如果能培养出大量该虫标本,将成为与兄弟院校交换标本的"可观资本"。他在建校初期没有实验条件的情况下,用狗培养细粒棘球绦虫成虫。功夫不负有心人,经过3个多月的艰苦实验,他终于取得了成功。

还有许多教师为各项课程的按时、高质量开课做出了重要贡献。生教组助教金玮按母校中国医科大学的原有规格,设计装备绝对隔音的实验室,以便准确演示"条件反射"这一巴莆洛夫学说中的经典和基础实验,保证教学质量;病理教研组的讲师江英凯、助教王焕华等看到从沈阳带来的肉眼标本不够,便向北京、天津、武汉、上海、南京、广州等地院校求援,得到了不少标本资料,全组动手做成肉眼标本300多种共500余瓶,病理切片标本120多种,切片上万张。

作为建校初期少有的高级职称教师,尹文厚为学校教学做了大量的工作。他是药理教研组主任,不仅负责本组筹建,还带领各教研组代表参加的采购组赴北京、上海、天津等地采购,想方设法买进教学所需的仪器、材料和中外图书,包括精密分析天平、高倍双筒显微镜、光电比色计、阴极示波仪、组织代谢装置等,为保证学校按期开课做出了贡献。

尹文厚有扎实的化学、药理学理论功底。来学校任教之前已有10年高校教学实践经验。早在20世纪40年代就在国外科学杂志上发表过《D－Nitzoben-ga3ide 作为鉴定酚类的试药》《北京常见中毒症及其鉴定之原则》等论文,还为中国药理学会组编的《药理学》教材撰写了"毒理"专章。作为学校药理教研组主任和当时唯一的副教授,他不仅编写教学大纲、教案、担任药理学主讲,指导学生的实验和学习,还要领导教研组的全面工作。为壮大师资队伍,他积极设法选调教师,选留优秀毕业生,并选派中青年教师外出进修和参观学习。为提高师资水平,他和管从智分别举办了"毒理学"和"分子轨道理论"讲座,还在系里举办外语培训班。他亲自示范打字技巧,帮许多教师掌握了打字技术。

实验、实习是药学教育的重要环节,为开展好中草药采药实习,尹文厚不辞辛劳到远郊山村联系采药地点,落实师生的食宿安排;为搞好毕业实习,他亲自到医院、药厂、药检所等单位联系建立实习基地,制定实习计划。对于学生的实习情况,手续交接以至毕业论文答辩他都一丝不苟地亲自负责,并对每次实习都认真总结,保证了实习水平不断提高。在负责全系教学、科研和管理工作的同时,他还领导并参加了药理教研室的工作。他亲自讲课并带实验课,丰富的教学经验加上善于吸收药理学发展的最新成果,使他的课程质量不断提高,这对于中青年教师起到了很好的"传帮带"作用。

许多教师还同母校联系,争取无偿支援。兄弟院校的无私援助十分可观。北京医学院为组胚学教研组准备了几百套拓片,武汉医学院不远千里运来尸体,各教研组同志动手制作图表和教具模型。教师们凭着一颗红心两只手,在极端困难的情况下,完成了各项课程的准备工作。

到1956年4月底,筹建工作告一段落。20个教研组(解剖、组胚、生物学、生理、生化、微生物、病解、寄生虫、病生、药理、中医、物理、化学、有机化学、政经学、马列、革命史、拉丁文、俄文、体育)和 11 个行政、教务管理科室(教材、生产实习、教务、图书、保健、行政、财务、膳食、学生、人事、档案)基本组成。经卫生部和自治区人委批准,1956 年 4 月 30 日,学校在内蒙古医院礼堂召开大会宣布成立。内蒙古自治区党委副书记杨植霖,人委副主席哈丰阿、孙兰峰,卫生厅领导胡尔庆毕力格、赵俞廷等到会祝贺。会上宣布义达嘎苏隆为代理校长,义乐图、欧阳仆为副校长。校庆日定为 5 月 1 日。成立大会之后,全校教工举办了热烈的文娱晚会,表演自编的节目,引吭高歌,载歌载舞,庆祝紧张战斗的胜利,抒发创业者的豪情。

1956 年 9 月 1 日,首批 256 名医疗专业新生入学,学校举行了开学仪式,随即正式开课。开课的各项基本条件具备之后,关键是组织好教学。学校提出,各教研组对有关课程在教学安排、实验器材配备等方面要保证质量。大课要讲师以上教师登台,实验要按照教学大纲规定,项目不能减少。各教研组根据学校要求,精心组织,形态、功能各门课程都按要求开课。为了保证微生物课程质量,《绪论》和首轮大课分别请北京医学院副教授、武汉医学院资深讲师讲授,然后才由中国医科大学调来的申云生接续讲授。

申云生于 1958 年支边来内蒙古医学院担任微生物教研组主任。曾任中华医学会微生物与免疫学会理事兼内蒙古自治区分会理事长等职。20 世纪 50 年代,申云生的《关于鞭毛染色的实验及新的鞭毛染色法》被东北军医政治部记一等功 1 次、二等功 2 次。基础课程实践性、直观性强,由于兄弟院校的支持和本校教师的努力,标本、实物资料比较充足,加之大批年轻助教的精心准备,因而理论课、实验课都严格认真,有板有眼。药物化学开课时,实验室水管尚未安装水龙头,不能供水,工友包金花就担水上楼保证实验的进行。在讲课过程中,教师不仅重视理论讲述、形象教学,还强调针对学生特点进行分类指导,以保证教学效果。正是这些优秀知识分子的不懈进取,推动了学校教学、医疗、科研工作的开展。

生理教研室有一项特殊工作是其他教研室所没有的,就是要建立两间条件反射室,国内许多兄弟院校也没有这方面的建设。在学校的实验室示教中有一项慢性实验狗的条件反射,必须在特定的环境中完成。金玮在中国医科大学时亲自参加过"静默之塔"的建设,那是一栋隔音、避光、防震的特殊建筑,完全按照苏联生理学之父巴甫洛夫设计的原稿建造。她根据生理实验室房屋的条件,在二楼楼梯旁建造了两间条件反射室,室内的隔音室使用双层刨花板中间填满木锯末做成。又从内蒙古电台买来两扇隔音门,按照尺寸安装上。隔音室墙壁间距为 10 厘米,条件反射室外间的观察室是她亲自设计的。器材图样也是她亲手制图,后在北京玻璃厂定做的。在生理实验中这是唯一的高级神经活动的项目。一轮教学后,全年级就轮流上这个条件反射示教课。当同学们亲眼看到阳性条件反射效果时兴奋不已!

当时,学校里的教师有什么技术创新可前去报喜,由基础部予以公布。金玮是第一个报喜的教师。当时她提出一项在大教室授课时示教的改革方案——把原来的金属烟鼓面换成玻璃烟鼓,利用解剖室装标本用的玻璃缸,把底座去掉,糊上烟鼓纸,在中轴加上一个电灯泡,熏黑的烟鼓转动起来后,用描画的曲线划掉黑烟,透过玻璃把鼓轴中设置的灯光透过来,可以看到一条亮亮的曲线划在烟鼓上,她曾专门到大教室最后的走台去观察示教,效果非常清晰。另外,她还报了第二个喜,是一套水银传动式脉搏描记装置。是利用狗动脉桥的小木罩,罩在桡动脉上,连接水银检压计描到烟鼓上,波形高度可达3厘米,降中波也很清楚,要比在仪器公司买的机械式描记器好得多,又省不少钱。

生理教研组研究出"快速记纹鼓喷水描画法",省去了熏烟室及相应的熏烟、烟纸固定等设备,其方法简便,适于学生实验时应用。描出的曲线也清楚、美观。教研组对大陆电气行出品的"电计滴器"进行了改进,克服了过去时常发生的受滴电极的短路现象。创制了一种动脉血压描记小盒,可以测量血压相对值,在一侧管连上水银检压计,还可以随时测出其血压的绝对值。

寄生虫学教研组改良吸蚊管、捕虫网。利用废物做成了简易动物解剖架、自制烤片架和小工具等。

公卫试制成功"发肤发汗程度电气测定器"及"条件反射简便检查法的装置"。

生物教研组制成无脊椎动物示教卡片一套,可节省四分之三的实习时间,也解决了显微镜不够用的困难。教研组主任李秀贞改进了实验动物的整染切片手续,节省了药品和时间。教研组还完成了活动挂图架的设计工作,自制了许多动物标本。

解剖教研组李益纯制成白昼幻灯;穆家圭做出关于鼠脑皮质细胞结构分区与脑血管分布的关系图。

从1955年9月16日下达建校文件,到1956年9月1日正式开学,内蒙古医学院从零开始,从无到有,铺开正规本科教学,在速度、效率、质量等方面都是一个奇迹。这是党的民族政策的体现,是国家卫生部、高教部和自治区党委、政府亲切关怀、直接领导和各兄弟院校大力支持的结果,也是第一代"内医人"夜以继日、艰苦奋斗,特别是各省区有志有为教师发扬奉献精神、义无反顾地投身边疆建设的结果。当时的内蒙古医学院是国家卫生部直属高等院校之一,经费由卫生部调拨,主要领导由中央任命。首任党委书记张晖,就是毛泽东主席亲笔签发的任命书。在各方面条件成熟之后,1957年12月31日国务院决定,从1958年1月1日起,学校由内蒙古自治区人委领导。

在学校筹建阶段,由内蒙古自治区卫生厅副厅长义达嘎苏隆任代理校长;学校正式成立后,由张晖任党委书记,木伦任党委副书记、校长,义乐图为学校党委副书记、副校长,欧阳仆为副校长。

3. 附属医院及其护校的建立和教学医院体系的形成

根据国家第一个五年计划,在内蒙古自治区呼和浩特市发展容纳1440名学生的医学院一所,以培养高等卫生技术人员的任务。为了保证教学任务的完成,并根据呼和浩特市现有两万人和逐年增加的情况,按国家城市病床发展比率千分之五与每两个学生需要实习床1张的规定,现有综合病床400张已不够用,因此经国家核定1956年在呼和浩特市新建300张病床的教学医院一所。

到1957年,学校最大的问题是,500张病床的附属医院必须尽快建起来。学校成立了以校长木伦为首的附属医院筹建领导小组,正式开展医院的建设工作。木伦初到学校,上下左右的关系尚未接上头。他先去了国家卫生部,见了有关司局领导,开诚布公地提出了要钱要人的问题。国家卫生部领导慷慨应承,在人事问题上把他介绍到了山东医学院,经费问题通盘给予考虑。他离开卫生部即前往山东,山东医学院和省卫生厅的领导很热情,答应在人事上给予一定支援。

医护人员的组建成了首要问题。从中国医科大学、北京医学院、哈尔滨医科大学、长春军医大学、大连医学院、山东医学院、武汉医学院等院校调来的专业骨干、优秀人才陆续到达呼和浩特市。在正式开诊前,这部分同志先到内蒙古医院、内蒙古妇产医院、呼和浩特市医院工作,或者由自治区卫生厅组织下乡下厂防病治病。与此同时,从区内医疗单位抽调的医护人员也先后到位。医护人员的问题解决了,其次就是医院房舍工程建设和设备器材以及各种物资的采购。经过努力,至1957年底,门诊楼竣工。医院的各种物资的采购,大到设备仪器、病床饭桌,小到药瓶、试管,从各种药品、试剂到白大褂、手套,真是形形色色、千头万绪。为此,由中国医科大学调来任筹建领导小组副组长的李树元带队、各科室业务骨干及财务人员参加的采购队伍奔赴北京、天津、南京、上海等地,多处查看,货比三家,反复测算,当日清结,坚持少花钱多办事、把钱用在刀刃上的原则。在勤俭办事业的同时,注意集中财力,选购先进设备仪器。有一次,在上海采购的内科大夫李景森发现 1 台瑞典产的高级心电图仪,对心音、心压等项都能检测,但是价格昂贵,他立刻打电报请示,戴世平当即拍板:"别管多贵,抓紧买下",李景森马上付了2000 元定金。第二天解放军总医院的同志便上门"协商",请求转让这个仪器,被李景森谢绝。正是由于坚持长远眼光和较高的标准,使得附属医院在建院之初就购置了一批在当时比较拔尖的仪器设备。

为了保证开诊一举成功,各科室做了艰苦紧张的准备工作。当时技术员、普通工极少,很多大夫都放下架子,甩开膀子,从最基础、最烦琐的工作干起。他们设计制作工作台,安装摆放仪器,装卸搬运器材和药品,涮洗瓶管,擦拭桌椅门窗。在几个月废寝忘食、流汗奋战的基础上,1958 年 3 月 6 日,全院职工按正规医院的工作标准进行了一次全面的开诊"预演":挂号、接诊、开药、取药、计费结算,严格规范,像模像样。

1958 年 3 月 8 日,附属医院正式对外开诊,内蒙古自治区党政领导及卫生厅、教育厅负责同志参加了开诊剪彩仪式。至此,内蒙古自治区第一所高等院校的教学医院,一所现代化的人才、设备、医术俱佳的大型医院正式诞生了。

附属医院开诊时,因为医院病房楼尚未建成,暂时在门诊楼二、三楼设正式病床 100 张,简易病床 50 张,以满足患者的治病需要,并为学生实习创造条件。

为全面解决高年级学生生产实习场所问题,必须在抓紧医院建设的同时着手建立教学医院体系。学校派出由李树元带队、各科负责人参加的工作小组到区内较大医院考察医护队伍和床位设置情况,最后确定将内蒙古医院、铁路中心医院、包头市立第一、第二、第四医院、包头华建职工医院、铁路医院、包钢医院、乌兰察布盟、巴彦淖尔盟、伊克昭盟、锡林郭勒盟四所盟医院作为学校教学医院,建立了教学协作关系,供高年级学生临床实习之用。

1957 年 6 月,在附属医院筹建工作全面铺开之后,医院筹建领导小组考虑到随着医院发展一线护理所需护士数量很多,仅仅依靠从区外护校分配毕业生远远不能满足实际需要,于是打报告给内蒙古自治区卫生厅、自治区党委宣传部和政府计委,申请举办附属医院护士训练班。获得批准之后,护训班于同年 8 月 1 日正式创办。

护训班列入国家正式招生分配计划,实行半工半读,学制 3 年。第一任校长由医院筹建领导小组副组长高冠华兼任。首批55名女生从呼和浩特市300名考生中选拔,年龄大多在15-19岁。为组织好训练班的工作,学校安排了专职干部经外出学习考察,选定了教材,并对学校各有关教研室的教学任务作了明确的规定和严格的要求。鉴于当时校舍紧张、教材缺乏,训练班没有固定的教师和宿舍的情况,便采取换教室、倒时间的方法与本科生交叉上课。

从学校正式成立、招生开课,附属医院建成开诊,到教学医院体系的形成和附属医院护校成立;从医疗系学生开课到1958年秋,中医、蒙医两个本科专业招生;从首批中国医科大学等学校支边教师来校,到哈尔滨医科大学、长春军医大学、大连医学院、山东医学院、齐鲁大学、武汉医学院、上海医学院、天津医学院、湖南医学院等院校选派的教师和毕业生陆续到达。至此,包括医学基础课教学和临床教学、生产实习,涵盖医务、护理人员两支队伍教育培养,结构完整、环节齐全的医学院校就这样诞生在祖国北疆,扎根于少数民族地区,成为内蒙古自治区高等医学教育的基础和发源地。

4. 教学工作在调整中发展

学校一贯重视教学工作,在建校初期首先把精力放在教学的组织上。当时,学校只设医疗系医疗专业,学制5年。医疗系招收高中毕业生和部分具有同等学力的在职人员,培养目标是"为社会主义建设、为人民保健事业服务的,具有一定的马克思列宁主义修养的、体魄健全的、掌握先进医药卫生专门知识和技术的高级医疗卫生人才"。在专业方面,要求"培养具有全面的系统的现代医学理论知识、掌握现在的基本医疗技术、能独立担任常见疾病的预防、诊断及治疗工作,并具有初步科学研究能力的医师"。

1956年9月1日,256名医疗系新生入学。1963年9月21日,学校中医系第1期87名学生、医疗系第3期215名学生毕业。当时学校作为卫生部直属高校,生源以内蒙古自治区为主,部分来自东北三省、河北、河南、山西等区,还有军队干部、印尼华侨。录取成绩居全区高校之首。

医疗系教学工作完全按照国家颁发的高等医药院校五年制医疗专业的教学计划进行:前两年学习基础理论,包括生物、物理、无机化学、分析化学、生物化学、人体解剖学、组织胚胎学、寄生虫学、生理学、微生物学、病理解剖学等,同时必修马列主义基础、中国革命史、政治经济学、俄文、拉丁文、体育等课程。从第三年起,开始学习临床课,主要是内科总论、系统外科学和泌尿外科学、外科手术学和局部解剖学、系统内科学与结核病学、传染病学、流行病学、妇产科学、神经病学、口腔学、眼科学、耳鼻咽喉学、皮肤性病学、法医学、放射学、医学史、卫生学、保健组织学等。从 1958 年起，医疗系学生开设祖国医学课程（中医）。到 1966 年"文革"之前，医疗专业共招收 10 个年级共 2494 人。1961 年，医疗系首届 224 名毕业生走向医疗工作岗位。考虑到兴办蒙医高等教育是大势所趋，加之对蒙医基础理论的探讨、临床经验的总结及师资准备有了一定基础，内蒙古自治区卫生厅在 1958 年 3 月从中蒙医研究所抽调人员成立内蒙古中蒙医学院筹备处。同年 9 月，自治区党委决定撤销筹备处，将该处人员划归学校，由学校增设中蒙医系；10 月与筹备处合为一体的中蒙医研究所、中医院一并归入学校。1958 年 9 月，在党中央和毛泽东同志关于大力发展祖国医学的号召下，内蒙古医学院建立了中蒙医系。1959 年，中蒙医系附设蒙文医士班，40 名学生入学。1959 年 9 月 28 日，内蒙古党委 256 次常委会议决定同意将内蒙古自治区中蒙医研究所改为内蒙古自治区中医研究所；中蒙医研究所门诊部改为内蒙古医学院附属中医院；同意撤销年级办公室，成立基础部和医疗系。

中蒙医系设中医、蒙医两个本科专业。当年，中医专业招生 105 名，蒙医专业招生 58 名。中医专业设有医学史、医学古文、中医基础、内经、中草药、方剂学、中医诊断、伤寒、温病、金匮、中医内科、外科、妇科、儿科、针灸、各家学说等教研组。该系师资有的来自中蒙医研究所、卫生干部进修学校等医、教单位，如朱亚民、高祯、吴肇基、梁运通、李凤翔等，部分从区内外行医多年、有丰富经验的医生中招聘，其中有不少是很有声望的老中医，如已故的吴瑞森、陈清廉、张斌、崔文彬等。

张斌毕业于绥远省立中山学院师范班。他自幼学医，对《内经》《伤寒论》等医学典籍的研究有所造诣，用气化学说解释伤寒六经十分明白透彻，立论新颖并有所创新。他经常诊治疑难重症，疗效卓著。他精通《伤寒论》，但完全照搬原方甚少，而取其方义变通加减。他经常告诫学生们，学习和研究《伤寒论》，并不完全在于吸取它的一证一治、一方一药，主要应当放在它的理、法方面，以开阔思路，有所创新。张斌擅长治疗内、外、妇、儿科杂病，以气化理论为指导，组方用药遵古而不泥古，不仅用经方，而且多选用历代医家的有效方剂，真正做到了各取所长。张斌注重教学与育人相结合，积极发挥了教师的主导作用。在备课方面，他总是考虑如何能使学生容易接受，在传授知识上重点突出循序渐进。在课堂上为了使同学们精神振奋、集中精力听讲，他使用生动的语言并结合自己的临床经验充实课本内容。为了便于同学们记忆，他编了很多好念、好懂、好记的歌诀。1957 年，张斌患肺结核,但是为了工作,他从未休息,坚持教学工作。

朱亚民于1958年10月到学校中蒙医系从事教学和科研工作。他是我国中医药界的知名专家,医理精湛,医术高超,学风严谨,著述甚丰,尤对中蒙药有较深入的研究和造诣。他主编了内蒙古自治区首部在植物药方面较完备的科学著作《内蒙古植物药志》,享有很高的学术价值。这部医著的问世为医药工作者广泛深入探讨内蒙古自治区中蒙医植物药学开了先河。

李凤翔12岁入中和堂药铺做徒工,后拜中医外科名家刘汉昭门下,苦学12载,系统学习、继承了中医外科辨证论治的精髓,并熟练掌握了中药炮制和炼丹术。后来又拜当地著名中医世家传人、清末秀才赵点斋为师,再求深造。他凭借深厚的中医功底,每每能攻克疑难顽缠之症,察色断脉,颇有建树。1959年,他到学校从事教学工作。先后担任附属医院中医科副主任,中药房副主任,中医系《金匮》、内科教研室主任等职。1961年被内蒙古自治区评为"社会主义建设积极分子"称号,1981年7月晋升为副主任医师,1983年5月晋升为副教授,被评为"内蒙古自治区高等学校先进工作者",为支援边疆医疗卫生事业做出了贡献。

教学工作按卫生部中医本科的计划进行,教材则部分采用南京中医学校教材。其政治、外语、体育课和西医基础及临床课由基础部和医疗系各教研组的教师讲授。中医专业初办,教师人数少,加之大多虽有临床治疗经验,但教学经验缺乏,因而在安排组织教学中遇到不少困难。中医教师解放思想,大胆登台讲课,及时总结检查,发扬协作精神,结合教学实践编写讲义和补充教材19种,自制挂图200多份。教学中重视实践环节,开展病案讨论和专题讲座,认真组织学生实习,保证了教学任务的完成。

实行中西医结合,是党和国家发展中国医药卫生事业的重要方针。为了贯彻执行这一指示精神,由内蒙古自治区卫生厅主持筹备、学校中蒙医系组织教学的内蒙古自治区首期西医离职学习中医班于1959年4月开课,参加者54人,有本校的西医讲师、科主任,多数是全区各医院院长、副院长;理论学习和临床实习各1年。这种学习班以后又开办过4期,时间改为4个月。由于参加者是西医骨干,所以学习班的开办为日后在卫生工作和医疗实践中贯彻中西医结合方针准备了人才和干部条件,同时提高了中医的地位,密切了中西医的关系。此外,根据区内外中医专业的需要,还举办过中医护士训练班,学员40人,为期1年。

蒙医本科当年秋季招生58人,学制5年。学校和中蒙医系的教师们总结过去办教育的经验,参照医疗专业、中医专业的教学计划和课程安排,组成了藏文、经典选讲、蒙医基础、诊断、蒙药、方剂、内科、妇科、儿科、温病、五官科、针灸科等10多个教研组。教师除原中蒙医研究所既有人员外,部分来自内蒙古卫生干部进修学校,部分是从乌素图召蒙医师资研究班遴选的行医多年有丰富经验的蒙医,也有从寺庙选召的优秀年轻蒙医。教材来源,靠发掘整理蒙医文献,结合总结实践经验,边编写,边教学,边油印使用,边修改补充。在课程设置方面,坚持了基础医学(包括藏文、经选、蒙医基础、诊断学等)、临床医学(蒙医内科、外科、皮肤科、骨伤科、五官科、儿科、妇科、温病、五行疗法、针灸等)、药物方剂学(蒙药学、方剂学等)三方面的有机组合。在医疗科目上则按内科、外科、妇科、儿科、五官科、皮肤科、骨伤科、五种疗法等进行划分、组建。教学程序和方式分理论学习、课间实习、识药采药、生产实习等不同阶段。教育教学中还注意让学生学习西医基础理论和基本知识。经过不断探索实践,逐步形成了比较完整的、同现代医学衔接的教育教学体系。

由于国家进入暂时困难时期,1959年－1961年蒙医学压缩招生计划,3年未招收本科学生;1962年恢复招生,当年与1964年各招22名本科生,1965年招19名本科生和22名大专生,还招了中专生。1963年首届蒙医本科生毕业,成为内蒙古自治区第一批蒙医高级人才。1963年4月,中蒙医系划归内蒙古自治区卫生厅,改为中医学校,但招生仍然用学校的名义,1966年该校又归回学校,恢复中蒙医系建制。1962年8月20日,学校为新疆维吾尔自治区代培的38名学生提前毕业走向工作岗位(其中包括从内蒙古自治区招收的14名学生)。

在蒙医本科创办和初步发展的过程中,中医系(中医院、中蒙医研究所)当时的领导古纳、王尚武、刘松青、包孟武、李元瑞等发挥了组织作用,古纳、善友、勒格德布、金巴、白清云、于庆祥、陈希拉布等老蒙医药专家以及苏荣扎布、罗布桑、沙木腾等中青年教师做出了很大的贡献。古纳原任中蒙医研究所所长,精通藏文,行医多年,擅长治疗小儿麻痹、偏瘫等疑难病症,译有《四部医典》,编写过蒙、汉、藏三种文字对照的《蒙药名手册》,产生了很大影响。他担任过中医系主任兼附属中医院院长,后调任自治区卫生厅副厅长;白清云参与翻译整理《四部医典》,还把自己行医多年的医案作为教学参考书印发;苏荣扎布寺庙学医出身,师资研究班毕业后任教,既当第一届蒙医本科班主任,担任繁重的学生管理工作,又主讲《基础理论》《治则》《蒙医诊断学》等,一边编教材,一边讲课,很快成为骨干教师和蒙医学的后起之秀;沙木腾结合讲课研究藏医、蒙医文献,为蒙医内科学、蒙医骨伤学的教材建设做了大量工作。

学科初建,同志们在整理研究蒙医文献、编写教材、建立蒙药试剂室等方面做了大量基础工作。搜集研究蒙藏医文献资料方面,在原有资料基础上有较大进展。1960 年成立了蒙药标本室,对内蒙古、西藏、宁夏、辽宁等省区的蒙药资源定点调查,经过几年努力,搜集了植物标本 1800 种、3000 多份。1958 年在向国家捐献医药资料及秘方的热潮中,蒙医教职工表现十分突出。在这个阶段,蒙医教师编印了《蒙医验方选集》《蒙医内科学》《蒙医外科学》《蒙医药物学》等 14 种讲义,还正式出版了《蒙药学》《蒙医简明手册》等著作,为以后蒙医教育的发展提供了条件。

还有许多优秀的教师们为建校初期学校的教学做出了贡献。李继儒 1949 年毕业于中国医科大学并留校任教,1956 年支边调任内蒙古医学院病生教研室任第一任主任。他长期坚持在教学、科研第一线,潜心教学法和克山病、超声学研究。获得过"内蒙古自治区科技先进工作者"荣誉称号和"内蒙古自治区教学成果一等奖",享受政府特殊津贴。在讲授专业课过程中适当插入有关思想品德的内容。采用启发式教学方法,注重培养学生分析、解决问题的能力。

朱连成 1956 年支边来内蒙古医学院工作。曾任生理教研室主任,基础部主任,内蒙古医学院学术委员会委员、副主任,内蒙古科协委员,中国生理学理事,中国生理科学会内蒙古分会名誉理事长等职。

姚文炳是寄生虫学教授。男,汉族,1924 年 7 月生,北京市人。国际知名寄生虫学专家。1948 年毕业于北京大学医学院,同年接受美国洛克菲勒基金的资助,以研究员身份在北京协和医学院从事寄生虫方面的研究工作。1951 年起任教于北京医学院寄生虫学科。1952 年由卫生部派往朝鲜战场,调查揭发美军发动细菌战的罪恶事实,被授予朝鲜国家勋章。1956 年 3 月,姚文炳支边到内蒙古医学院负责筹建寄生虫学教研室,并担任教研室主任直到 1996 年(当年 72 岁)退休。返聘 7 年,后仍继续参加两版(每 5 年一版)的全国高等学校统编教材和辅导书以及高等教育"十五"国家级规划教材和辅导书的编写工作。

1989 年,姚文炳被英国皇家热带医学暨卫生学会选为会员。姚文炳在医学昆虫和蜱螨领域的研究工作成就卓著。在尚没有全国统编教材时,他组织教研室成员结合调研资料编写过切合内蒙古地区实际的寄生虫学教材。每年定期参加学校内各专业《人体寄生虫学》的教学工作,并下大功夫提高教学质量。中国科学院上海昆虫研究所举办全国蝇类培训班,聘请他讲授"狂蝇科、皮蝇科、胃蝇科"等内容。内蒙古大学和包头医学院分别聘请他讲授《医学昆虫学》《蜱螨学》等课程。

教研室也举办过蜱螨培训班,学员来自呼和浩特市有关院校及防疫站有关单位。

科研工作中,资料收集是一项艰巨的基础性工作,当时还没有复印设备,就算在后来有此设备,但是由于复印的资料多,费用高,也复印不起。姚文炳就用照相机把国内各大图书馆收藏的与科研有关外文资料拍摄下来,待应用时把底片放在立体显微镜下阅读参考。他经常与国内外 30 多位同行学者交换学术资料,世界蜱类学权威、美国专家 H·Hoogstraal 先后把自己的 500 多篇研究资料赠送给他。有一次,为获得一本德文知名螨类古书,他委托国际书店到德国古旧书店和街头书摊寻觅,经过两年多时间终于买到。这种踏破铁鞋,千方百计地寻觅学术资料的精神,使他的资料收集量达到了惊人的水平。有一位留德博导来访时高兴地对姚文炳说:"我这次留学最大的收获是得到了大批的蝇蛆病资料。"这时,姚文炳打开书柜让他看自己的"资料库存"。对方一看才知道自己收集的资料姚文炳这里全有,立刻目瞪口呆,赞叹不已。

进行实验研究,需要必要的仪器设备,在经费短缺的情况下,只能自己设法创造条件开展工作。进行蜱各发育期与温度关系的研究,需要把蜱放在几种特定的恒温条件下进行观察。当时因无经费购买可调低于室温的恒温箱,姚文炳就将普通的恒温箱搬到学院的菜窖里,终于完成实验。后来他经过钻研又自行设计了一个小型恒温盒,可以放在冰箱内将温度调低,使开展此项工作有了便利的条件。

开展内蒙古地区病媒昆虫生态调研工作,在相当长的时间里并无专项经费。姚文炳就在完成教学任务之后的空闲时段,跟随下乡医疗队、鼠疫防疫队、布病防疫队和克山病防治队等团体一起下乡,这样在交通和吃住等方面可以得到一些方便和照顾。去野外昆虫栖息场所进行调研时,在草原地区骑马,荒漠地区骑骆驼,到林区就只能步行。他在呼伦贝尔盟、锡林郭勒盟和阿拉善盟进行定点观察蜱螨的季节消长活动情况时,往往需要八九个月。长期的艰苦细致的调查研究,使姚文炳在寄生虫学领域取得了突出建树,发表学术论文 80 余篇。在蜱、螨、蠓、螨、虻和蚤的区系分类研究中,发现新种(亚种)7 种。

张清德毕业于华东药学院,1956 年支边来内蒙古医学院工作。他曾为第七、八届全国政协委员,第六届内蒙古自治区政协委员,中国农工民主党第十届、十一届中共委员,内蒙古区委副主委。任中国药学会理事,全国药物化学专业委员会委员。张清德曾获内蒙古自治区科技进步奖 1 项,1989 年获内蒙古自治区优秀教学成果二等奖 1 项,荣获国家部委和内蒙古自治区颁发的"全国边远地区优秀医学科技工作者""光荣人民教师""爱国人士为四化做贡献先进个人"等称号。其成就被载入《中国名医列传》(当代卷),享受国务院特殊津贴。

孙慧宽1958年在上海第二军医大学研究生毕业后支边来内蒙古医学院任教。曾任学校病理教研室主任、基础医学部主任、教务处处长,中华医学会病理学会第六届委员会委员,中国法医病理学会委员及内蒙古病理学会主任委员等职。曾获"全国边远地区优秀医学科技工作者"称号。享受政府特殊津贴。孙慧宽一直坚持在教学第一线,讲授病理学和法医学课程,深受学生欢迎和好评。在乳腺癌及心肌缺血病理等领域的研究工作中取得了成绩,有6项成果分别获得内蒙古科技进步二等奖和三等奖。由于在教学、科研方面做出的贡献,于1987年被列入内蒙古自治区成立40周年的《优秀人才谱》;1991年起享受国务院特殊津贴,1994年获得"全国边远地区优秀医学科技工作者"荣誉称号。

文历东于1956年支边来内蒙古医学院工作,曾任基础部组织胚胎教研室主任。学校建立初期,她和丈夫响应祖国召唤由条件优越的北京医学院来边疆工作。她教学认真,治学严谨,对工作恪尽职守,精益求精。她以血细胞的细胞化学和遗传学为重点发表了多篇论文,在全国和内蒙古自治区的学术会议及刊物上交流,受到同行的重视。1989年被评为全国优秀教师,从1992年起享受国务院特殊津贴。

张继先于1956年支边来内蒙古医学院基础化学教研室工作,曾任药学系分析化学教研室主任。于1980年和1993年获科学技术成果三等奖和科学技术进步二等奖。张继先从教三十余载,始终坚持树人为本、立德为先、教书育人、为人师表,以自己坚实的理论基础,严谨的治学态度,强烈的社会责任感和勤奋的工作精神感染和影响学生,以自身的模范行动教学生如何做事、做人。教学中他非常关注革新教学环节,积极采用现代化的教学手段,不断探索教学内容、教学方法的改革;始终以优质课为目标,坚持在建设中求发展,推动课堂教学方法的改革,并在改革中求创新。张继先采用互动的教学方法,教学相长,他的课堂教学深入浅出,生动活泼。

朱宗元1962年大学毕业后,作为首批支援边疆少数民族地区医学事业的知识分子,来到内蒙古医学院中蒙医系工作。1993年享受国务院特殊津贴,曾任内蒙古中医药学会副秘书长、全国中医高等教育委员会委员、内蒙古政协委员、常委等。2008年被评为全国第四届名老中医学术传承指导教师。

建校之初,学校基础条件差,工作头绪多;1958年后,群众运动多,这对学校领导精力牵扯多,但是学校克服一切困难,在抓教学上,要求不放宽,努力不松劲,紧紧抓住让学生掌握基本理论、基本知识、基本技能这一中心环节,切实搞好理论教学、实验实习和社会实践,努力培养他们独立工作的能力和科学思维方法。学生们为了掌握人体构造知识,把装着人体全部骨骼的木箱借回宿舍反复观察;在生产实习阶段,作为实习住院医师,早晨6:30上班,帮助护士收集血尿等体液,做静脉穿刺,即使不当班也坚持到场观察操作。批改试卷发现学校的毕业生实际工作能力和动手能力比较强,到基层工作后能适应各方面的要求,能够比较熟练地治疗常见病、多发病,对疑难病症有较强的应对能力。

师资队伍的建设是保证教学质量的前提和基础。学校对老教师、中年骨干、青年教师的业务进步分别提出了要求,按照立足岗位、普遍提高为主,外出进修、重点培养为辅的原则,定期检查,建立了系部教研组分级负责、监督考核、填写业务档案等业务制度。学校曾多次派骨干教师到北京、上海等地医药院校进修取经,对青年教师有具体的培养计划。为提高教师外语水平,60年代还举办过几期英语培训班。在师资队伍建设中,特别强调发挥教研室的作用,要求教研室必须成为"具有高度组织性、纪律性、思想性和创造性的集体"。教研室制度健全,政治学习和业务研讨活动经常化,为师资队伍成长提高创造了良好氛围。

学校对教学、实验、实习各个环节的管理都有明确规定,并得到严格执行。学校要求教师做到个人充分准备与集体备课相结合,实行包班讲课,即由1名教师负责该课程全部系统讲授,讲课内容要贯彻大纲要求,吸取其他院校经验并吸纳新的科学成果;实验实习课要求带教助教听理论课,从头到尾系统指导固定的学习小组,对学生的实验实习报告认真批阅;生产实习要求主治医生以上、德才兼优者在教研组、科室主任领导下,引导学生系统观察病程,培养正确临床思维和独立思考的能力,使他们掌握诊治步骤和一般技术操作规程。当时使用的是苏联教材,教师们结合国情区情,认真编写了不少补充教材,内容新颖,贴近现实,受到学生们的欢迎。学校还派高年级学生参加学校防病治病和疾病普查医疗队,使他们在实践中接受教育和锻炼。

当时,少数民族地区院校遇到的特殊问题主要有两个:一是保证少数民族学生、调干生以及少量选调的工人、农民、牧民学生的教学质量;二是做好用民族语言授课工作。对这两方面学校都从实际出发进行了探索,收到了明显成效。对在医疗本科专业的少数民族学生、调干生及少量选招的工农牧学生,主要采取单独编班,外文(俄语)按水平分班,安排业务强、通蒙语的教师兼任班主任,由得力的少数民族教师带实验课,同时"开小灶",采取加强辅导和个别辅导等措施。在教育态度上强调"海人不倦""鼓励信心",加上这些同学格外努力,使得教学质量基本达到了要求。

如何用民族语言文字讲述现代医学,使医学知识更快地被少数民族学生掌握也是一个必须解决的问题。1959 年,学校接收由卫生干部进修学校转来的蒙文西医医士班学生,接着又为新疆蒙古族学生办蒙文医士班,均采用蒙文教学,按中级医士专业教学计划进行;1961 年,内蒙古卫干校蒙文医学专科班 74 名学生划归学校,这些学生都需要用蒙文讲授西医课。学校尽可能地选派蒙汉语兼通的教师授课,蒙语较差的教师则坚持每周学 4 小时蒙语。学校组织教师将 32 种教材翻译成蒙文,总计 800 万字,保证了教学需要。这些班级学生用蒙文学习西医的医学基础和临床课程,取得了好成绩。将西医教材翻译成蒙文的基础工作,也为本科教育中提高民族学生的教育质量做出了贡献。由于采取多种措施,狠抓教学工作中的基础理论和实验实习各个环节,并采取多种方法解决民族学生教育中的特殊问题,从而保证了学生的教学质量。

考虑到 1956、1957、1958 三个本科年级的学生在校期间参加劳动偏多,学校采取了让学生分别延长 2 个月、3 个月、2 个月学习,推迟毕业的补救措施。首届医疗系学生毕业成绩优良率近 90%,首届中医毕业生优良率也达到 64%。毕业生的实际动手能力普遍较强。以 1957 级医疗系学生为例,通过对 75 名学生进行调查,平均见到 153 种疾病,参与治疗 572 例,参与手术做术者、助手分别为 26 次和 14 次,平均参加案例讨论 15 次,接产 10 次。在 1961 年华北地区医药高校毕业生评估会议上,大家普遍认为学校毕业生素质同北京、天津医学生水平基本持平,学校以后的各届学生也保持了这种良好的势头。

总结"文革"前十年的办学情况,学校共招收本科生 2942 人,包括医疗专业 10 个年级,中医专业 5 个年级,蒙医专业 4 个年级;1958 年办医疗专科 1 期,招收 56 人,3 年学制;蒙文西医专科班 1 期,招收 75 人;蒙文西医中专 1 期,招收 75 人;为新疆代培中专医士班 38 人(含本区 14 人),招收预科生 93 人,学习 1 年后转入本科;举办西医脱产学习中医班 5 期(首期 51 人,学制 2 年;后 4 期共 143 人,学制改为 4 个月);办夜大医疗专业 2 期,4 年制,招收 171 人;办医学护理中专 4 期,招收 165 人,中医护理班 1 期,40 人。学校学生在 1962 年秋季曾超过 2000 人。学校在专业设置、学生数量上远远超过了原定规模。

学校坚持本科教育为主,采取多种形式办学,在培养各级各类人才方面取得了丰硕的成果。到"文革"前,学校共毕业医疗专业本科生 1161 人,中医专业本科生 203 人,蒙医专业本科生 48 人;"西学中"2 年制毕业生 51 人;夜大医疗专业毕业生 145 人,医疗专科生 43 人,蒙文医学专科生 74 人,蒙文医学中专生 113 人,护理中专生 135 人。学生毕业分配除了少数留在城市,大多数到盟及旗县工作。例如 1957 年医疗本科 213 名毕业生,除 29 名留在呼和浩特市、包头市,13 名由国家直接分配到柴达木盆地,其余全部到盟、旗县、军队和林区医院工作。内蒙古医学院 60 级医疗系毕业生于世龙毕业后被分配到锡林郭勒盟公社卫生院工作,文革期间下放劳动改造。于世龙身处逆境,奋斗不息,掌握了俄、英、德三门外语。粉碎"四人帮"后,他考上了硕士研究生,毕业后考取了国内首批博士研究生,获得了博士学位。后来在武汉同济医科大学附属协和医院心研所工作。"文革"前毕业的学生大都成为医疗卫生战线上的骨干力量,或是医学专家,或是领导干部,为国家和内蒙古自治区卫生事业贡献了自己的力量。学校在培养少数民族医学人才方面做出很大贡献。据 1962 年 4 月统计,全体在校本科生 1650 人中,蒙古族 386 名,占 23.3%;其他少数民族 82 名,占 4.9%;两项合计占 28.2%。民族医学生的培养,填补了区内少数民族医学专门人才的空白。

5. 医疗工作在较高起点上发展

附属医院 1956 年开始筹建,1957 年底门诊楼竣工,1958 年 3 月 8 日开诊。当时只有 150 张病床。1959 年底,病房楼建成并投入使用,病床数增加了一倍。附属医院开诊时,科室就比较齐全,有内科、外科、妇科、儿科、神经科、眼科、耳鼻喉科、口腔科、皮肤科 9 个医疗科室。有检验科、放射科、理疗科、药剂科 4 个医技科室。设备除了一般仪器外,有日本产心电图机、德国产 X 光机、瑞典产二导六导心电图机等当时一流设备。医务队伍的扩大、技术水平的提高以及设备的改善,为各科室更细致合理的分工和相关业务的开展奠定了基础。神经科在 1964 年分成神经内科、神经外科。1960 年成立中医科。外科 1960 年分设骨外科、胸外科、泌尿外科;在 1965 年设脑外科,增设烧伤病房。妇科在病房、产房、婴儿室基础上成立了细胞实验室、病理室。理疗科 1960 年增设了超声波室。检验科在血、尿、便三大常规检测基础上分成了生化、细胞、血清、血库四个专业。

附属医院开诊时医疗技术力量就比较雄厚,在 126 名医务工作者中,有高级职称的为 6 人,中级职称 15 人,初级职称 69 人。他们大多是各大医药院校支边来的业务骨干、优秀人才,少数是从区内医药院校或医院选调的医务工作者,普遍具有较强的业务能力。

在开展正常医疗工作的同时,为了攻克医疗难题,提高医疗效果,各科室在引进新技术、新方法,开拓新业务方面进行了艰苦努力,取得了可喜的成绩。内科消化专业在1959年、1960年分别开展了消化内窥镜、腹腔镜的检查,1965年开始用食管和胃拉网脱落细胞检查诊断食管癌、胃癌。至1958年末,附属医院进行了3399件技术革新。开展了西医学习中医运动,试制成功70多种药品。完成了以下研究工作:利用全乳试管凝集反应诊断羊类布氏杆菌病;腋动脉几个分支的变化;柴草的精制与提纯;羊狂蝇侵袭人眼的调查;动脉注射高张葡萄糖和乳酸钠对腹部手术性休克的作用等。

从1958年3月至1966年5月"文革"开始前,附属医院门诊累计治疗268.5万人次,收治患者治愈率约89.5%,为呼和浩特市和全区人民的疾病救治做出了突出贡献。

学校在成立之初,就把扎实为全区各族人民健康服务作为重要任务,并采取多种形式开展工作。1958年-1959年,学校结合"教改"派出300多名师生到农村、牧区和厂矿开展多发病、地方病和职业病调查,走访群众20万人次,写出调查报告119份,诊治病人1.3万人次,开展手术75次,抢救危重病人167人次。1961年,学校教师、医务人员和高年级学生300多人组成医疗队到昭乌达盟、哲里木盟农村送医送药、防病治病;同年,组织内、外、儿、职业病各科医务人员到巴彦淖尔盟、乌兰察布盟、伊克昭盟、锡林郭勒盟农村、牧区、厂矿开展各种急性、慢性疾病,小儿佝偻病及职业病的防治。1965年,学校组织110位医教人员,组成9个医疗队,到6个盟市8个旗县的18个公社、128个大队进行巡回医疗,共诊治患者46453人次,抢救急危重者643人次,完成各类手术1627人次。

学校积极参与了抢救矿难、食物中毒等重大紧急救治工作。1963年8月,河北省发生洪水灾害,学校派出医疗队参加灾区疫病防治工作,受到河北省政府表彰。"文革"前,学校曾派出钱润卿、赵淑珍、贾淑芳等同志到蒙古国开展医疗工作,扩大了学校的影响。

学校除了正常办学外,采取多种方式为基层培养、培训医务人员。"文革"以前,附属医院和附属中医院先后接收138名盟、旗医院及乡镇卫生院医务人员进修,为基层培训、培养了上千名初级卫生人员,这些人成为后来开展农村牧区合作医疗工作的重要力量。

克山病、布氏杆菌病、大骨节病、克汀病、森林脑炎等地方流行病、传染病在内蒙古自治区的一些地区流行,严重危害着人民的健康。学校在内蒙古自治区卫生厅的安排下,多次组织医疗队深入疾病流行区开展防病治病工作。为治疗克山病,学校先后7次组织医疗队到东部区开展工作,还曾派出舍英带领的专门小组在呼盟东三旗蹲点两年之久,医疗队协助自治区卫生厅组建了呼盟地方病防治研究所,培训当地卫生人员上千次,基本控制了克山病的蔓延。这项工作开展的关键时期正值"三年困难时期",医务人员冒着零下40摄氏度的严寒,拖着虚弱的身体,披星戴月,走村串户,有时挖土豆充饥,也遇到过发现有狼尾随的危险情况,这些艰难都没有难倒一心为人民健康奋斗的内医师生。

6. 科研工作取得初步成果

建校伊始,学校就认真贯彻提高与普及、质量与数量并重的方针,鼓励教师进行科学研究。

学校在建校初期,就设立了科学研究委员会,结合学校教学、医疗和自治区实际,研究确定科研计划,开展科研工作。教师和医护人员响应党的"向科学进军"的号召,利用当时的设备,就蒙古族的人类学特征、血型、基础代谢测定、中草药药理、克山病地区水质、布氏杆菌病流行学调查等开展了研究。在1959年新中国十年大庆时,学校举办了首次学术报告会,举办科研成果及技术革新展览会,出版了《科研论文汇编》,推动了学校科研工作的开展。

学校在1959年－1960年承担科研课题51项,内容涉及基础、临床各个方面。其中,中西医结合课题17项。这些课题的研究,使学校科研提高到新的水平。1961年《高教六十条》颁布以后,学校把科研放到了更为重要的位置,采取措施保证教师、医务工作者的业务时间,为科研创造了更为良好的环境。1956年－1966年的研究课题主要有:休克、克山病、低温麻醉、淋巴管造影、布氏杆菌病等。全校教师共发表科研论文192篇。其中,在国家级杂志上发表89篇,编(译)著10部。

在基础研究方面,寄生虫学讲师姚文炳带领技术员到草原和林区调查,发现了蜱螨新种及亚种,并作了精确的生态描述,其中一个品种被命名为"姚氏螨",他被英国医学科学院授予皇家会员。他的著作《革螨》《恙螨》,被自治区卫生厅病媒昆虫侦查办公室印发。孙昌秀也有新发现并著有《蚤类》一书;生理化学教研室秦文斌与同事们对血红蛋白分子杂交实验研究取得了进展;化学教研室章健民、白明彰、张继先、胡惠荣对铅与醋酸逐级稳定常数的测定及醋酸根与亚铊逐级稳定常数的论文,涉及稀土元素上的开发利用和核燃料的萃取,在国内受到了关注;张清德等关于连三唑(4、5、-α)嘧啶和5-苯偶氮衍生物的合成论文在1964年

《化学学报》发表后,被国外专著收录。

附属医院在开展新技术、新业务方面的不少成果填补了内蒙古自治区空白,有些属国内首创。胸心外科 1958 年－1959 年成功进行二尖瓣狭窄剥离手术的经验被第一次全国心血管外科手术会议收入论文汇编;普外科 1962 年肝包虫症囊腔——空肠 Roux－en－y 手术成功。泌尿外科 1962 年用尿 VMA 定性筛选出嗜血细胞瘤患者并经手术切除治愈,1965 年用骼内动脉结扎减少前列腺开放手术的出血量研究,属全国首创;1964 年放射科和解剖教研室的淋巴管造影研究拍成电影,在全国学术报告会上报告和演示,产生了很大影响。"文革"前附属医院着手开展的一些科研工作后来取得成效,并在改革开放后获得内蒙古自治区科技成果奖。

对在内蒙古地区危害严重的布氏杆菌病、克山病、鼠疫等疾病的公关性科研,在科研中占有重要地位。截至"文革"前,相关科研课题达 54 项。围绕这些病进行的病因分析、流行病学调查、病理成因的广泛调研,总结了丰富的防病治病经验。在中蒙医治疗布氏杆菌病、西医治疗克山病方面取得了可喜的成绩,明显降低了患者的死亡率。

早在学校筹建阶段,附属医院儿科就与内蒙古自治区卫生厅同志一起开始了对蒙古族儿童、少年身体发育状况的调查,这项工作包括蒙古族儿童佝偻病防治等,得到了长期坚持;基础部教师则着手从组织学、解剖学角度研究少数民族的生理学特征。

学校中蒙医系教师编印了《中医温病提纲》《中医治疗布鲁氏病》《蒙医验方选集》《蒙医内科学》《蒙医外科学》《蒙医药物学》等十多种讲义,整理翻译了 400 万字蒙医药学资料;1964 年还由内蒙古人民出版社出版了《蒙医药选编》《蒙药简明手册》。中蒙医对肝、肾、心血管等内科疾病的诊治和部分药物研制工作,也取得了一些成果。中医研究所用蒜膜补耳鼓膜试验成功。

一些受到不公正待遇、身处逆境的同志仍然致力于科学著作的翻译。王之烈先后翻译出版了《人体造形解剖学》《动物地理学》(上、下册),文历东等人参加了《组织化学》的翻译,为推动学校教育和科研工作做出了贡献。

1956 年－1966 年,学校出版了 3 期科研论文集,1959 年还编辑出版了两期《内蒙古医学院学报》,学报的一些论文被推荐到国际级专业刊物上发表。

7. 基建后勤和图书馆工作

1955 年 10 月中旬,学校筹备处是在暂租内蒙古卫校 18 间平房条件下开始工作的。后勤部门同志随同筹备处领导多处勘测,同呼和浩特市政府及城建规划部门多次交涉、协商,选定了校址。

在抓紧基建主体工程的同时,各种配套设施建设陆续完工,如主楼供水、供暖、浴室、理发室、变电室、水塔、锅炉、动物室建设,还进行了校园整修,建成了体育场,以保证教学、科研和师生生活的需要。住房安排中,考虑到最初几年学生宿舍可暂有空余,便将外地调来的教工由卫校平房搬到学生宿舍楼居住,加上对原有的旧平房及花圃、马厩的改建修缮,在因陋就简的低水平上逐步解决了教工住房问题。当时,有些教师住在内蒙古卫生学校的教室,生活很不方便。教师们自己动手和泥、捡旧砖头修建炉灶。还有一些职工就住在年久失修的老土房子里,外面一下雨,房内就漏水。

当时从区外调来的教师已经陆续到了学校。卫生部为盖教师宿舍专门拨了一笔款,数量不多,按照当时标准,只能盖 10 套左右单元式住房。考虑到当时较高级的教师、医师约有 20 多位,房子少了不好分配,校长木伦要求行政部门无论如何要设法再盖上 20 多套房子。他积极向自治区卫生厅和政府有关领导申请补充经费,但是那时是计划经济,无法调剂,木伦只好求助行政部门"削足适履"。房子盖出来以后,非常窄小,有的一套除了一间厨房外,只有一间卧室。校园里教职工议论纷纷,这栋"高知楼"以后就成为人们茶余饭后的"谈资"。

房舍建设条件非常紧张,当时设备供应困难,开学当年的冬季取暖有很大缺口,经多方奔走都难以解决。军转干部于霖沛回想起 1948 年部队驻阿尔山时,附近山沟里有一座日本人修的发电厂有大型锅炉,虽废弃多年也许还能修复使用。经后勤领导同意,他和何景山、李春泽赴东北查看,确定仅存的 1 台有 200 个压力的旧锅炉还能使用。在各方面大力支持下,经过几番倒车,几千里跋涉,旧锅炉终于运回学校。但是,冬季取暖锅炉供暖只够总面积的一小部分,加之当时锅炉房尚未封顶,锅炉工只好露天作业,每晚都得下地沟多次搬拧阀门,用轮替供汽的办法才能保证各处的低温供暖。第二年,从上海买进"兰开夏"牌锅炉,才使供暖逐步进入正常轨道。

搞好伙食是后勤工作的另一个重点。建校初期食堂聘请了高级厨师,分大灶和小灶,加强管理和服务,小灶提前订餐,大灶饭菜丰盛,师生员工十分满意。

三年困难时期,师生员工的粮油蔬菜供应严重不足,人们体质下降,影响到学校工作。在校领导出面多方交涉下,后勤部门在达茂旗办了小型牧场,在武川县、小黑河、毕克旗分别办了 3 个农场,总面积近 900 亩。牧场养羊养牛,农场种小麦、土豆等作物。处长们分工包干,与科长们一起下场组织师生劳动,有的处长在下场劳动中还患上了布氏杆菌病。1959 年 – 1961 年里,农场种植的粮食蔬菜在一定程度上缓解了供应不足的情况,遏制了浮肿病的发生。当时还设法养奶牛,对 3 岁以下婴幼儿供应少量鲜奶,以解燃眉之急。

1958 年 – 1962 年,结合学校的各项活动,还曾办过药厂、印刷厂、细菌肥料厂和修配厂等,主要在校内教学和医疗服务方面,收到过一定的效益,后因多种原因先后停办。

1962 年,随着国民经济的好转,学校各方面条件逐步改善,后勤工作有了新的进展。在 1963 年开展的"五反"运动中,后勤部门针对物资采购、管理及农牧业生产中存在的积压浪费和丢损问题进行了认真整顿,进一步改进了工作。

当时的后勤部门不仅管生活,还管教学设备、器材购置、补充教材的印刷装订、教学挂图的绘制以及实验动物的饲养管理,还要管全校资金的使用。后勤部门的同志常到各教研组、科室调研,发现急需器材、物资迅速组织采购。到 1966 年,学校已有较贵重和大型仪器设备 2625 台(件),价值达到 300 万元,图书期刊 20 万册,能基本满足教学、医疗和科研的需要。

1958 年,学校决定建立细菌肥料厂,于是派人去北京参观菌肥厂。1958 年 8 月 1 日,试制成功第一批固氮菌剂(每克含菌 2 亿)。在建厂的过程中,本着勤俭办厂的原则,两个汽车库改为草炭加工及菌剂繁殖车间,在党委与厂务委员会的直接关怀和领导下,学校第一个工厂正式建立了。自 8 月份建厂以来至 1959 年 3 月,生产细菌肥料 176 吨,同时在品种上也逐渐增多。

在学校经费短缺的情况下,后勤战线的同志们发扬主人翁精神,勤俭节约,精打细算,克服各种困难,努力创造条件,改善师生生活,解除师生后顾之忧,保证了教学、医疗、科研工作的需要,为学校的巩固和发展立下了汗马功劳。

学校图书馆成立于 1956 年。起初在主楼 3 楼西侧,占地不足 1000 平方米;1962 年迁至大礼堂西侧,总面积 1380 平方米。图书馆设采编部、流通部、期刊部,设有书库、报刊阅览室、学生阅览室。与此同时,中蒙医系和附属医院设有图书资料室。学校很重视图书馆工作,工作人员从建校时的 10 人增加到"文革"前的 21 人。最初的 10 年里,学校共拨款近 30 万元购置图书,其中 80% 是医药书籍,包括外文期刊。到 1966 年,图书总量达到 10 万多册。图书馆一直是师生员工的重要去处,对教学、科研和各项工作发挥了重要作用。

8. 党政工团建设

学校在筹建阶段,临时党委由义达嘎苏隆、义乐图、崔树德组成。1956 年 5 月 1 日,任命了代理校长义达嘎苏隆,副校长义乐图、欧阳仆。1956 年底,义达嘎苏隆调回内蒙古卫生厅,由张晖任学校党委书记、木伦任副书记、校长,义乐图为副书记、副校长(至 1958 年),欧阳仆为副校长。以后陆续调入戴世平(副校长)、郭奇云(副书记、副校长)、赵醒华(副校长)、姚再庭(副书记)、王斌(副校长)等同志担任领导工作。

这个时期党委的办事机构有党委办公室、组织部、宣传部、团委办公室,下属 5 个党总支;行政机构有校长办公室、教务处、人事处、总务处、保卫处;教学机构有医疗系、中蒙医系、基础医学部、马列主义教研室、图书馆等;下属单位有附属医院、护士学校、附属中医院。限于当时的情况,党员发展数量较少。

1959 年 3 月 21 日,内蒙古党委办公厅批复,张晖继续担任学校党委书记;木伦、郭奇云任副书记。

1959 年 3 月 23 日 – 28 日,中国共产党内蒙古医学院第一次代表大会召开。大会出席代表 53 人,列席代表 36 人。学校党委书记张晖作了《关于建院以来工作总结报告》和《1959 年工作计划的报告》。大会选举张晖、木伦、郭奇云、陈雪涛、杜戈、李赫光、李方信、郑贵等同志组成党委会。由张晖任党委书记,木伦、郭奇云任副书记。大会号召全体人员紧紧依靠党,团结在党中央周围,为完成 1959 年各项工作任务,为向国庆十周年献礼,继续苦干、实干、巧干,把冲天的干劲和科学的态度结合起来,为实现党代会决议而努力奋斗。

中国共产党内蒙古医学院第二次代表大会于 1960 年 4 月 15 日 – 17 日举行。出席这次代表大会的正式代表 74 名。各支部委员和处级以上党员干部 37 名同志列席会议。学校党委副书记、校长木伦作了题为《反击右倾,鼓足更大干劲,为实现 1960 年我院工作更好更全面的持续大跃进而努力》的工作报告。在全体代表充分酝酿讨论的基础上,选举产生了由张晖、木伦、郭奇云等 13 名同志组成出席第二届党代会的代表和中国共产党内蒙古医学院第二届委员会。大会号召全党同志团结一致,同心同德,积极动员组织全校师生员工树立敢想、敢干、敢说的共产主义风格,继续苦干、实干、巧干,开展学先进、赶先进、帮落后的评比竞赛四大献礼运动。立即行动起来为迎接全区全国文教战线群英会,为提前和超额完成 1960 年各项工作任务而努力奋斗。

中国共产党内蒙古医学院第三次代表大会于 1962 年 2 月 15 日－19 日召开。出席大会的正式代表 74 名,各总支委员、支部委员、团委和党员委员 56 人列席了会议。学校党委书记张晖作了《内蒙古医学院党委会第三届党员代表大会的工作报告》。大会选举张晖、木伦、郭奇云等 13 名同志为下届党委委员。大会认为必须加强政治思想工作,全校人员要树雄心,立大志,发奋图强,艰苦奋斗,加强党内外的团结,防止和克服畏难松劲情绪,努力完成 1962 年的各项工作任务。

学校党委和行政部门在贯彻执行上级指示,努力推动学校各项建设中,十分重视思想政治工作,共产党员的先锋模范作用非常突出,团委和工会的工作活跃。学校较早地实行了年级指导员制度。学校对于马列基本知识教育尤其是时政教育抓得很紧,思想政治教育与严格要求相结合,各级领导以身作则,言传身教,批评和自我批评执行得好,人们的精神面貌、作风纪律状况良好。在那激情燃烧的年代,无私奉献、艰苦奋斗和顾全大局的精神得到了普遍发扬。

学校院系和处室领导的工作作风朴实,经常深入教研室、医疗科室调查研究,与师生员工谈心交流。曾在延安抗日军政大学担任过班主任的学校党委书记张晖,经常用历史事实为大家进行革命传统教育;副书记、校长木伦对重要工作总是亲自带队,1958 年秋他带领 450 名师生到乌达采煤炼焦;分管教学的副校长经常找骨干教师谈话,征求意见。部处及科室领导经常到工作、生产劳动和下乡下厂的第一线,用模范行动带领师生员工完成各项任务,甚至生病也坚持在一线。有的处长还把分给自己的住房让给普通教师居住。领导的带头作用激发了群众的斗志,融洽了各方面的关系。

在团结教育、加强思想政治工作的同时,学校还重视发挥知识分子的作用,重视解决师生员工工作、学习、生活上的具体问题。建校初期,对于支边来的知识分子,学校尽力在工作、生活、家属就业、子女上学入托等方面做妥善安置。学校请来高级厨师,提高师生的伙食水平。在宿舍楼分配及新盖宿舍、住房修缮中,首先满足骨干教师和医务人员的需要。在反右派的后期组织处理中,政策掌握较宽,尽可能使这些同志保留教师资格,继续发挥一些作用。1958 年后,一批戴有"右派"帽子的资深教师调来学校,学校领导清醒地认识到他们的价值,在工资待遇上尽可能放宽,工作安排上注意发挥其专长,"摘帽"之后便很快为他们安排职务,晋升职称,以便他们能够充分发挥自身作用。学校这些变通的做法后来曾被指为"右倾"而受到责难。1962 年 7 月 2 日,按上级统一安排,学校开展了建校以后首次职称评定工作,晋升教授 1 名,副教授 13 名,讲师 36 名,这是教师队伍建设的一个重要步骤。

学校设立基层工会比较早,由李赫光兼工会主席,工会会员是全体教工。基层共青团从建校就开始设立,由崔树德兼任团委书记,刘素任副书记;1961年起,刘素任书记。当时职工队伍年轻,团员比例较大。共青团组织活动丰富多彩,团员的作用发挥得比较好,团员的发展工作也很严格。

工会和团委带领职工和青年师生积极学习党的文件精神,学习先进人物,开展"比学赶帮"活动,提高政治觉悟,为推动学校各项工作发挥了不可替代的作用,尤其在活跃校园文化生活中发挥了主要作用。工会俱乐部和团的各级组织每逢重大节日都组织大型演出,还经常组织书法、绘画展览,夏辉名、李希贤等书法作品达到很高水平。此外,还组织教职工、学生学习交谊舞,举办舞会。这些活动丰富了人们的精神生活,为大家提供了展示才华的舞台,对于师生员工振奋精神、鼓舞斗志、陶冶情操、增进团结发挥了重要作用,成为建校初期的十年里一道亮丽风景。1958年,校学生会由团支委、班主席、学生会委员、附属医院支部等构成。

从1956年到1966年,学校经历了创业发展、调整提高的过程,积累了极为宝贵的经验。师生们发扬艰苦奋斗、克服困难办学的精神,无私奉献、自强不息、励志图新,创造了最基本的办学和生活条件。短短10年,内医人依靠自己的力量办成了这所初具规模的医学院。创业维艰,成绩卓然,师生员工养成了艰苦朴素、勤奋好学的风气。

学校积累了严格管理、重视质量的办学经验。因陋就简,白手起家,夜以继日,废寝忘食,是师生们的"常规操作";下乡下厂,与农牧民、工人实行"三同",是师生们的"家常便饭"。白天走村串户,送医送药,还参加体力劳动,汗流满面,晚上一张炕席,和衣而睡,人们从不叫苦;校舍修盖,植树铺路,新建操场,日常环境卫生更是要自己动手。在当时的建设热潮中,学校广大师生积极参加红领巾水库、五一水库、白塔机场等重要工程的兴建,为自治区建设贡献了自己的力量。有的教师身患浮肿病,仍坚持下乡工作;有的冬季到呼盟开展防病治病工作,在零下40多度的严寒中毫不退缩。当时教工住房条件非常简陋,有的房舍十分陈旧破败,虽然加以修理,但是底层仍然比较潮湿。在三年困难时期,粮油肉菜和煤电供应严重不足,但各族师生员工都同心同德,咬紧牙关,千方百计,克服困难,努力维持学校工作的正常运转。

艰苦的环境磨炼了师生们的意志,培养了学生吃苦耐劳、敢于拼搏的精神。教学条件困难,没有难住自强不息的内医人,他们艰苦创业、和衷共济,善于将不利因素转化为有利因素。是什么使内蒙古医学院能够在这样的艰苦条件下发展，是"内医人"与天斗与地斗不服输的品格，是积极响应党的号召的需要，是燃烧自己照亮他人忠诚党的教育事业的"红烛"情怀。

（二）动荡曲折 逆境抗争
（1966年－1976年）

党的十一届六中全会《关于建国以来的若干历史问题的决议》提出：实践证明，"文化大革命"不是也不可能是任何意义上的革命或社会进步，而是"一场由领导者错误发动，被反革命集团利用，给党、国家和各族人民带来严重灾难的内乱"。

"文革"期间，学校师生员工顶逆流、抗干扰，在教学、医疗、科研等领域仍然有所作为。绝大多数人经过一个时期的迷惘混乱，对无休止的批判和斗争感到厌倦，希望利用宝贵的年华为国家做些贡献。他们抵制重复、枯燥、充满"火药味"的政治学习和各种"批判"，尽可能扩大业务工作时间，努力坚持各项工作。

1973年夏天，一批经过革命斗争锻炼，有丰富经验的领导干部掌握了局面，他们兢兢业业，分兵把口，尽力稳定形势，努力在困难情况下坚持医疗、教育等工作，设法应付和抵制"左"的部署，减少损失，并利用可能的机会，争取改善办学条件，扩大办学范围，在特殊的历史条件下为学校建设做出了贡献。

1973年8月20日－22日，学校召开了中国共产党内蒙古医学院第四次代表大会。在充分发扬民主，认真执行党的民主集中制原则的基础上推选出代表93名。学校党委书记石琳作了题为《沿着毛主席无产阶级革命路线，办好社会主义的医学院》的工作报告。大会选举王子柱、王成久、王德珍、邓淑琴、刘志英、刘宝珠、白清云、石琳、田淑英、齐兴平、包丕云、杨新民、赵金贵、赵醒华、海金、姚再庭、高冠华、敖斯扎布、闫兆麟、廖一帆、额尔敦等21名同志组成学校党委会。8月22日下午，大会闭幕。大会号召全体人员鼓足干劲、力争上游，为实现大会提出的各项战斗任务，为搞好教育革命，医疗改革，科研工作和其他各项工作，夺取新的更大的胜利，为把学校办成一个朝气蓬勃的新型社会主义医学院而努力奋斗。

1.“文革”期间的教学工作

“文革”期间,学校师生员工在教学方面做出了积极的贡献。学校制定了临时过渡性计划,组织教学活动,力求使学生对主要课程多学一些、学深一些,掌握一些重要知识和基础技能,弥补他们被动乱荒废的学业。1968 年 3 月 18 日,内蒙古医学院召开首届学代会。

1961 级学生完成了全部学业,在 1966 年下半年毕业;1962 级学生经过生产实习后,于 1967 年毕业;1963 级学生于 1967 年进入生产实习,1968 年毕业;1964 级学生在补了一段基础课程之后,1968 年转入生产实习;1965 级学生在 1968 年到张家口地区劳动锻炼,1969 年根据上级安排,回校复课。1970 年夏天,1964 级、1965 级学生全部毕业离校,绝大部分被安排到基层医院、卫生院工作。

从 1971 年 9 月到 1976 年夏,学校按照当时全国统一要求,招收了 6 期共 1343 名工农兵学员,包括医疗、中医、蒙医等专业。学校教工用高度的责任感,坚持教书育人,忠诚党的教育事业,为做好教育工作进行了多方面的努力。

1971 年 11 月 27 日,经内蒙古自治区革委会政治部同意,内蒙古医学院增设新药系。12 月 21 日,内蒙古自治区革委会决定将中医院(包括中蒙医研究所)划归内蒙古卫生厅领导。1972 年 8 月 28 日,内蒙古医学院研究决定,新医系改为医疗系,与附属医院实行院系合一,恢复基础医学部,保留新药系,61 名学生分别转到医疗系、中医系、区外医药学院代培。1974 年 10 月 26 日,学校向内蒙古高教局申请成立中心研究室。

教工们参照原有的本科教育计划,按照三年、三年半学制修订教学计划,压缩调整基础课、专业课内容,突出教学的直观性和形象性,让学生尽可能多的学到医药卫生知识;他们针对学员科学文化知识较差且水平良莠不齐的情况,改进教学方法,使学员能够更好地接受所学的知识;利用“开门办学”,组织好教学的实践环节,妥善安排生产实习,尽可能就近、就便开展巡回医疗,联系实际开展为人民服务的医德医风教育。绝大多数学员能够珍惜可贵的学习机会,刻苦钻研,完成了主要学业,毕业后参加形式多样的“回炉”补课班继续学习,许多人取得了副高以上的技术职称或担任了领导职务。此外,设在巴彦淖尔盟的学校分校 1976 年还招收过 40 名“社来社去”农民学员,学制 3 年。作为教学活动内容,“文革”中举办西医学习中医及血液班共 5 期,培训学员 216 人,还配合战备办过 10 多期野战外科培训班。1976 年 12 月 25 日,学校 73 级医疗、中医、蒙医“工农兵”学生提前毕业。

护理教学方面,"文革"前3年,1965年入学的30名学生改学"医士"专业,经过学习、实习,包括参加"运动",学生于1968年毕业分配。1972年护校恢复招生,着眼为基层培养多方面人才,在招收护士专业的同时,招收过放射、检验、药剂、防疫专业的学生。1972年-1976年共招收231名学生,均为2年学制。到1976年,共有181名学生毕业。新专业的开设,增加了组织教学的工作难度,学校及时选派教师、医护人员讲授课程,保证了教学任务的完成,也为以后兴办有关专科教育积累了经验。

特别需要提及的是,学校考虑到发展内蒙古医药事业的需要,在1971年秋曾打报告给当时的内蒙古自治区革委会政治部要求建立药学系,经批准后于次年初建立,并招收了第一批学员共60人。但是,由于办学条件不具备,半年后将学员分流,50人转入医疗系,10人转到沈阳药学院。

2. 医疗工作在坚持中有一定发展

由于附属医院属于生产单位,所以在"文革"中受损失较小。除了初期至1967年上半年"造反、夺权"明显破坏工作秩序,造成门诊停顿,以及所谓批斗"反动权威"形成骨干大夫缺岗之外,附属医院的工作尚能坚持。这样广大教工便把附属医院当成了当时工作的主要阵地,尽可能排除万难,救死扶伤,为人民的健康辛勤工作。不少同志在极其艰苦的条件下刻苦钻研,研究新方法、新技术,取得了一定的成绩,充分体现了他们的爱国热忱和负责精神。

内科根据工作需要,在1972年逐渐明确为呼吸、循环、消化、泌尿、内分泌、血液6个专业,适时派出人员到外地医院进修。70年代,循环专业通过对千人血常规各类计数的比较综合研究,确定了本地区血小板、红血细胞的正常范围;1973年参与治疗白血病协作网,倡议成立六省一区协治合作组织。1975年血液专业与外科合作,通过巨大脾脏切除治愈主细胞白血病患者,属国内罕见。循环专业1976年通过安装临时起搏器同步电击复律,较好地治疗房颤。呼吸专业李景森1974年在国内首创简易二氧化碳分压测定方法,很适合没有血气设备的基层医院治疗肺心病,在国内产生了一定影响。消化专业高仲明等利用胃镜和结肠镜在1976年成功开展了对上、下消化道病变的检查诊断。

外科于1968年12月派出阚求豪等同志学习上海第六医院的经验,为一名工人成功进行了全区首例断肢再植手术;70年代引入显微外科技术,完成了左足右移吻合微小血管移植,开展了门静脉高压症的脾切除血管、肠腔静脉分流、甲状旁腺瘤切除、胰岛细胞癌切除、甲状腺癌颈大块根治切除等高难度手术;胸外科通过协作开展了低内阻断循心内直视手术,独立开展了阻断循环房、室内隔修补术20例;泌尿外科在1976年成功开展了自体移植治疗肾动脉狭窄所致高血压病的工作。

妇产科在妇女保健和计划生育方面做了大量工作。王子柱采用中西医结合方法治疗不孕不育症取得明显成效。

眼科在1968年同脑外科合作进行了全区首例线锯侧开眶切除眶肿瘤的手术,在1975年开设青光眼、眼肌专科门诊,1976年进行了性板层角膜带巩膜移植手术,并采用激光治疗视网膜和黄斑部裂孔。

耳鼻喉科在70年代研发了外伤性鼓膜穿孔蒜皮修补术,随后又进行了面神经移植手术。

皮肤科成立了皮肤病理室,并实验发明了"花斑癣培养新方法"。

医院在不断研究新课题、开展新技术的同时,成立了一些新科室,增添了一些新的重要仪器。1968年成立职业病科;1973年设中医病房、皮肤科病房;1974年成立肿瘤协作组,同年麻醉科建立,随即开展了改良式神经安定镇痛麻醉术的研究;1975年,组建肝炎科;1976年成立烧伤专业。1975年,医院购进了国产心脏示波器、气动呼吸器、XQ除颤超声波器,引进了丹麦血气分析仪。

"文革"期间,附属医院接诊患者422万人次,年均40.15万人次,收治患者8.6万人次,年均收治8170人次,这说明医院的医疗工作坚持下来了,并且规模较之前有所扩大,水平有所提高,为广大患者、为各族人民的健康事业做出了重要贡献。

3. 科研工作在艰难中前进

"文革"时期,尽管时局动荡,科研工作遇到重重阻力和困难,但是,学校的广大教师、医护人员并没有被吓倒。他们顶着压力,克服困难,在极为艰苦的条件下,在科研道路上努力探索,取得了一定的成绩。广大知识分子在逆境中忠贞不改,劲头不减,显示了对医药卫生事业的进取心和责任感。大家团结协作,集体攻关,不计名利,体现了强大的团队精神。一批中青年教师在科研中锐意进取,崭露头角,不断成长并走向成熟。"文革"十年中,学校教师、医护人员发表论文321篇,其中,在国家级杂志上发表58篇,出版编译著作26部,有8项成果后来受到奖励,内容包括肺心病、血红蛋白分型、蒙药降血脂、中西医结合、针刺麻醉、组织解剖、寄生虫、传染病、中蒙医基础教学等诸多方面。

在防止慢性气管炎方面,基础部微生物教研组、药理组和附属医院王铁铮分别出了一批成果和论文;在针刺麻醉机理研究方面,陈维昌、张启家等发表了多篇论文,还研制出感觉反应测定仪器;舍英、孟鸿钧、常河着眼于探索白血病机理,围绕动物骨髓细胞分化中各种酶的作用开展实验研究,发表了30多篇文章;文历东写了对白细胞碱性磷酸酶进行研究的文章,兰春生、阙礼和等就肿瘤治疗作了较为深入的探讨;在内、外、妇、儿各科医疗方面均有不少论文发表,其中断肢再植、电伤处理、眼科等方面的新技术尤显突出。

学校和医院将科研工作与地方医药卫生工作进一步结合,赵金庆编写、乌盟工业局印发《工业卫生检索表》,姚文炳等参编、由内蒙古自治区卫生厅印发的《医学动物昆虫资料》都直接促进了有关工作的开展。特别要指出的是,70年代末80年代初学校的一批科研成果受到国家和自治区的表彰奖励,其中有30多项得益于"文革"中有关同志的艰苦探索。仅自治区科技进步奖成果中,就有4项是"文革"前开始的课题,完成1项;"文革"中开始的33项课题中有26项获重要进展,7项完成研究。

"文革"后期,为了指导科研工作,从1972年起,学校办起了《内医通讯》,侧重反映科学研究进展情况。从1974年起开始出版《内医学报》,选择发表科研论文。到1976年共出版8期,另外还出了译文增刊。学术刊物的出版,有力地回击了"四人帮"破坏、扼杀科研工作的倒行逆施,对广大师生是一个鼓舞。

4. 巡回医疗队和救灾医疗队的出色工作

"文革"之前,全国医药卫生界就在贯彻毛泽东同志1965年6月26日发出的"把医疗卫生工作的重点放到农村去"的指示精神(简称"6.26"指示),在"文革"时期继续落实这一指示就成了"斗批改"的重要内容之一。

1968年5月、1970年8月,学校曾分两批把教师、医护人员下放到基层,1971年,又有144名同志被下放,还有的被派到设在农村的"五七干校"学习。这些同志到当地后,发挥特长,为当地群众防病治病,为建立三级医疗网做了大量工作。1972年学校按照上级关于加强战备、加强"三线"(指当时反侵略战争布局中的战略大后方)建设的安排,抽调骨干教师,分赴包头、乌海、河南南阳、山西侯马、湖北十堰等地。这些同志举家远迁,成为祖国"三线"工业基地的医疗战士。

1968 年－1972 年,学校先后抽调师生员工 817 名组成 22 个医疗队,分赴昭乌达盟、锡林郭勒盟、乌兰察布盟、巴彦淖尔盟的贫困地区为农牧民送医送药。医疗队与农牧民同吃同住,还参加集体生产劳动。医疗队在公社、大队设点医病,为救治病人因陋就简地开展手术,常常是支上门板、铺上白布,一锅开水加上酒精纱布,就能实施紧急抢救。在当时,有许多感人的故事,创造出不少使命悬一线的危重患者转危为安的奇迹。1962 年,本校毕业的外科大夫郭文通就成功进行了产后大出血和急性喉咽炎导致喉梗阻等紧急手术。据不完全统计,"文革"中,学校向各地派出的医疗队超过 50 个,参加者超过 1500 人次,诊治各种疾病患者 20 多万人次,实施各类手术上万例。

学校派出干部和医疗队长时间下乡,加上当时"教改"中的开门办学和结合生产实习就近进行的巡回医疗,使学校师生员工和农村牧区结下了不解之缘。当时正是基层建立合作医疗制度,培训乡村医生的时期。学校的这些举措不仅解决了很多的治病防病难题,而且有力地支持和支撑了合作医疗。学校还采取"就地办"和"请进来"等多种形式举办各种医疗培训班,为各地培养了上千名乡村医生。

"文革"时期是学校派出救灾工作队最多的时期,每有这类任务,学校都能做到"招之即来,来之能战,战之能胜",以过硬的工作水平,受到了群众的好评。1976 年,锡林郭勒大草原大火,生产建设兵团官兵有不少伤亡。学校受命派出由附属医院同志组成的医疗队,苦战 1 个月,并在附属医院进行了大量接诊救治工作。1976 年,清水河、和林等县发生 5.2 级地震,附属医院王成久率领医疗队赶赴灾区。他们翻山越岭,走村串户,为受灾群众送医送药。8 月上旬,由附属医院斯勤领队,多名专家组成的医疗队到清水河县盆地清公社救治伤员,并采取措施防止灾区疫情发生。他们现场开展手术,救治患者 200 多名。唐山大地震发生后,学校按照国家卫生部、自治区政府的部署,组成以王成久为队长,孔树超、满都乎为副队长,多名资深医师为成员的医疗队,昼夜兼程赶赴唐山郊外卢台镇。在余震不断、风雨交加、生活条件极为艰苦的情况下,不分昼夜地开展工作,抢救危重伤员 500 多人,为数千名群众疗伤治病。中途还派出骨干大夫、护士参加危重伤病员的转运救治。医疗队的突出表现和业绩受到全国救灾表彰大会的表彰。

"文革"内乱是学校遭受重大损失的十年,也是全校师生员工在逆境中抗争,在艰难中致力于医疗、教学、科研,力求减少损失,并在某些方面有所创造、有所前进、有所作为的十年。在"文革"中,饱经磨难的学校教职工仍然忠诚人民的教育事业,以教为志、以教为荣、以教为乐、以教报国,爱校之情始终不渝。

（三）改革创新　全面发展
（1976 年 – 2003 年）

1. 思想战线上的拨乱反正

1976 年 10 月,粉碎"四人帮"的喜讯传开,学校师生员工深受鼓舞。与此同时,人们在思索如何把"四人帮"破坏的医学教育事业恢复和发展起来。

1978 年 12 月 18 日,党的十一届三中全会召开,邓小平同志恢复工作。他高瞻远瞩,着眼未来,自告奋勇主管全国科教工作。他在科教战线批判极"左"路线,指出新中国成立以后十七年,教育战线、科研战线的主导方面是红线,我国知识分子绝大多数是自觉自愿为人民服务的,号召全社会尊重脑力劳动,尊重人才;要求大张旗鼓地表彰科技有功人员,并决定恢复正常高考。正是在这样的大形势之下,1977 年底经过统一考试,学校医疗、中医、蒙医 3 个专业招收本科生 347 名,当年新成立的药学系,招收了第一期本科生 22 名,均于次年 3 月入学。这是学校教学秩序上拨乱反正、走上正轨的开端。

学校党委带领全校师生员工学习邓小平在全国科学大会和教育工作会议上的重要讲话,开展了"实践是检验真理唯一标准"的大讨论,批判"两个凡是"的错误方针,深刻认识全党工作重点向以经济建设为中心的轨道转移的意义,并结合学习党的十一届六中全会《关于建国以来党的若干历史问题的决议》,认识到确立毛泽东思想的历史地位和坚持四项基本原则的重要性。1982 年召开的党的十二大提出建设有中国特色社会主义的历史任务和"两步走"的战略目标,给全校师生员工以鼓励。经过思想战线上的拨乱反正,全校师生员工的积极性、创造性空前高涨。

2. 开展职称评定工作

根据党中央和邓小平同志关于"尊重知识、尊重人才、尊师重教和把教育放在优先发展的战略地位"的指示,各级党委和政府切实提高了对教育工作的重视程度,加大了对高校建设的投入力度,教师工资、奖励和职称评定制度得到落实,教学条件和师生生活条件得到了改善。1978 年 10 月 25 日,中断十余年的职称评定工作开始进行。

从 1978 年到 1983 年,经过评定职称,学校晋升教授 7 人,副教授 68 人,讲师 191 人,有 33 位年轻教师定为助教,讲师、助教"多年一贯制"的问题得到了解决。学校还为一些老教授、老中医、老蒙医配备了助手。政府对学校经费的投入明显加大,购置了新的设备仪器和图书,为搞好教学、科研奠定了师资和物质基础。

3. 迎接改革大潮

党中央继 1984 年做出《关于经济体制改革的决定》之后,于 1985 年 5 月做出《关于教育体制改革的决定》,明确提出"教育体制改革的根本目的是提高民族素质,多出人才、出好人才";"要扩大高等学校的办学自主权,在执行国家的政策法令、计划的前提下,高等学校有权在计划外接受委托培养学生和招收自费生";高等学校后勤"改革的方向是实行社会化"等一系列原则和方针。这就使高校的改革建设和发展有了明确的方向和强大的动力。正是由于贯彻党中央指示精神,在自治区党委和政府的领导下,在自治区教育、卫生等部门的支持下,经过全校师生员工的努力,学校各项工作取得新的进步。

4. 教学工作登上新台阶

粉碎"四人帮"之后,1977 年即恢复高考,至 1978 年夏,1977、1978 两个年级的新生先后入学。这样 75、76、77、78 四个年级约有 1300 名学生的教学工作要全面展开,而且必须迅速恢复已停顿达十年之久的正规本科教育,任务艰巨而紧迫。当时学校机构不全,队伍不齐,设备缺乏,教材不足。面对这种形势,学校领导下大力气投入恢复教学正常秩序的工作:在落实各项政策的基础上,大胆使用干部,恢复健全各系部处室及各教研室、科室的机构和领导班子;明确把教学放在中心地位,指定 3 位学校领导主管教学,要求各项工作都要为保证教学、提高教学质量服务;召开全校教研室主任、支部书记以上干部会议,学习讨论高教六十条和中央文件,分清路线是非,落实教学任务;建立健全各项制度,压缩和调整政治活动,加强业务学习和业务建设,保证教师有足够时间从事业务活动,取消教师坐班制;组织大规模的仪器设备、电器、门窗及办公桌椅检查修理工作;各教研室建立了集体备课听课、辅导答疑、考试考察、实验室管理及仪器设备管理等制度。要求必须由讲师以上的教学人员担任课程主讲或实验实习总管,并定期检查教学质量,表彰奖励成绩突出人员。1977 年 9 月 1 日,学校医疗、中医、蒙医专业恢复招生,学制 5年,全国统考,共招收学生 347 名。

学校还严格了学生的学籍管理,加强学生的思想政治教育工作;与此同时,按照全国统一的教学计划制定校历,按照全国通用的教材和教学大纲进行教学,对实验实习也要求达到教学大纲的要求。学校还重视授课质量,考试多,严格不苟。特别强调学生生动活泼地学习,注意培养他们解决实际问题的能力。在授课过程中,主张教授要言传身教,在教授知识的同时,以自己的品格感化学生。所谓"训教合一",就是既教书,又育人。有的教授常去学生宿舍参加讨论、漫谈。师生接触机会较多,关系融洽,在交谈中自然也涉及专业知识、治学方法。

学校在教学内容和教学方法上采取了许多改革措施,在教学内容上,增设了反应现代科技发展趋势的边缘学科、综合学科,将某些与医学关系密切的人文学科纳入教学过程,把预防医学教育列入教学日程,同时把原有的必修课程时数压缩了近 20%;增设了医用电子学、医学心理学、自然辩证法等 20 多门选修课,拓宽了学生的知识面,提高了他们的社会适应能力。在教学方法上,各教研室基本上按照理论与实验 1:1 的比例安排教学。解剖教研室进行了小课授课,边讲课、边实践。各课程还进行了"精讲多练""讨论式"等教学法的探索。为了提高学生分析问题、解决问题和综合判断能力,一些教研室采用了"学生自行设计操作"的实验教学法。1991 年 4 月 1 日,病理教研室主办了一次微机彩色病理图像分析的学术活动。这次活动由北京航空航天大学的周付根、姜志国主讲并详细演示了 HI－C1 真彩色病理图像分析系统的功能。学术活动期间,组织了学术会谈。教务部门抓紧实验动物饲养管理,装裱了上千件挂图,制作修理了几千件玻璃器材。

学校在教学上采取的这些措施,很快带来了教学工作的良好局面。教师们振奋精神、通力合作,全身心投入到教学工作中,用高昂的热情承担繁重的任务。以基础部为例,1980 年实际任课教师有近百名,承担校内教学 30000 学时,校外教学1700 学时,平均每人 310 学时,完全是一种超负荷的工作状态。

1980 年,解剖教研室利用假期做了 203 个标本。病解教研室在开展教学的同时为附属医院做病检4179例,还为教学完成了18种3300张切片和7种特殊切片。1981年,基础部自制挂图236张、幻灯片290部、玻片标本1121个、投影照片140个,以满足学生增加后教学实验的要求。1980年,自治区政府决定将内蒙古中蒙医院等作为学校的教学医院,扩大了学校的教学实习基地,各临床教研室和教学医院想尽办法组织好学生课间和生产实习。中蒙医系恢复了"文革"中取消的医学史、医古文、内经、各家学说、金匮要略等基础课程,保证学生能够有比较扎实的理论基础。1990年,新设的马克思主义原理、中国革命史、中国社会主义建设、民族理论和民族政策全部开课。

总务部门在抓紧基建和改善伙食管理的同时,制作修理了上千件家具。学校领导坚持用主要精力抓教学,挤出资金采购图书和仪器设备,还调整办公用房,由一人一室改为两人一室,以应对教学规模扩大后的用房紧张。正是全体教职工的共同努力,使学校教学工作较快地适应了国家建设新形势的要求。

学校从实际出发,面向社会实行多层次、多渠道办学。学校原来只有临床医学、药学、中医、蒙医4个专业。十一届三中全会以后,根据社会需求,先后新上了儿科、口腔、眼耳鼻喉、中药、影像医学、针灸推拿专业,举办了计划生育、放射、麻醉、基础师资等专业资格教育。1984年,经内蒙古党委、政府批准,附属医院护校改为内蒙古医学院卫生技术学校。卫校在加强护理中专教育的同时,开办了全区护士长培训提高班,并经自治区卫生厅、教育厅批准,开办并坚持高护专业证书教育。经过几年的筹备,儿科专业于1993年组建为儿科系,当年招生20名,学制5年。

在教育层次上,学校原来只有本科和护理中专教育。在上级部门的指导下,1978年,学校医学、理学中4个专业试招研究生4名,1981年药理学、眼科学、外科学获得硕士学位授予权,到1996年,已经有19个专业具有硕士学位授予权,每年招生约30名。截至1996年,在校研究生达到77人。1996年,学校本科专业设置为临床医学、中医学、药学、儿科学。1999年中药学专科改为本科专业,撤销了儿科学专业。当时的本科专业设置为临床医学、中医学、药学、中药学。专科调整后为7个,即临床医学、药学、中医学、针灸推拿学、眼耳鼻喉科学、口腔医学。2000年新增医学影像学本科专业。2001年新增口腔医学、麻醉学、医学影像学、护理学、针灸推拿学5个专业。专科教育也有了很大的发展,学校先后办起了临床医学、中医、口腔、眼耳喉鼻、中药专科,而且专科生招生比例逐年增加,形成了研究生、本科、专科多层次教学结构,扭转了以往层次单一、不适应社会不同层次需求的状况。特别是专科定向招生，定向分配，解决了农村、牧区缺少医药人才的难题，打开了人才流向基层的渠道。随着我国改革开放形势的深入发展，学校发挥民族医学的优势，扩大对外交流。1993 年起举办了蒙古、日本留学生班，分别学习蒙医、中医专业，开创了学校办学史上的新阶段。自治区领导关注学校发展，1982 年 11 月 17 日，学校举行 77 级学生毕业典礼大会，自治区主席布赫、副主席周北峰出席大会。

学校开展多渠道办学，先后开办进修班、专业证书培训班，并进行了院校联合，开展多种类型的继续教育与毕业后教育，为在职人员知识更新与业务素质的提高创造了条件。1977 年 – 1979 年，学校数次举办工农兵大学生进修班。基础部和附属医院举办了多期在职专业技术人员培训班。卫校在护士专业外设立了药剂、口腔、中医、检验、放射等其他临床专业，并招收代培生。计划外的高等教育自考辅导班曾达到一定规模，1988 年秋，就有中医专业 335 人，蒙医专业 113 人，医学专业 420 人，药学专业 85 人，共计 953 人入学。参加学校自考辅导班拿到大专学历的学生有几千人之多。

1980 年 8 月 13 日，学校图书情报专修班 19 名学生毕业（学制 2 年），经上级同意，全部留校分配工作。

1980 年 8 月，学校研究生和 74 级医学系学生开设自然辩证法课；全校学生（除 78 级外）全部开设民族政策教育课。

1980 年 9 月 2 日，经内蒙古自治区政府批准，学校巴盟分院将 1975 年招收的 40 名"社来社去"毕业生纳入招生计划，学制在 2 年以上。

1982 年 4 月 21 日，新疆维吾尔自治区政府副主席巴代等一行 4 人来学校参观，并到中蒙医系看望学校为新疆维吾尔自治区代培的学生。

1984 年，学校开办医科大专班，招收学员 67 名，学制 3 年。

为了使不断增多的学生切实搞好生产实习，在自治区有关部门的支持下，经过与盟市主管部门和医院协商，学校增加了一批教学合作医院。到 1996 年，学校有教学医院 12 所、实习医院 5 所。1980 年 1 月 7 日，学校与北京医学院建立了协作关系，戴世平等 10 名同志为协作联络人。1980 年 11 月 18 日，经内蒙古自治区政府批准，内蒙古医院、内蒙古中医院成为学校教学医院。

学校在教学中引入竞争激励机制，激发了"教"与"学"两方面的积极性。从 1992 年级专科起，试行了优秀专科生转升本科的中期选拔制。到 1996 年，已经有 50 多名优秀专科生转入本科学习。临床医学系和中蒙医系坚持对各生产实习点上的学生进行统一的出科考试制度,保证了各实习点实习标准的基本统一,便利了理论联系实际及对生产实习的管理。

为适应教学内容的调整和实验课教学,药学院增加了毕业生论文汇报会。学校对实验仪器设备、实验动物的管理也进行了改革,不断完善管理制度,在教育规模扩大的条件下,基本上保证了实验动物的供应和实验的开展。1990 年,学校召开了首届实验室工作会议,表彰了实验室先进工作者,并制定了一系列实验室管理工作文件,调动了实验技术人员的积极性,提高了仪器设备的管理水平和使用效率,也为教学和发展提供了重要条件。

1985 年 12 月 27 日下午,学校召开教职工大会,为 30 年以上教龄的老教师和教育工作者颁发了荣誉证书。内蒙古党委组织部、宣传部、内蒙古劳动人事局、教育厅、内蒙古科技干部局的有关领导也应邀出席了大会。大会由内蒙古医学院党委副书记、副院长陈永春主持,副书记王延彬宣读了名单,院长陈锵讲话。

1989 年 4 月,学校召开首届表彰优秀教学成果的大会,49 名同志获奖,4 名教授的研究成果在当年获得自治区优秀教学成果二等奖。1989 年,学校成立了医学教育研究室,聘任了 13 名教师为兼职研究员,从机构和人员上保证了教学研究的开展。与此同时,学校鼓励广大教师、管理人员开展理论研究。1989 年 – 1995年,全校共发表教育研究及管理论文 200 多篇,1993 年,有 6 项教育研究成果获得自治区普通高等学校优秀教学成果二等奖。许多研究成果直接用于教学改革。

1994 年 6 月,在全国大学生英语四级考试中,92 级本科生英语四级成绩位居全区第一名。

恢复高考后,学校招生数量大增;学校在十年动乱中缺乏基本建设,校舍拥挤,教学仪器设备亟待改善;落实党的知识分子政策、民族政策、干部政策、统战政策、人员归队及吸收新人补充师资医护队伍、住房欠账问题突出。这些情况都十分紧迫的要求从基建和设备方面改善办学条件。

1977 年,学校抓紧向上级反映基建和设备方面的实际困难,提请政府教育部门加大拨款。1981 年 3 月,自治区高教局副局长杨庆魁带领"三定"(定规模、定专业、定编制)工作调查组到学校进行实地调研,认为要使 1985 年达到 2000 名学生的规模,必须加大基础建设投资,切实解决图书馆、实验室、操场、办公用房和职工宿舍等问题,增加教学医院,满足实习床位,购置必要的设备,适当增加人员编制。

1977 年 – 1986 年,在上级部门的支持下,学校各项经费有了较大增长,办学条件有了改善。建设投资较前 20 年的总和增长了两倍多,比如在 1981 年里就有续建工程 3 项总计 9300 平方米,新建工程 7 项总计 9000 平方米。1977 年－1986 年,学校新建的工程有电教楼、实验动物楼、图书馆楼、附属医院新门诊楼、扫描楼及放射楼、教学主楼加层、学生宿舍楼 3 栋、教工宿舍楼 14 栋等;与此同时,还新建、改建了两处学生食堂、职工食堂、汽车库、锅炉房、温室、洗衣室、地下药库等,铺水泥路面 1. 29 万平方米,在校园美化、绿化等方面也迈出了较大的步伐。1981 年,学校新建电化教学楼交付使用。1982 年,学校新建图书馆动工,建筑面积设计 5210 平方米。1984 年 5 月 16 日,新建图书馆正式开馆。建成后的图书馆有阅览室 4 个,有 500 多个阅览座位。此外,还设有文献检索室、工具书室和机读室,专供查找资料和解答读者的一般咨询。1984 年 4 月 6 日,学校教学主楼接建工程动工。

　　学校加大了对仪器设备的购置投入。设备费由 1977 年占全校经费的 2. 39%提高到 1985 年的 3. 66%,先后从国内外购买了超速离心机、自动屈光机、八道生理记录仪、荧光显微镜、角膜照相机、红外分光光度计、B 型超声诊断仪、全自动监护仪、体外循环机、体外反搏机、9800 型 CT 等比较先进的仪器设备。1980 年－1985 年,全校购置大型和精密的仪器设备 2560 台(件)。1979 年,学校还建立了中心实验室。1985 年,自治区心血管病研究所在附属医院成立。1977 年－1985 年,学校投入 57. 4 万元购置图书。这些措施提高了学校的教学和科研的硬件装备水平,也为学校贯彻改革方针、加快发展准备了物质基础。在这轮基建和设备、图书购置的过程中,后勤和相关部门的同志精心策划,抓紧进度,高度负责,倾注了大量的心血和汗水。

　　1978 年 6 月 26 日,内蒙古自治区革委会办公室决定,同意学校增设药学系。内蒙古自治区幅员辽阔,各类药物资源极其丰富,尤其在蒙药、中草药方面具有明显的优势和特色。当时全区从事中药、蒙药、西药工作的两万多名员工中受到过专业教育的不足 10%,本科生仅占 3%,因而建立药学系,为全区各级药检部门、医院药房、药厂培养急需的高级人才势在必行。此前学校有过两次尝试:一是 1972 年开办药学系,半年后下马;1974 年又策划上马,还派出人员到外地进修学习,终因条件不足而未能招生。总结以往教训,学校领导下决心,从师资队伍建设和实验仪器设备入手,抓紧筹划建设。学校确定由党委副书记廖一帆主管,柴天林、寇永昌、唐银栋三名同志组成工作班子全力以赴进行筹建。在化学、药理两个教研组的基础上,先后从各系调来施庆和、张启家、张清德、张继先、高娃、欧阳明等骨干教师,并任命尹文厚为系主任,逐步组建了有机化学、无机化学、物理化学、分析化学(含药理分析)、药物化学、中草药、天然药物、高等数学、物理学等教研室,承担系内各专业课程;学生的基础医学、外语、体育等课程由基础部承担,此外,还从内蒙古大学化学系、自治区药检所等单位聘请教师兼授相关课程。在实验室建设方面,主要采取自己动手、改制加工等方式,既充分利用现有设备,修旧利废,又向自治区卫生厅申请拨款购买专项设备。先后购置了气相色谱仪、红外紫外分光光度计、薄层扫描仪等,以满足教学和实验的基本要求。1977年12月12日,药学系招收学生20名,1978年招收学生44名,学制4年,这两批学生分别于1978年3月、9月入学开课,课程按药学本科专业教学计划进行。系里十分重视学风建设,经常组织医药政策法规讲座。高年级学生到制药厂、医院药房、药检所开展毕业专题实习,提高了实践能力,有些专题还对生产和科研起到了促进作用。

在药学系创建和发展的过程中,一直受到有关系部、科室和校外有关单位、药厂的支持。在建设中,注重抓两件事:一是师资队伍的配备和培养提高;二是在有限经费下,逐年建设应开课的实验室和增添必要的仪器设备,一时没有的仪器药品向兄弟院校借用,至于没有经费置办的高精设备而教学又必需时,就把学生带到有这些设备的单位去参观学习。为了方便学生毕业实习,在校外有关单位和药厂的支持下,建立了毕业生实习基地,从78级毕业生开始,进行了毕业专题实习。

药学系研究生教育起步较快。1978年,药理学专业开始招收硕士研究生,1985年,章健民挂靠内蒙古大学化学系招收第一位硕士研究生;1981年和1988年,药理学、药物化学先后被批准为硕士学位授予点。到1988年,全系共招收了20名研究生。在开展学历教育的同时,系里开始接受在职人员进修,为北京军区举办了"中晋高"药剂师培训班,举办了药剂大专班,承担了社会办学和科技咨询任务。

作为新建系,教师们深知提高自身专业知识的必要性和紧迫性。乌力吉木仁等教师赴美进修,另有25人外出进修半年以上;系里还举办了英语学习班和计算机学习班;尹文厚、管从智等分别向教师开办"毒理学""分子轨道学"讲座。这些措施,提高了全系教师的业务素质。教师们还承担了自治区科委下达的课题,开展了麻黄素结构的改造研究,并承接了国家部分新药的临床检验工作。张清德等人以麻黄衍生物研究成果参加了在檀香山举办的日美联合药学会议进行学术交流。

5. 重视体育教学

"运动是生命和健康的源泉""体育是培养健全人格的一个重要手段""体育与运动的教育价值,不只限于运动场上,而且能影响整个社会",这些原则成功地贯彻于学校的体育教学和体育活动中,并形成了优良的体育传统。学校重视体育教学、体育训练、运动竞赛和师生群众性体育活动,取得了可喜的成绩。体育师资队伍素质不断提高,先后有 5 人受到国家体委及有关部门的表彰。学校有短道速滑国际裁判 1 名,国家级篮球、田径裁判各 1 名。学校的 300 米田径场扩大成 400 米标准田径场,1993 年还建起了主席台和配套的看台,新修沥青篮球场 4 个,排球场 4 个,并添置了必要的体育器材,基本满足了教学和课外活动的需要。在学校的几处体育活动场地,都有一些单杠、双杠等简单设施,用以进行各种跨、跳、腾越等动作,以发展学生灵敏协调等素质,培养勇敢、坚强等品质。清晨和傍晚,总会在校园中看到成群结队跑步、锻炼的学生们。

学校重视体育课的教学,通过体育课培养学生参加体育活动的习惯,使他们掌握在各种条件下从事身体活动的方法和手段。学校坚持一年级上基础课,二年级上选修课(三大球、武术、体操),对体质较差,又没有特长的学生开普通课,为残疾学生上保健课。教学内容增加了体能训练和达标项目教学时数。把教学重点放在普遍提高学生的体质,培养学生学会健身方法,树立他们"终生锻炼"的理念,使他们将强身健体和意志品行锻炼长期坚持下去。学校切实实行《大学生体育合格标准》,全校学生达标率达到 93%。1993 年 4 月,华北地区十余所医学院校在学校召开实施《大学生体育合格标准》研讨会,对学校的这项工作给予了好评。

根据普及和提高相结合的方针,学校体育教研室对部分体质好,具有一定特长的学生组队进行系统训练,成立了篮球队、排球队、田径队和长跑队,利用课余时间刻苦训练,在重大赛事中取得了好成绩。1979 年 5 月 17 日,学校举行第 12 届田径运动会,破校田径记录 8 项。1980 年 5 月 16 日,学校举行第 13 届田径运动会,16 人破校级记录,5 名运动员分别达到国家 2 级、3 级运动员标准。

1982 年,在北京举行的全国第一届大学生运动会上,孙勤暖取得了女子丙组800 米、1500 米两块金牌和 400 米铜牌;聂岩获得男子丙组 800 米金牌、1500 米银牌,参与接力获铜牌;郭小娟获女子丙组跳远第 8 名,内蒙古自治区大学生代表队男女团体总分 72 分,排第七名。1986 年,在大连举行的第二届全国大学生运动会上,王义才在男子甲组万米长跑比赛中打破大会记录,为内蒙古自治区代表队拿到 7 分,并被评为"优秀运动员"。内蒙古自治区大学生代表队男女团体总分为 12 分,排第十八名。学校女篮、女排多次获得全区和呼和浩特市高校冠军,并分别在 1979 年、1982 年代表全区大学生参加全国比赛。田径方面则多次取得全区和呼和浩特市高校运动会男女团体总分前 3 名。学校在 1987 年暑假成功地承办了全国第五届大学生"兴华杯"乙级排球赛。1997 年,学校承办了华北地区医学院校田径运动会,学校代表队以绝对优势获得男女团体总分第一名;1998 年,学校男女排球队在内蒙古师范大学举行的全区大学生排球比赛中,双双取得冠军,这也是建校以来的首次;2000 年,学校承办了全区第六届大学生田径运动会,获得男女团体总分第四名。

学校在 1985 年春组建了武术协会,以"练武强身促进学习,使身体学业双丰收"为宗旨,讲授武术基本理论知识、基本功、传统套路和器械等主要课程,促进了武术活动的开展。

学校体育教研室非常重视科研工作,积极贯彻学校科研工作的方针政策。一方面加大教职工的学历培养;另一方面积极鼓励教职工的科研积极性,提倡协助攻坚,发挥多方面优势,以集体力量推进体育教学部科研实力。同时,对在科研方面做出成绩和贡献的教职工给予奖励。在这些政策下,体育教研室的科研工作有了明显的提高。吴秉孝撰写了武术专著《阴把枪》,1984 年荣获中国国际武术"武术贡献奖",1995 年被国家体委评为"中华武术百杰"并赴蒙古国讲学。2001 年 7 月,来自台湾的民间画家、武术爱好者王尔昌率弟子来到学校向吴秉孝学习"阴把枪"等武术项目。张连平的《体操难新动作设计》获得内蒙古自治区科技进步三等奖。1999 年 8 月,学校承办全国高等医学教育学会体育分会第六届学术论文报告会。

学校的体育工作为学校赢得了荣誉。1979 年,学校被教育部、国家体委、卫生部、团中央评为《高校体育卫生先进集体》,1989 年、1990 年、1993 年,学校体育教研室被国家体委、国家教委评为"实施《国家体育锻炼标准》先进单位""全国群众体育先进单位"。张泗海被评为"全国实行国家体育锻炼标准先进个人"。1993 年体育教研室被内蒙古自治区党委、内蒙古自治区人民政府评为"全区民族团结进步先进集体"。2000 年,学校被内蒙古自治区教育厅评为"贯彻学校体育条例优秀学校";同年,体育教学部成立,建制准处级。

6. 开展研究生教育

学校的学位与研究生教育从 1978 年全国恢复研究生招生制度开始招生,学位与研究生教育经历了从无到有、从小到大的发展过程。1981年全国开始实施学位制度,学校获准成为首批拥有硕士学位授权资格单位,1999年获准为可开展具有研究生毕业同等学历申请硕士学位资格单位,标志着学校的学位与研究生教育达到了较高层次。1981年11月3日,在国务院批准的首批硕士学位授予单位及其学科、专业的名单中,学校药理学、外科学(普外、泌尿)、眼科学被确定为首批授予硕士学位学科。

1978年9月-1984年8月,学校研究生招生工作隶属教务处;1984年9月-1986年4月,研究生招生工作隶属科研处研究生科;1986年4月-1995年10月,学校研究生部成立,期间学校为加强研究生的思想政治教育及党团建设,提高研究生的培养质量,于1993年1月设立直属研究生部党支部,1994年设立直属研究生部团支部。1996年11月成立了学位办公室,与研究生部合署办公。

1981年学校研究生教育第一批授权学科为药理学、眼科学、外科学(普外、泌尿外);1984年第二批授权学科为生理学、计划生育医学、内科学(心血管病);1986年第三批授权学科为人体解剖学、组织与胚胎学、微生物与免疫学、病理解剖学、病理生理学、伤寒论;1990年第四批授权学科为中医文献、药物化学;1993年第五批授权学科为妇产科学、影像医学与核医学、耳鼻咽喉科学;1996年第六批授权学科为外科学(骨外);2000年第八批授权学科为内科学、儿科学、皮肤病与性病学、民族医学(蒙医学)。

1989年5月30日,学校召开首届研究生工作会议。会议由学校教务处处长张绍文主持,副院长安志庆就十年来的研究生工作作了全面总结。大会就教务处提交的《内蒙古医学院学位授予工作实施细则》等6个讨论稿进行了分组讨论。1997年10月28日下午,内蒙古医学院研究生会成立。内蒙古自治区团委副书记白向群、学校党政领导吉如木图、王延彬、陈羽、王希明出席会议。会上,白向群发表讲话。大会选举产生了第一届研究生会委员,屈惠杰为研究生会主席,刘宝戈为副主席。

7. 注重实效教学质量取得可喜成绩

在这个阶段,学校坚持深化改革与强化管理相结合。着眼于激发学生的竞争意识、活跃教学过程,有利于因材施教,学校逐步进行了教学管理制度上的改革。借鉴兄弟院校的管理经验,结合学校实际情况,试行了"学年学分制"的学籍管理制度。为了严肃考纪,教务处先后制定了《考试纪律细则》《学生成绩考核管理暂行规定》等规章制度,并完善了题库配套体系。在期末考试中,从命题、监考到评卷、复查各个环节制定了相关制度和措施,如两套试题、混合编排考场、机关工作人员参加监考、院系领导巡视考场等,对个别考试作弊的学生和有关教师都给予严肃处理,从而使教风、学风及考风明显好转。

为了加强对学生的管理,学校制定并多次修订补充了《学生守则》,对学生在校的行为规范作了明确规定,并严格执行。对违反校规者予以严肃处理,促进了校风建设。

在招生制度上,根据政府有关指示精神,学校除完成国家下达的计划外,根据自己的教学能力,每年招收委托培养生、定向生及自费生,广开办学门路,以便为社会培养更多的医药卫生人才。在毕业生分配制度上,改变了过去单纯的国家指令性分配。除定向招生、定向分配部分外,实行了计划指导下,优才优用,供需见面等多种双向选择形式,加强了高校与社会的联系,使传统的分配渠道得到拓展,使教育更好地为经济建设服务。由于坚持优才优用,调动了学生努力学习、全面发展的积极性和自觉性。

学校实行学校、系部、教研室三级管理教学制度。教务处统筹全校的教学安排,系统地制定和管理各专业的教学计划;各系部及教研室均有一名负责人管理教学工作,还配备专职教学秘书。制定了健全的教学检查、监督制度,开展两级听课、教学评估和教学工作考核。坚持各级领导听课制度和教研室集体备课制度,督促教师认真备课,认真上好每节课,并保证各个学科的教学按大纲要求进行。与此同时,对学生的上课纪律、实习纪律均作了明确的规定,教务处不定期地抽查学生的上课情况,发现问题及时通报批评。

1996 年,学校有临床医学系、中蒙医系、药学系、儿科系、基础医学部、马列教学部、卫校 7 个教学机构,69 个教研室(组)。为适应各层次的教学需要,学校分层次、划类别地加强了教学管理,进行了教学机构的调整。1998 年,学校将教务处原有的研究生科和成人教育部分独立划出,成立研究生处和成人教育处,教务处集中力量管理本、专科教学。1999 年,基础医学部体育教研室改为校行政直属的体育教学部。1999 年,儿科系撤销,并入临床医学系。1999 年 6 月,学校成立毕业生就业指导中心,挂靠在学生工作处,与学生工作处合署办公,着力开展分配制度改革后的就业工作。1999 年 12 月 25 日,时任学校校长王延彬代表学校与包钢(集团)签订协议书,确认包钢(集团)公司职工医院为学校第三附院。2000 年,内蒙古医药职工中专学校划归学校。

2001 年,学校撤销医学系,设立临床医学部;设立护理系,保留卫生技术学校,护理系与卫生技术学校实行一套机构,两块牌子;撤销研究生处,设立研究生部,列入业务机构;撤销成人教育处,设立成人教育学校。2002 年,为适应"两课"教学改革和学生素质教育需要,将原马列部更名为社会科学部,相应调整了课程设置,修改了教学大纲。

2001 年 6 月 5 日,学校党委下文:从 2001 年秋季开学起,临床医学专业 5 年制本科生的教学管理和学生管理分两段进行。两个阶段的教务、学籍和学生管理工作分别由基础医学部和实施临床教学的附属医院、教学医院负责。在体制转变初期,临床教学课主要由附属医院承担,临床课的课间教学主要由附属医院、自治区人民医院和第三附院承担。临床生产实习由各附属医院、教学医院承担。临床医学专业教学和学生管理体制改革是学校教学改革和内部管理体制改革的重要组成部分。通过这一改革,学校的临床教学工作更趋完善。在临床教学中,强调从病人实际情况出发,带病人或病历上课,从问病史、体检、分析临床症状到得出诊断结论,从探讨病因、发病机制到进行治疗等环节,培养学生扎实的基本功和辩证论治的能力。

2002 年 12 月 9 日,内蒙古自治区一级医院经自治区教育厅、卫生厅和自治区编委批准成为学校第四附院。

2004 年 6 月,根据《内蒙古自治区境内铁路系统所属教育医疗机构的意见》文件精神,学校与呼和浩特铁路局正式签订协议,原呼和浩特铁路中心医院整体移交、划归学校,为直属附属医院。经过努力,学校教学工作取得了显著成就。

一是办学规模显著扩大,办学层次明显提高。1978 年研究生教育的起步和发展以及 1993 年外国留学生班的举办,是学校教育史上的一个跨越。

二是教学条件得到改善。由于内蒙古自治区加大投入以及学校在改革中自我发展能力的增强,校舍建设、仪器图书购置等方面有了较大改进。到 2002 年底,学校教室及部分教研室配备了闭路电视,购置教学用计算机 100 多台,安装了外语听力训练设施,建立了多媒体课件制作中心和多媒体课件库,建立了电子阅览室,做好了馆藏数据的配套建设工作,使图书馆建设向数字化方向转变。2002年,学校再次被认定为"全国医学文献资源共享网络省级中心馆",并被卫生部确定为医学文献查新点。

三是教师队伍结构得到改善,教师素质有所提高。学校采取"送出去,引进来"等措施培养师资,重点抓好新上专业的师资培养,重视培养高层次人才,进一步提高全校教师特别是中青年教师的学历层次。教师队伍的职称、年龄和学历构成得到改善。文历东毕业于北京辅仁大学，是中国解剖学会内蒙古分会副理事长、中国遗传学会内蒙古分会副理事长，被国家教委、国家人事部及全国教育工会授予荣誉证书和奖章，享受内蒙古自治区政府特殊津贴。王绂卿毕业于日本东京女子医科大学，主持研究的因急性心肌梗死住院死亡率降低程度达到国内外先进水平。王秀梅毕业于中国人民解放军第三军医大学，她完成的卫生部科技研究中标项目"肿瘤坏死因子的诱导产生及重组抗肿瘤等作用的研究"达到国内领先水平，她被卫生部授予"全国边远地区优秀医学科技工作者"称号。

四是教学质量有所提高。经社会反馈调查，用人单位普遍满意，而且学生考取研究生的比例较大。学生的外语水平明显提高，电脑操作能力较好，学校因此获得了自治区教育厅颁发的"全区外语教学优秀奖"。卫校在内蒙古自治区卫生厅组织的全区护士专业护理学统考中多次名列第一。学校广大教师认真执教，培养出一批著名的学者、教授。内蒙古自治区于1992年、1994年进行的两次"十大杰出青年"评比中，共评选出20人。其中杨成旺、乌日娜、乌兰是学校80年代的毕业生。学校之所以能够培养出众多人才，与学校的教育思想、教学制度、学风有密切的关系。学校注重学生开阔视野的培养，在课余开办专题讲座，并组织学生举办各类社团活动作为补充。学校严格要求、重视实际的学风，集中表现在重视基础训练方面，有的学生毕业后就能较快参与手术，这与他们扎实严格的基础训练和开阔的思路有很大的关系；学校教师教学、科研并重，学术造诣深，具有强烈的敬业精神，因而教学质量是高水平的。教授们授课风格各异，但一般都反对照本宣科，而重视讲授自己研究所长。学校领导重视教学实验、实习，对保证学生的学术水平起到了很大的作用。

五是适应医疗工作需要和医学模式转变，学校在开拓新领域方面做出了努力。1981年，敖拉哈主任医师以自编的《现代老年病学教程》向1977级学生讲授，这在全国是首家。他于1980年、1984年主编的《临床老年病学》《健康和长寿》先后出版，在国内产生了一定的影响。

1996年，朱钦编写的《人体解剖学》获全国第3届优秀教材一等奖；1999年，阿古拉编写的《蒙医疗术学》获全国大中专院校少数民族教材奖，2002年，他主编的《蒙医传统疗法大成》获全国第13届图书奖；2003年，罗布桑编写的《蒙古学百科全书·医学卷》获第6届中国民族图书一等奖并获第6届国家图书奖提名；高娃编写的《BASIC语言程序设计》获自治区普通高等学校优秀教材三等奖。

在临床医学方面,1981年,附属医院在全区率先开展变态反应门诊与实验工作,并参照协和医院临床资料和有关文献,编写了7万字的讲义。1983年起向医疗专业和卫校学生讲授,收到了良好的效果。1985年、1987年先后编导摄制"花粉抗原材料搜集方法""液体抗原的制备"两部教学录像带,并完成"呼和浩特市地区气传致敏菌的探讨"课题,填补了内蒙古自治区空白,获得了内蒙古自治区科技进步三等奖。这些工作受到了国内权威专家的高度评价,他们称"这在我国的医学临床教学中是一种带有开拓性的尝试"。

1979年10月27日,新疆、青海、宁夏、内蒙古四省区医学教育交流观摩组来校参观。1986年,国家教委副主任朱开轩来校视察工作。

2001年,学校获自治区级教学成果奖6项。其中《临床医学专业培养高素质人才的几点收获》获得一等奖,《21世纪内蒙古对医学硕士人才需求调查分析》《医学科研方法》《中医理论概念》《判断和推理形式的理论研究》《基础医学教学管理的研究与实践》《医学文献检索》获得二等奖。

8. 巡回医疗、定点扶持和援外医疗队

在这个时期,学校巡回医疗工作有新的发展。1976年-1977年,学校派出多个医疗队下乡诊治患者,抢救危重病人,施行各种手术,为基层免费培训医务人员,涌现出许多感人事迹。

1980年-1985年,学校先后派出医疗队26批,300人次,到巴盟乌中旗,乌后旗,伊盟伊金霍洛旗、杭锦旗,乌盟清水河县、托克托县、和林县进行巡回医疗,同时对脑神经疾患开展流行病学调查,为卫生部组织的《中国农村及少数民族地区神经疾患流学病调查的研究》做出了贡献。

80年代后期,附属医院与临河区医院开始了长达6年的技术合作,共计派出副高级以上的医务人员诊治患者1.7万人次,抢救急危重症患者及诊治疑难病例超千人次,完成手术千例次,并通过举办短训班、教学查房、专题讲座多种形式,帮助基层人员提高医务水平。1991年,附属医院又同盟医院签订三年技术合作协议,在当地开展了全胃切除、门脉高压分流、子宫癌根治、阴道成形等高难度手术,带动了当地外科水平的提高。

从1995年开始,学校和两所附院组成不同规模的医疗队到乌盟中旗、托县、二连浩特市,兴和县南湾乡,武川县哈乐乡,土左旗,凉城县,呼和浩特市郊区八拜乡等边远和贫困地区开展工作,赠送了包括手术台、无影灯、电冰箱、离心机、X光

机等器械和大批药品,开展医疗服务,免费培训卫生人员。在乌盟察右中旗,一位农家妇女被马踢伤,胆总管和十二指肠破裂,生命垂危,医疗队连夜手术12小时,使患者转危为安。

学校医务人员的精湛技术、高尚医德以及组织医疗队的经验受到了国家卫生部的重视和关注。1988年5月,卫生部下达了由学校附属医院组织医疗队赴非洲卢旺达执行医疗援外的任务。医疗队由附属医院迟宝恩、龚煜华为正、副队长,由李荣、侯炜华、赛音贺希格、白树平、安秀萍、王佳宁和法语翻译郑军(航天部601所)共9人组成。在卢旺达基本戈省两年期间,队员们克服了语言障碍、生活上的诸多不便及工作条件简陋,设备、药品严重不足等困难,自制麻醉桌、血压计,严格执行无菌消毒制度,共开展了27项新业务,诊治患者11934人次,收住院10520人次,救治急危重患者677人次,治疗疑难病症307例,完成各种手术1950例次,配合手术麻醉630例次。病患涉及内、外、妇、儿、五官及传染病多个专业,患者包括脑型疟疾、重型疟疾合并溶血危象、肥厚型心肌炎合并心衰、风心病合并心衰、阿米巴肝脓肿合并肺肝瘘、肝硬化腹水、破伤风、艾滋病、创伤性休克、失血性休克等复杂、危重病例,完成了颈部巨大血管瘤切除、巨脾摘除、股骨干骨折内固定等高难度手术或当地医院难以开展的手术。

医疗队在外科手术麻醉及中医针灸等方面有不少创新,结合经验撰写了数篇学术论文,其中《中国传统医学在治疗疟疾致关节痛中的作用》一文参加了当地召开的"第二十六届传统医学国际研讨会"交流。医疗队的出色工作,受到卢旺达卫生部、中国卫生部外事局的表扬。颈部巨大血管瘤切除成功的消息被卢旺达报纸以专版形式报道,引起了很大轰动。《人民日报》于1990年4月3日报道了医疗队的事迹。

赛音贺希格从小失去了父母,是内蒙古大草原养育了他。马背生活造就了他能歌善舞热情豪爽的性格。他热爱自己的家乡和家乡的父老乡亲,生前曾多次为乡亲们治病、送药。每次赴卢旺达前,总要回家乡亲自上门为乡亲们看病,为家乡人民做了许多好事。赛音贺希格曾三次受内蒙古自治区卫生厅派遣,到卢旺达执行国家援外医疗任务。第一次因工作表现突出光荣入党;第二次担任医疗队队长,以身作则,带领全队取得了显著成绩。2003年8月他第三次赴卢旺达,更是全身心地投入到工作中,上班仅3周就做了28台手术,挽救了很多当地妇女和儿童的生命。他在艰苦的条件下,不断进行开拓性工作,深得卢方医院的好评和患者的爱戴。然而,在他第三次支援卢旺达时,因突发急性心梗而不幸去世。

人们为他的突然离世而感到震惊。许多被他救治过的患者，怎么也不相信这样一位优秀的中国医生会突然离世。卢旺达国家电视台三次播出了他的事迹，给予高度评价，卢旺达人民把他视作"中国白求恩"。他像白求恩那样为了发扬国际主义和救死扶伤的人道主义精神，把宝贵的生命永远留在了他所热爱，并三度全身心工作的卢旺达红土地上。

9. 科研工作取得新成绩

重视科学研究是学校的重要传统，也是优势所在。全国科学大会明确提出，高等学校既是教学中心，又是科研中心。邓小平同志提出"科学技术是第一生产力"的论断，党中央制定了《经济建设必须依靠科学技术，科学技术必须面向经济建设》的指导方针，做出《关于科技体制改革的决定》，更为科研工作开辟了广阔前景。正是在这样的形势下，学校的科研工作取得了成就。

学校的科研水平显著提高主要表现在三方面：一是申报并完成国家自然科学基金，自治区科委、卫生厅、教育厅课题明显增多；二是两所附院临床科研有较大突破，从围绕地方病、常见病、多发病的研究提高到对一些疑难病症的技术攻关；三是科研设备手段和研究水平明显提升，对致病机理（如急性心肌缺血、胃肠道良恶性病变等）药效研究延伸到分子生物学领域，激光、显微外科手术得到较多运用，一些项目如"临床肿瘤的微型计算机处理""医院财务会计综合核算信息系统"等体现了电脑应用和信息化水平的提高。

改革开放、重视科研工作的政策导向和社会氛围，加上学校不懈的努力，使学校的科研工作出现了前所未有的良好局面。各学科、各门类的科研都在抓紧进行，大有百舸争流、百花齐放的劲头。学校还非常重视科研成果的应用推广，并收到一定成效。例如，第二附院在骨科专业开展新技术、新业务方面成绩显著。1992年-1995年，第二附院把1987年以来10项获奖成果及适合基层医院开展的16项先进技术率先在区内外推广，利用本院的技术设备优势，举办学习班4期，学术推广应用会3次，有4盟市及陕西省共83所医院632人参加。至1995年底已有40所基层医院成功开展了有关新业务、新技术，提高了医疗水平和社会效益、经济效益。这项推广应用工作受到自治区科委的重视，并被评为1996年科技进步三等奖。此外，蒙药药源调查及其鉴定的成果已有多种写进了我国药典。

蒙医、中医方面的科研成果很具代表性。20世纪70年代，中蒙医系同志参与编写的《内蒙古植物志》，先后获得国家教委、自治区政府科技进步奖，有的成果还获得世界传统医学大奖。1990 年,中蒙医系讲师特·特木热的古蒙文《四部医典》整理研究荣获国家中医药管理局中医药科技进步二等奖。罗布桑教授的《蒙药学》和包特木尔副教授的《蒙药剂学》分别荣获第二届世界传统医学大会暨"超人杯"世界传统医学优秀成果大赛国际优秀成果奖。2001 年,罗布桑撰写的论文《江隆·班智达·阿旺罗布桑丹贝坚赞的作品对蒙医学的功绩》荣获"伊希巴拉珠尔金杯奖"。基础部朱钦主编的《人体解剖学》获 1996 年全国优秀教材一等奖。由学校与内蒙古蒙医学校联合编写的《高等医学院校蒙医统编教材》共 25 部,700 万字,均已正式出版,其中不少教材获国家教委和自治区教育厅奖励。其中《蒙药炮制学》《蒙医眼科学》和《蒙医五种疗术》《蒙医外科学》分别获国家教委优秀蒙文教材一等奖和二等奖。

学校在社会科学、思想政治教育方面的科研工作也取得了成绩。安志庆、王福彦的《论医学教育投资的经济效益》和皇甫昌煜的《长沙会战评析》获自治区 1993 年社会科学成果奖;学校党政领导、政工干部的一些论文探索了党建、思想政治工作、学校改革、工资管理等重大问题,有的被国家级刊物发表,发挥了指导和交流作用。1991 年 1 月 18 日,郭文通当选为中国科协第四次代表大会代表,李明珠、罗布桑被评为 1990 年度自治区有突出贡献的中青年专家;1991 年,第二附院李文琪受到国家教委国务院学位委员会表彰,被授予"做出突出贡献的中国硕士学位"获得者荣誉称号。

阙求豪的《左足右移术》,江英凯、孙慧宽、薛树林等同志合编的《彩色病理组织学图谱》,舍英、孟鸿钧、常和的《骨髓细胞分化过程中的酶蛋白质代谢规律的细胞化学相对定量研究》,秦永春、贾振英、罗振东、郝玉奎、刘克思、苏力的《内蒙古 73 - 75 年肿瘤死亡回顾调查资料》,杨维益的《乳癌》获得全国科技大会奖。建校至 1986 年 8 月,学校教师共发表论文 1473 篇,其中在国家级杂志上发表 423 篇,编(译)著作 100 部。寄生虫教研室姚文炳在此时期共发表论文 42 篇,其中在国家级刊物上发表 17 篇,收入全国学会汇编的 5 篇,在省级刊物上发表 20 篇。编(译)著作 11 部。他是此时期学校发表论文和编(译)著作最多的教师。

《内蒙古医学院学报》创刊于 1959 年,作为促进科研工作的一项重要措施,学校下大力量办好《内蒙古医学院学报》,健全编委会组成,努力扩大稿源,增加了社会科学、教育、管理等栏目,规范刊物编辑、印刷要求,提高刊物质量,在交流科研成果、指导科研工作方面发挥了积极作用。学报获得了国家正式刊物出版号及联机检索号。1989 年 - 2002 年,学校学报获得全国自然科学学报及医药院校学报优秀质量奖(二等奖、三等奖),华北地区高校学报优秀质量一等奖,全国高等学校自然科学学报系统优秀学报评比三等奖,内蒙古自治区第二届科技期刊评选一等奖,并多次获全区高校学报优秀质量一等奖。

10. 开展对外交流与合作

学校在与内蒙古自治区内院所厂校联合,开展科研攻关,创造条件开展多层次教育的同时,努力同北京医科大学、协和医科大学等院校加强协作。80 年代起,先后向美国、加拿大、澳大利亚、瑞典、德国等十多个国家派出留学生、访问学者、科学考察人员 142 名,从事留学、进修和短期考察、讲学。早期出国的郭文通、邱能庸、王凤歧、王秀梅、阿斯亘、贺希格、乌力吉木仁、乔惠珍、张剑等回校后成为本学科骨干,留日博士牛广明谢绝沿海地区的高薪聘请毅然回校工作,对学校影像医学的发展提出了重要构想。

1986 年 10 月 7 日,美国病毒学专家、诺贝尔奖获得者盖德石教授应邀来校访问。内蒙古自治区卫生厅副厅长斯琴,部分校领导到车站迎接。在为期 5 天的访问中,盖德石教授做了学术报告并与学校有关方面的专家进行了学术交流。

学校教授阙求豪、郭文通、杨殿相、华惠佩、罗布桑、张清德、李力、蓝春生、王正茂、包丕云等,通过出席国际学术会议或讲学,与国际同行交流学术成果,扩大了学校的影响和知名度。第二附院在北京八大处科技开发区建立"驻京办事处",设立编辑部承办《美国中华骨科杂志》。在国际交流中,校内一批专家及成果得到国际医学界的肯定和推崇。基础部姚文炳以其对蜱螨虫新种的发现研究,1989 年被英国皇家学会热带医学暨卫生协会聘为荣誉会员。药学系李希贤被美国科学发展协会聘为国际会员。附属医院苏占福被选为世界生物医学超声联合会会员。肿瘤科主任医师蓝春生 1993 年被美国纽约科学院聘为院士。蒙医药专家罗布桑 1995 年被第二届世界传统医学大会评为"民族医学之星"。骨科教授郭文通荣获"走向世界"讲学荣誉证书。

学校同日本、俄罗斯、蒙古等国的 5 所医学院校建立了校际关系,学校几届主要领导斯勤、吉如木图、安志庆等分别出访蒙古、俄罗斯、日本、以色列等国,就教学、科研、医疗的合作和进口仪器等问题签订了协议。

1993 年,学校与蒙古、日本一些地区达成培养中、蒙医留学生的协议;1995 年,附属医院在有关部门的支持下,争取到以色列、奥地利两国 300 万美元贷款,用于先进医疗设备的购置,这些都是对外合作中的重要突破。

学校聘请了大批外籍教师任教,其中马克·普赖尔被评为全区优秀外籍教师,由国家外国专家局授予友谊奖,并受到时任国家总理李鹏接见,学校还聘请了一批外籍专家为客座教授或名誉教授。学校与美国、日本、匈牙利、瑞典、以色列、澳大利亚、新西兰、加拿大、卢旺达等 16 个国家建立了友好合作关系,同香港、台湾医学院校的交流也明显增多。

11. 党的建设和思想政治工作

学校于 1988 年 7 月、1991 年 11 月、1995 年 12 月相继召开了第五、六、七次党代会,及时总结工作,讨论、决定改革建设大计,特别是提出并不断深化了将学校建成具有民族特色和地方特色的综合性医科大学的思路。

1982 年 4 月 5 日,内蒙古自治区党委研究决定,张涵任内蒙古医学院党委副书记(列张学尧之前),斯琴为副院长,副书记姚再庭、副院长赵醒华离职休养。

1983 年 12 月 16 日,内蒙古党委组织部通知,内蒙古自治区党委决定任命张涵为内蒙古医学院党委书记,孟和巴图、秦永春为副书记;鲍镇美为院长,安志庆、达赖、王延彬为副院长;陈锵为顾问。12 月 17 日,内蒙古党委组织部通知,免去张学尧内蒙古医学院党委副书记兼组织部部长职务,离职休养。1984 年,陈锵任院长。

中国共产党内蒙古医学院第五次代表大会于 1988 年 7 月 20 日 – 22 日召开。内蒙古自治区党委常委、组织部部长周荣昌等到会祝贺。出席这次代表大会的正式代表 135 人,22 位列席代表和特邀代表参加了会议。学校党委书记斯勤作了题为《加强党的建设,加强政治思想工作,加快改革步伐,为自治区培养合格的医药卫生人才》的工作报告。大会选举产生了由王延彬、付礼、成士瑾、安志庆、杨殿相、郭文通、寇永昌、斯勤组成的中国共产党内蒙古医学院第五届委员会,书记为斯勤,副书记为王延彬。大会同时选举产生了学校纪律检查委员会,书记为王延彬。大会号召各级党组织、全体共产党员同心同德,齐心协力,发扬党的优良传统,团结全校广大教职员工,艰苦创业,锐意改革,为实现学校的奋斗目标而共同努力。

中国共产党内蒙古医学院第六次代表大会于 1991 年 11 月 1 日 – 2 日召开。出席这次代表大会的正式代表 135 人,列席代表 12 人。学校党委书记斯勤作了题为《全面贯彻党的教育方针,为培养合格的社会主义医药人才而努力奋斗》的工作报告。选举产生了由斯勤、安志庆、王延彬、云荣布扎木苏、付礼、杨殿相、邱能庸、陈羽、郭文通组成的中国共产党内蒙古医学院第六届委员会,书记为斯勤,副书记为安志庆、王延彬。大会选举产生了学校新一届纪律检查委员会,书记为王延彬(兼)。大会号召全校各级党组织和全体党员,坚决贯彻党的基本路线和党的教育方针,团结带领广大师生员工,认真落实报告提出的各项任务。

中国共产党内蒙古医学院第七次代表大会于 1995 年 12 月 12 日 – 13 日召开。出席这次大会的代表 145 人。内蒙古自治区党委组织部长布和朝鲁、内蒙古党委教育工委副书记张逸忠、内蒙古党委组织部干部二处处长包万福、内蒙古党委教育工委组织部部长石忠义等出席大会开幕式。吉如木图作了题为《开拓务实,改革进取,为创建综合性医科大学而努力奋斗》的报告。大会选举产生了由马仲奎、王希明、王延彬、卢浥田、吉如木图、陈羽、郝富、郭文通、陶格陶呼组成的中国共产党内蒙古医学院第七届委员会,书记为吉如木图,副书记为王延彬、陈羽。大会选举产生了学校新一届纪律检查委员会,书记为卢浥田。大会号召全校各级党组织和全体党员,坚决贯彻党的基本路线和党的教育方针,团结带领全校广大师生员工,认真落实报告提出的各项任务,为创建综合性医科大学而努力奋斗。

学校成立思想政治教育研究室和思想政治教育研究会,把思想政治教育纳入正常的教学计划。1981 年 12 月 3 日,学校党委经过讨论研究出台《关于加强教师管教、管学、教书育人,积极做好学生思想工作的决定》。

学校组织学生开展了各种社会实践活动,进行社会调查、技术咨询、义务劳动,安排一定时间进行军事训练。从 1990 年起,组织学生下乡参加劳动,劳动期间和工人、农民同吃、同住。先后建立了白云铁矿、西卓子山、凉城县、伊金霍洛旗等多个社会实践基地,每年都有优秀社会实践者和指导教师受到自治区教育工委表彰。通过这些活动使学生了解社会,熟悉工农,融洽了感情,增强了学生的社会责任感,提高了学习的自觉性、主动性,使教育适应社会,面向基层,服务于工农。

根据党中央关于改进和加强马克思主义理论课教学的通知和国家教委的部署,学校重视发挥马列课、德育课"两课"主渠道作用,从 1986 年开始进行马列主义理论课改革,至 1990 年,新设的马克思主义原理、中国革命史、中国社会主义建设、民族理论和民族政策四门课程全部开出。通过教学内容的改革,更适合青年学生的特点,使学生能更完整地了解马克思主义的基本原理。

1988 年学校制定了《学生德智体综合测评暂行办法》,引导学生在德智体诸方面全面发展,将综合测评结果作为评"三好学生""优秀学生干部",特别是毕业分配的重要依据。1989 年,学校党委决定成立学生工作处。

12. 老干部工作

在内蒙古自治区直属单位和呼和浩特市地区老年人重要活动中,学校代表队多次受到表彰。金玮被评为全国京剧"十大名票",崔永洪总结摄影技术,出版了著作。许多离退休同志利用身体尚好的条件,继续发挥业务专长。体育教授吴秉孝退休后继续担任自治区武术协会副主席,推广传统武术,在中央电视台栏目宣传武术健身,同台湾武友切磋武术,并到蒙古国讲学。舍英从事科研著述,出版了新作。姚文炳参与审定《人兽互传寄生虫病》《人体寄生虫学》等全国高等学校教材,并担任《内蒙古医学院学报》主编。杨毓章带领中青年教师开展药物处方分析及药物不良反应研究,有两项成果获得内蒙古自治区科技进步奖。

学校离退休同志竭尽心力,为学校发展努力的事迹和精神是十分感人的。苏荣扎布不顾年迈,担任《蒙古学百科全书·医学卷》主编,该书获得第六届民族图书一等奖;他出钱在家乡设立"宏海教育基金",鼓励锡盟镶黄旗德、智、体全面发展的优秀在校学生、优秀教育工作者,以此促进家乡教育事业的发展。他还捐助10多名贫困大学生完成学业。学校解剖学教授刘其端骨骼标本捐献仪式最让人感到敬佩和震撼,支边来到学校的刘其端教授将自己的遗体捐献给了学校。1956年春天,已经是国内著名解剖学专家、北京医学院教授的刘其端毅然放弃原有的优越工作和生活条件,来到呼和浩特市参加建校工作。他在病重期间多次表示要将遗体献给他毕生从事和无限热爱的医学教育事业,献给学校的解剖教研室,作为对解剖学专业和内蒙古医学教育事业的最后贡献。1990年2月16日,在京病逝后,学校遵照他的遗愿,在北京医学院的协助下,顺利完成了骨骼标本制作工作。9月15日,学校隆重举行了刘其端追悼会暨骨骼标本揭幕仪式,内蒙古自治区党委常委、高校工委书记陈奎元,内蒙古自治区人大常委会副主任刘震乙、政协副主席李树元和有关部门负责人及学校众多同志参加了追悼和揭幕仪式。

13. 30 年校庆活动

1986年9月29日,内蒙古医学院大礼堂内外装饰一新,彩旗招展,鲜花怒放。庆祝内蒙古医学院三十周年大会即将举行。标志着建院三十年发展历程的校庆纪念章图样悬挂在主席台正面,主席台两侧用蒙文和汉文书写的对联"春风化雨满天下,桃李争芳无限开"十分醒目,大厅两侧张贴着大幅标语:"建设现代化学府,培养四有新人"。上午九时,全院教职工、学生代表、从区外专程赶回母校参加校庆活动的校友共 1200 多人愉快地步入礼堂。内蒙古医学院党委书记张涵、副书记副院长秦永春、副书记王延彬、副院长泽登敖尔布、安志庆等出席了大会。内蒙古自治区政协副主席李树元、韩明,内蒙古自治区政府办公厅副秘书长葛红儒,内蒙古自治区卫生厅副厅长杨殿相、李少白,内蒙古自治区党委宣传部、科干局、民委等单位和区内各高校的领导同志参加了大会。特邀代表鲍镇美、董志伟、魏淑敏、于世龙等专家、学者出席了大会并在主席台就座。会议由副院长安志庆主持。党委副书记、副院长秦永春,内蒙古自治区卫生厅副厅长杨殿相做了讲话。建院初期支边到内蒙古医学院任教的李继儒、医疗系 56 级毕业生、时任乌盟医院院长夏明鳌,中医系 58 级毕业生、时任包头石拐区卫生局局长牛青山等来宾做了讲话。9 月 29 日下午,作为校庆活动一项重要内容的历届院领导、老教师、老职工座谈会举行。在主楼小会议室里,时任内蒙古医学院党委书记张涵与前任领导义乐图、郭奇云、廖一帆、姚再庭等老同志在一起进行了交流。校庆期间,在科研处的组织安排下,进行了 3 个半天、12 场学术报告会。94 名来自区内外的专家、教授、校友报告了他们近年来取得的最新研究成果。

（四）解放思想绘蓝图　科学发展新跨越
（2003 年 – 2016 年）

2003 年,学校迈入了发展壮大的新时期。学校办学实力、办学规模、办学效益明显变化;教学质量、科研、医疗水平跃上新台阶,知名度逐渐增大;职工福利、生活水平不断提高,凝聚力增强;学校加强行政管理,加强党的建设,成果丰硕;内医人同心同德、无私奉献、努力拼搏、共同耕耘,在学校建设的各方面都取得了显著的成绩。

中国共产党内蒙古医学院第八次代表大会于 2003 年 12 月 8 日 – 9 日召开。这次会议是一次总结过去、开创未来的大会,也是学校发展进程的里程碑。学校以教学为中心,以改革为动力,以发展为第一要务,树立"经营学校"的理念,按照建设具有鲜明地方特色的综合性医科大学的内涵发展要求,加强学科建设,逐步完成系改院工作,扩大办学空间,建设新校区,加强教学基地建设,大胆改革管理制度,顺利通过教育部本科教学水平评估,举办了 50 年校庆活动,取得了明显成效。

2012 年 3 月,经教育部批准,学校更名为内蒙古医科大学。学校以更名为契机,提出了建设高水平医科大学战略目标。8 月 28 日上午,学校在金山校区风雨操场隆重举行内蒙古医科大学揭牌庆典仪式。内蒙古自治区人大常委会副主任杭桂林,自治区副主席白向群,自治区政协副主席牛广明、杨成旺出席庆典仪式。学校党委书记包红亮主持庆典仪式。党委副书记、校长杜茂林在讲话中指出学校建校 50 多年来在各级领导的支持下,走出了一条务实创新的发展道路。

学校围绕文化建设、学科建设、体制改革、后勤保障、平安校园建设等方面开展了大量工作,进一步美化了校园环境,改善了办学条件,推进了内涵建设,增强了办学实力,提升了办学水平,扩大了学校知名度。

1. 在办学中突出蒙医药学科特色

学校的历届领导班子深刻地认识到,传承具有民族特色的蒙医药学,使之与中医药学和现代医药学相互影响、交叉渗透、共同发展,为全区各族人民的健康事业服务是内医人的责任。随着全国高等教育规模的迅速扩大,如何办出特色,在高等医药学教育领域争得一席之地,成为摆在学校领导班子面前的一项重大课题。学校在认真总结办学经验的基础上,经过深入分析,充分论证,提出了"在学科建设中突出蒙医药学科建设"的重点发展目标。目前该学科已成为全国少数民族医学教育中历史最长,规模最大,专业人才最多,办学层次最高,科研学术水平在国内外居于领先地位的一个特色学科。蒙医学 2007 年被评为自治区级重点学科,2009 年被评为国家中医药管理局重点学科。

2001 年 4 月,为推动内蒙古自治区中蒙药的开发与利用,加快中蒙药研究和成果转化,促进新药开发研制规范化,提高研制水平,学校在药物研究所的基础上组建了内蒙古蒙药研究所,建立了面向全区药物研究工作的药物制剂、药物质量标准、药理和毒理学、药物代谢动力学、生物制剂等五个研究室和药物制剂中心实验室。2003 年 10 月,在学校药物研究所的基础上,集中优势组建高起点、高水平、现代化的内蒙古自治区蒙医药重点实验室,面向全区开放,推动新药开发研制的规范化,提高蒙医药的研究水平和研发实力。经过多年的发展,学校已成为全区蒙医药学科人才培养、科技创新的重要基地,形成了人才聚集、项目集中、信息集散的发展局面。目前,研究所有专业技术人员 25 名,其中副高职称以上的蒙药专家 11 名,硕士 11 名,国家新药评审专家库成员 1 人。

2003 年,学校恢复了蒙医本科专业招生并申报新增蒙药学本科专业和中医养生康复学本科专业。自 2002 年获得"民族医学(蒙医)学科"硕士研究生授予权后,学校于 2003 年获得了中医方剂学、中医内科学硕士研究生授予权,并于 2005年申报新增硕士点 2 个。

2004 年,中蒙医系完成了系改院的工作,成立了中蒙医学院,建立了蒙医学系、中医临床医学系和中医针推骨伤学系,设 19 个教研室,并对实验室进行了整合,建立了药物实验室和针推疗术实验室。学校还加强蒙医文献资料室的建设力度,扩建和增设蒙医文献教研室,争取了国家文献建设项目 1 项,自主经费80 万元。建设了中蒙药物实验室、针推疗术实验室,并加大了对中蒙药标本室的投入。

2005 年,学校中蒙医学院接收公派留学生 10 人,扩大了留学生招生规模,与蒙古国健康科学大学建立了教学、科研、医疗等方面的合作,签署了联合培养留学生的协议,两校领导进行了互访,就教学改革等工作进行了交流。同年,学校将蒙医学教育提高到博士研究生层次,开创了与北京中医药大学联合培养蒙医学博士的蒙医学高等教育新形式,使学校成为全国第一个招收蒙医学博士的单位。学校2 名教授被遴选为全国第一批蒙医学博士生导师,并招收 2 名博士生,结束了全国没有蒙医学博士教育的历史。为了完善蒙医药学科专业体系,2006 年学校又新办了蒙药学本科专业,从此学校形成了蒙医药学本、硕、博办学层次齐全的学科专业体系。蒙医专业 2006 年被评为国家教育部全国高等学校重点建设特色专业,2007 年被评为自治区级品牌专业;蒙药专业 2009 年被评为国家教育部全国高等学校重点建设特色专业。2006 年,学校在振兴民族医药事业,服务内蒙古自治区各族人民的特色发展道路上又迈出了标志性的一步,创建了全区乃至全国蒙医药学界一流水平的蒙医药博物馆,有蒙医药史、传统疗术、教学科研、古籍标本、蒙医与宗教、饮食起居、动物标本等多个展区。

学校充分利用蒙医药学院和药学院的教学资源、内蒙古国际蒙医医院的医疗资源、内蒙古蒙医药博物馆的馆藏文献资源以及蒙药研究所和 GLP 实验室的科技创新平台,全力打造蒙医药学科与专业特色,使这一学科成了学校的优势特色学科。2009 年 6 月,蒙医药学被列为国家级非物质文化遗产项目。

多年来,这个专业和学科涌现出一大批业绩突出的优秀毕业生,有的在各级政府执政为民、有的在学界辛勤耕耘、有的在基层送医送药。内蒙古党委高校工委副书记、教育厅副厅长布和,全国、全区"三八红旗手"、内蒙古自治区卫生厅副厅长、蒙中医管理局局长、国际蒙医医院院长乌兰,北京中医药大学教授、博士生导师图雅,蒙医学基础理论和文献学科学带头人吉格木德,全国政协委员、蒙医学专家斯琴其木格,全国政协委员、蒙医学专家其仁旺齐格等都是蒙医药专业校友中的杰出代表。正是这些在各自工作岗位上做出突出业绩的优秀毕业生,成就了学校的社会声誉,鼓舞激励着成千上万的学校毕业生在各自的工作岗位上建功立业,报效祖国。

2. 金山校区建设

2005 年,金山校区的土地上还是一大片的荒芜;一年多的时间里,这里机器轰鸣、车辙飞转,建设者们挥汗如雨;今天,在这里,崭新的宿舍楼、教学楼拔地而起,莘莘学子书声琅琅。学校新校区的建设者们用辛勤的劳动构筑了金山校区的一个个"亮点",正是他们用汗水浇筑了金山校区,建设了美丽、现代化的大学校园。

在相当长的时期,学校的办学实力和办学水平在内蒙古自治区乃至少数民族地区的同类院校中始终处于前列。随着学校的快速发展和招生人数的增加,学校办学空间严重不足,成为制约学校发展的瓶颈,各项资源已不适应内蒙古自治区经济社会快速发展对学校人才培养的需要。面对国家高等教育改革和内蒙古自治区经济社会的发展需求,学校积极寻求自身发展更是责无旁贷,建设新校区成为历史发展的必然选择。

学校原址地处呼和浩特市中心闹市区,占地面积严重不足,无法进行改扩建。同时,教学设施陈旧老化,规划布局和学校发展目标相距甚远,在校师生人数与校区规模的占地面积远小于国家标准。随着高考人数的逐年增加的需求,学校每年的招生人数也在不断地提高,特别是 2006 年新学期将有 3500 余名新生进入学校学习生活,如果到时不能入住,学生的生活学习将受到严重影响。因此,狭小的教学用地与不断扩大的办学规模之间的矛盾非常突出,新校区建设迫在眉睫。

自 2003 年以来,学校党委、行政组织有关部门多次考察调研。经过反复研究论证,金山校区建设于同年,被学校第八次党代会正式确定为学校的重点发展目标。在第八次党代会上,学校提出了扩大办学规模,提高办学层次,实现在校生逾万人,校园面积逾 2000 亩的奋斗目标,并把扩大办学规模正式确定为学校的重点发展目标,并经学校教职工代表大会讨论通过,以新校区建设作为学校可持续发展的重要保障。金山校区的规划建设,也标志着学校再创业的开始。

金山校区建设是学校有史以来规模最大、投资最多和涉及面最广的一项宏大工程,是学校几届领导班子不懈奋斗的目标,是全校师生共同的心愿。它关系学校发展大局,代表着全校师生的根本利益,也备受内蒙古自治区领导和社会各界的广泛关注。金山校区建设在学校事业发展中具有开疆辟土般的意义,许多工作需要从零做起,其中的困难大家难以想象。广大教工应向参与新校区建设的同志们学习,以不畏艰难、奋勇开拓的新校区建设精神和工作作风把各自的本职工作做好,共同为学校的发展贡献力量。

尘土飞扬的工地,夯锤的敲打声、钢管的碰撞声、机器的轰鸣声、运土车的嘈杂声交织在一起。但在这里,却没有太多的语言,因为奉献不需要理由。"舍小家顾大家"就是建设者们真实生活的写照。

新校区建设初期,正是夏季最炎热的时候,火热的骄阳炙烤着新校区的工地。工地上,映入眼帘的就是大塔吊在旋转起降,装运车在穿梭往返,搅拌机在轰鸣震动,高高的脚手架上,建筑工人繁忙的身影高大又醒目。同热闹的劳动场面相比,气温似乎更胜一筹。头顶是热的,脚下是热的,连空气、尘土也是热的,热得让人窒息。毕力夫、迟耀君、宋振先等经常头戴安全帽、身沾粉灰、脚踏黄土,穿梭在工地上。他们的身上几乎看不到一丝干爽,安全帽盖住了头发,汗水顺着发梢流下来。几位都戏谑地说,捂了一个冬天,刚白点,这不又成"非洲人"了。新校区建设的总指挥毕力夫从新校区开始建设一直到完工,就一直忙碌着,很少有时间陪家人。他说,能够见证新校区的一步步完善、成熟,这是一件多么值得骄傲的事情啊。这种"舍小家,顾大家"的精神一直鼓舞着新校区的建设者,就是这样的精神,才使金山校区在短时期内建成。新校区建成后,赵云山担任金山校区管委会主任负责新校区各项工作的协调与保障,督促学校有关部门履行相关职责,保证了新校区的正常运转。

新校区建设初期,学校的部分教职工参观了施工工地。参观归来,教职工们真诚地说,新校区建设中有这么多困难,我们不亲眼看看,不亲耳听听介绍不会知道。

新校区建设力求体现民族特色、时代特征和综合性医科大学内涵发展的要求;突出内医人顽强拼搏、奋发有为、追求卓越、开拓创新的精神;打造高品位、园林式和人与自然和谐发展的建筑风格与格局。

学校以高标准建设新校区,坚持现代化、数字化、智能化的技术取向。按"一流的规划、一流的设计、一流的建设、一流的质量"的要求规划和建设。除了细小部位因时间仓促,赶工期没能精工细做外,绝大部分做到了保证质量、保证工期、保证安全、保证如期开学。新校区建设在硬件设施、软件平台、应用系统、弱电控制系统等方面全方位实现数字化管理。学校邀请国内外知名专家进行校园的规划设计,建筑单体方案设计,突出校园文化特色和景观设计。

现代化教学设施配备齐全,如多媒体教学、计算机教学、语言教学、视频录制、音响等教学手段从更高层次上满足教学的要求;加大了实验室规模,设备、仪器数量多、种类齐全、技术先进。实现校园"一卡通",学生手持"一卡"就能实现学生管理、学籍管理、宿舍管理等方面的联通,就能完成校园内各类消费、实现校园身份认证、查询各类信息等,使学校的管理工作实现真正意义上的现代化。

生态化、人文化是新校区建设突出的特点。崇尚生态,尊重自然,把自然环境与校园环境有机融为一体是项目建设的总要求。新校区绿地面积大，绿化率高，建设者们因地制宜地栽上了各种花卉和树木，规划和建设有教师林、学生林，形成自然亲水空间、绿色共享空间；保证春、夏、秋三季有花开、有绿色的效果。雕塑和小品精美、新颖，充分体现了空间特色；校园环境中的休息、服务设施充分考虑了所在环境的特点，分布合理，设施齐全，造型别致，既提高了环境的景观效果，又充分考虑使用要求，便于学生学习生活等；十余个各具主题和高雅优美的文化长廊和文化广场，分布在学校各个角落，成为学生喜爱的活动场所，整个校园给人以自然的美、陶醉的美，凝聚了校园文化，传承和弘扬了大学精神。

金山校区的顺利建成确保了 2006 年 10 月学校如期开学和建校 50 周年庆典的如期举行。有些从网上得知学校正在建设新校区的家长，提前带着孩子过来看看。当时，一位带着全家来参观学校新校区的学生父亲说，不是对学校不放心，是孩子将要进入大学，对新学校感到好奇，所以全家就来了。家长们参观完新校区，竖起大拇指说："孩子在这里上学，我们放心了"。那位即将入学的新生也伸出食指和中指说："耶！我马上就要成为这个现代化校园中的一份子了，真是幸运。"

许多前来参加建校 50 周年庆典的老教授、老同志们都感慨地说："从没见过一年多就建起这么大的一座新校区，新校区建设速度真是个奇迹！学校新校区建设让我们看到了美好的未来！"金山开发区的领导说："学校落户给开发区带来了魂！注入了活力！"新校区投入使用以来，学校坚持以医学为本的办学理念和学科发展定位，重点发展医学类学科专业，努力完善以"现代医药教育、传统医药教育、民族医药教育"三位一体为特色的办学机制，形成有自身办学特色的高等医药学校。新校区建成以来，学校的潜能得到几何释放，学校在办学特色、办学经费、办学规模、学科专业建设、师资队伍、教学质量、科技创新、校园文化建设、招生就业、校园环境等方面取得了显著的成果和良好的效益。

3. 更名内蒙古医科大学

学校早在 1988 年召开的第五次党代会上就提出建设内蒙古医科大学的奋斗目标，这一直是几代内医人多年的渴望与企盼。长期以来，内蒙古自治区党委、政府一直关心支持内蒙古医学院的建设和发展。早在"九五"期间，自治区在大学布局调整时就有了要在内蒙古自治区建成一所医科大学的理念，"十五""十一五"期间，自治区均将建设医科大学列入了自治区高等教育发展规划。"十一五"期间,自治区政府曾两次向教育部正式提交了将内蒙古医学院更名为大学的报告。自治区政府专门成立了由分管主席亲自牵头的更名工作领导小组。各级领导还多次到学校调研、视察,在教育用地、生均拨款、人才引进、办学条件、附属医院建设等方面给予了特别的支持。近五年,自治区政府加大对学校的基本建设及各附属医院基本建设投资,为新校区建设、科研平台建设、高端人才引进和附属医院的新建及改扩建项目建设提供了可靠的政策和经费保障。

2011年9月5日-6日,受自治区教育厅委托,以麻硕士为组长的专家组一行7人,对内蒙古医学院更名为内蒙古医科大学的申请进行了论证。专家组听取了学校校长杜茂林的情况汇报,实地考察了内蒙古医学院的办学条件,认真查阅了《内蒙古医学院更名为内蒙古医科大学申报材料》及学校提供的相关支撑材料,依据教育部《普通本科学校设置暂行条例》的要求,专家组认为,第一,学校经过55年的建设发展,在人才培养、科技创新、社会服务、文化传承等方面取得了显著成绩;第二,学校办学规模适度,学科与专业建设不断加强,教学科研水平大幅提升。学校基础设施建设较为完善,育人环境根本改善。办学经费来源稳定、可靠;第三,学校不断加强学科专业建设和少数民族人才培养,形成了现代医药学、中医药学、蒙医药学高等教育在同一学校举办的"三位一体"的特有办学格局。并在"三位一体"的办学格局中突出了蒙医药学科建设,形成了"潜心传承蒙医药学,精心培养少数民族医药人才"的办学特色;第四,学校新校区已建设完成,各项办学条件指标均达到或超过了国家规定的标准要求,具备了更名为"大学"的基本办学条件;第五,将内蒙古医学院更名为内蒙古医科大学,既能填补内蒙古自治区没有医科大学的空白,也符合内蒙古人民的根本利益。既是促进民族文化繁荣的学术需求,也是贯彻落实党的民族政策,加强民族团结和边疆稳定的政治需求;第六,将内蒙古医学院更名为内蒙古医科大学,符合全区高等教育布局结构调整和发展战略规划。专家组同意学校更名为内蒙古医科大学,并提交全国高校设置评议委员会评议。

学校成立了由党委书记包红亮、校长杜茂林任组长的内蒙古医学院更名筹备工作领导小组。同时成立了指挥部,由杜茂林校长任总指挥,指挥部下设综合秘书组、宣传工作组、实地考察组、考察材料组、后勤保障组、安全保卫组六个工作组,具体开展更名筹备工作。在更名筹备工作过程中,包红亮书记、杜茂林校长定期召开全体成员工作例会,了解掌握更名筹备工作进展情况,协调指导全校更名筹备工作。在此期间,广大师生员工以敢于担当、勇挑重担的实际行动,彰显了爱校如家、敬业奉献的深厚情怀,不畏艰难、百折不挠的高尚品质和齐心协力、顽强拼搏的宝贵精神。为实现更名"医科大学"的目标,他们在各自的工作岗位上执着坚守,聚若一团热火,散如漫天繁星,释放着巨大的能量,输送着感人的力量。包红亮书记、杜茂林校长组织有关人员认真研究制定更名大学的具体整改措施,同时对申报材料和汇报材料等逐句逐条进行修改,最终得到评审专家的好评。当更名筹备工作进入关键阶段,时值寒冬季节,包红亮书记、杜茂林校长带领着有关人员牺牲节假日时间,顶着严寒、冒着大雪亲自到国家民委、教育部、卫生部等多个国家部委汇报学校情况,拜访有关专家,了解政策,学习方法,沟通更名大学的相关情况,寻求更多的支持。他们不辞辛劳的工作最终赢得了国家有关部委的政策支持和各方面专家的热心帮助、悉心指导。2011 年 12 月 26 日,教育部高校设置评议委员会专家组一行 6 人对学校进行了实地考察。2012 年 1 月 13 日,杜茂林校长亲自到沈阳继续与有关专家进行沟通,认真回答专家们提出的各种问题。最后在沈阳召开的第六届全国高校设置评议委员会第一次会议上,与会专家表决通过了学校更名为大学的报告。2012 年 3 月 29 日,教育部批准学校更名为内蒙古医科大学。

4."非典"防治工作

2002 年 11 月中旬,我国广东省境内出现了一种传染性极强的传染病。它以急起高热、白细胞总数不高、肺炎症状明显为主要特征。世界卫生组织将其命名为严重的急性呼吸系统综合症(英文缩写 SARS),我国称之为非典型肺炎(简称"非典")。

2003 年 3 月下旬,疫情蔓延到内蒙古自治区,一场防治"非典"的遭遇战首先在担负全区医疗重任的附属医院打响。在内蒙古自治区及呼和浩特市两级党委、政府的坚强领导下,在学校领导的指导支持下,附属医院 1500 多名医务人员,秉承白衣天使救死扶伤的天职,临危受命,勇挑重担,舍生忘死,无私奉献,以实事求是的科学态度和精湛的医术悉心救治病人,为全区 SARS 防治工作做出了贡献。期间共投入资金 4500 多万元,收治 SARS 确诊、疑似和留观患者 142 人。当 SARS 突然降临时,是无私无畏的医护人员用智慧和力量钳制住 SARS 的魔爪,用鲜血和生命打败 SARS 的进攻。

2003 年 4 月 23 日,以中纪委驻卫生部纪检组长张凤楼为督查组组长的国务院防治"非典"工作督查组一行 8 人,在内蒙古自治区副主席连辑的陪同下,来到附属医院,对防治"非典"情况进行督导检查。连辑指出,附属医院在抗击"非典"工作中,承担着呼和浩特市 50 % 以上的救治任务,为内蒙古自治区做出了很大贡献。

为了打赢这场没有硝烟的战争,4 月 29 日,学校党委牵头成立了附属医院抗击 SARS 临时党委,时任学校党委副书记王耀新任附属医院临时党委书记。在临时党委的正确领导下,医院沉着应战,积极部署和领导抗击"非典"的战斗。

2003 年 5 月 15 日,国务院驻呼专家蔡培泉和黄纯对医院防治 SARS 工作进行现场指导。两位专家听取了附属医院院长欧阳晓晖的汇报后,要求一定要在诊疗过程中认真研究和总结经验并予以推广,同时加强院内交叉感染的控制工作,特别是要千方百计做好医护人员的防护工作,尽最大可能避免医护人员感染。

内蒙古自治区党委、政府对医院 SARS 防治工作非常关心,内蒙古自治区党委书记储波、主席杨晶、副主席岳福洪、连辑等领导同志多次过问医院 SARS 防治工作情况,明确指示医院务必切实做好防治工作,为全区 SARS 防治工作积累经验,贡献力量。连辑同志多次亲临医院,听取工作汇报,指导防治工作,帮助医院解决了许多具体问题。在防治工作最关键的时刻,内蒙古自治区党委、政府为医院紧急拨付资金 958 万元,调拨大批急需物资,派来专家组。社会各界也为医院提供了大量无私的帮助。

5 月 1 日,经过全院职工的辛勤努力和医护人员的积极救治,内蒙古自治区两例首发非典患者康复出院。5 月 16 日,内蒙古自治区首例被感染的医务人员痊愈出院,这一成果,给全院乃至全区的非典防治工作带来了巨大鼓舞,增强了全区人民战胜非典的信心。

根据内蒙古自治区非典防控指挥部的指示,医院于 5 月 25 日、26 日,分批将 25 名 SARS 病人安全转运到内蒙古 SARS 救治中心。至此,在医院收治的 142 例"非典"患者中,109 名痊愈出院,25 人安全转入内蒙古 SARS 救治中心,8 名患者死亡。医院投入资金 4500 多万元,一线职工 951 人,其中 120 人两次上一线,参加抗击非典工作人员 1400 多人。为了保证转入 SARS 救治中心的患者的治疗工作,5 月 24 日,附属医院院长欧阳晓晖亲自带领医院 69 名医护人员组成医疗队进驻内蒙古 SARS 救治中心,继续开展救治工作。

6 月 16 日,附属医院以全新的面貌重新开诊,在住院部举行了隆重的重新开诊仪式。至此,医院取得了防治 SARS 工作的阶段性胜利。

"非典"时期,医院在思想工作与后勤保障上做了大量工作。从 3 月下旬开始,医院党委多次召开党委会议、党政联席会议,分析疫情,并专门研究如何加强"非典"战役中的思想政治工作。

面对初期疫情的发展态势,一部分职工开始出现恐慌和害怕心理。为了消除职工的思想疑虑,鼓励全院广大医务人员用科学的态度对待"非典"疫情,医院党委召开支部书记、科主任、护士长环节干部大会,稳定职工情绪。同时,医院党委向全院职工发出慰问信,向全院党员发出倡议书,号召他们积极投身到抗击"非典"的战役中去,要求全体党员、职工以高度的社会责任感面对"非典",发挥党支部的战斗堡垒作用和党员的先锋模范作用,为战胜"非典"做出贡献。医院党政领导身先士卒,每天吃住在医院,有时一天连2个小时的睡眠都不能保证。他们多次深入到"非典"病房检查指导工作,看望一线医护人员及"非典"患者。

为了做好战时思想政治工作,医院党委打破了原来的建制和工作体系,及时建立了医院战时思想政治工作体系,明确了工作责任制,即医院党委垂直领导各支部书记,支部书记联系由支部委员、科室主任、护士长、团支部书记组成的支部战时思想政治工作保障组,支部委员直接联系每个党员,科室主任、护士长、团支部书记分别直线联系每一个医生、护士、团员,做到层层负责,使得医院党委及各支部随时都能掌握职工的思想工作状况,发现问题及时解决,保证了防治工作的顺利进行。

在防治"非典"的过程中,医院党委亲切慰问一线医护人员及其家属,工会、团委、人文关怀组积极采取措施,以实际行动给予工作在第一线的医护人员更多的支持和关心,尽可能地帮助他们解决实际困难,切实解除他们的后顾之忧。医院及时将《北方新报》《中国青年》及医院《非典快讯》发到一线职工手中,还为大家购买了收音机及指甲刀等日常用品。在"非典"防治工作中,通过广播、电视、报纸等新闻媒体大力宣传在防治工作中涌现的先进人物和先进事迹,并通过《附属医院报》及《非典快讯》使全院职工及时了解医院非典型肺炎防治工作的新进展、新动态,为全院的非典型肺炎防治提供了精神动力。各大新闻媒体对医院非典型肺炎防治工作的报道累计达200多次(篇)。

在医院党委的指挥下,全院党员发出了"为党分忧,为民谋福,我是党员我先上"的口号,纷纷申请到最危险的岗位上工作。先后共有近300名共产党员战斗在抗击非典型肺炎第一线,有近200名共产党员在自己的工作岗位上为一线提供着强有力的支持。一个支部一个堡垒,一名党员一面旗帜,共产党员在抗击非典型肺炎的斗争中表现出来的无私奉献精神,激励和感召着身边的每一个人,并将他们吸引到鲜红的党旗下。在两个多月的时间里,共有160余人向党组织递交了火线入党申请书,其中72名在一线表现突出的同志光荣地加入了中国共产党。全院共有860人递交了请战书,120人二次上线,近千名医护人员参加了一线救治工作。在他们的带动下,全院形成了上下一致抗"非典",齐心协力渡难关的工作态势。

在抗击"非典"的战役中,附属医院涌现出一批优秀的医务人员,受到了国家和内蒙古自治区的表彰。

2003年,第二附院也积极投入到抗击"非典"的战斗中。排查工作成为医院首要的工作。医院设立了多个体温测量点,成立了排查小组。在医院大门、门诊及病区人口均设专人为患者测量体温并进行导诊。医院确定康复病房为发热患者观察病房。医院还派出5位同志前往内蒙古SARS救治中心协助工作。

5. 举行建校50周年庆祝活动

2006年,学校党委确定了"回顾历史、展示成就、鼓舞斗志、凝聚人心、扩大交流、继承创新、促进发展、再创辉煌"的校庆主题,举全校之力搞好校庆工作。时任学校校长的毕力夫在校庆准备会上对全校师生强调,校庆活动涉及面广,工作量大,时间紧迫,任务艰巨,全校上下要齐心协力,更好地完成各自的工作任务。他还特别提醒大家,越是到了最后关头,越不能够掉以轻心,要严查细抓,不留死角,不留隐患,并做好应对突发情况的预案,做好万全准备,做到万无一失。希望大家都能以主人翁的精神参与到校庆准备工作中来,增强责任感和紧迫感,周到热情地做好校庆期间的各项工作,以优异的工作成绩向校庆50周年献礼。

2006年9月27日,校园内洋溢着一派喜庆气氛,内蒙古医学院建院50周年庆祝大会召开。自治区人大常务委员会副主任万继生、自治区人民政府副主席连辑、自治区政协副主席刘艺兰、内蒙古医学院第一任党委书记张晖以及有关部门领导、区内外兄弟院校领导、内蒙古医学院历届党政领导和现任党政领导王耀新、毕力夫、迟耀君、傅亮、宋振先、毅和、牛广明、欧阳晓晖等在主席台就座。大会由内蒙古医学院党委书记王耀新主持,党委副书记、院长毕力夫致辞。

学校编辑出版了校史、画册、文集和科研论文集,征集了校歌、校训、校庆庆徽图案和校庆纪念品,制作了校史光盘,建成了700多平方米的校史展览馆,并邀请100多名著名书法家举办了书法展览,先后邀请了70多名国内外专家进行了学术讲座和交流,组织了以科技、书法、歌咏、朗诵等为主要内容的富有特色的校庆系列活动,表彰了312名建校功勋人员并颁发了证书,隆重举行了有

5000 多名校友和师生参加的庆典大会,完成了对国内外 659 个单位和个人的邀请及接待工作。

学校的 50 周年校庆活动,巩固了学校优良传统,发扬了学校良好作风,宣传了学校办学特色,历届知名校友受邀返校,带来对母校和老师的崇敬与爱戴,也带来办学社会效益的反馈信息,这都使在校学生受到启迪,对教师和学校领导在办学、治校中的工作改进带来促进作用。为了庆祝 50 年校庆,全校师生写了 400 余副对联。张明锐写道:半世纪往矣,新华旧址闹市仍留一院书香,敢教几多学子梦中犹记杏林翠柏回廊余晖。几度风雨,不尽沧桑,曾经兴废由人事;大机遇来焉,金山新校荒郊竟起满目青翠,每令无数师生画里常思博学尚行精诚至善。一脉医相,无数感慨,原来忧乐在我心。

学校通过校庆,弘扬了传统,凝聚了人心,加强了交流,增进了友谊,达到了充分展示办学成就,实现又好又快发展的目的。学校第一任党委书记张晖参加了 50 年校庆活动,她对学校几十年来的发展变化感触颇深。她说:"学校的变化让我感到震撼。我现在还清楚地记得学校初建时候的模样,现在的学校校园发生了翻天覆地的变化。图书馆、体育馆等新建筑林立,学校变得更加现代化。祝愿学校越来越好!"

值此学校 50 年华诞之际,承前启后之枢轴,返本开新之关键,正此时也,付礼为校庆编写了铭文。校方为激励诸生进德修业,好学敏求,将此书铭于学校金山校区行政楼正门之壁上。

6. 加强党的组织建设

中国共产党内蒙古医学院第八次代表大会于 2003 年 12 月 8 日、9 日召开。出席代表 158 人。王延彬作了题为《以"三个代表"重要思想为指导,解放思想,与时俱进,开创内蒙古医学院改革和发展的新局面》的报告。大会选举产生了由王耀新、毕力夫、迟耀君、傅亮、宋振先、毅和、赵润梅、陶格陶呼、马仲奎组成的中国共产党内蒙古医学院第八届委员会,书记为王耀新,副书记为毕力夫、迟耀君。大会选举产生了学校新一届纪律检查委员会,书记为迟耀君,委员为迟耀君、温树正、巴雅尔、赵清树、赵玉清、王文礼、张东宇。大会号召全校各级党组织和全体党员,坚决贯彻党的基本路线和党的教育方针,团结带领全校广大师生员工,认真落实报告提出的各项任务。

2003 年 6 月,毕力夫任学校校长。2003 年 12 月,王耀新任学校党委书记。

2008 年 8 月,欧阳晓晖任学校校长。2010 年 9 月,包红亮任学校党委书记,杜茂林任党委副书记、校长。

学校坚持党管人才的原则,在大力加强教师队伍建设的同时,进一步加强管理干部队伍和其他专业技术队伍的建设力度,切实提高管理干部的思想素质和业务素质,保证干部队伍建设的良性发展和健康运行。在抗击非典工作中,学校涌现出一批先进基层组织和个人,有 2 人被中组部授予"优秀共产党员"。1 个党支部被内蒙古自治区党委授予"全区防治非典工作先进基层党组织",3 人被内蒙古自治区党委授予"全区防治非典工作优秀共产党员"。2 个党总支被内蒙古自治区党委高校工委评为先进基层党组织,13 人被评为优秀共产党员,4 人被评为优秀党务工作者。附属医院党委和学校党支部进行了换届。年内发展中共预备党员 61 名,其中学生党员 41 名,32 名预备党员按期转正。

2004 年,学校举办了副处级以上干部"两个条例"学习班,每位处级干部都撰写了学习心得体会并进行了知识测试。开展了处级干部年终考核工作,评出优秀等次 16 人,合格等次 101 人。按照《内蒙古医学院处级干部选拔聘任工作实施方案》的要求和规定,通过笔试、面试和民主推荐,组织考核相结合的方式,完成了新一轮处级干部的聘任工作,共聘任处级干部 117 人,其中新提任正处级干部 20 人,副处级干部 25 人,原任正、副处级干部进行岗位交流 16 人。

根据形势和任务的要求,学校抓住系部改院和处级班子调整的有利时机,对各基层党组织进行了调整,新设立了 3 个党总支部、1 个直属党支部,接收了 1 个基层党委。11 个党总支(党委)、1 个直属党支部按要求完成换届选举工作,产生出新一届党总支(党委)委员会和党支部委员会。年内共发展预备党员 96 名,其中教工党员 5 名;64 名预备党员按期转正,其中教工党员 18 名;延长预备期党员 2 名,取消预备党员资格 1 名。加强了对大学生入党积极分子的培养,党校全年共培训入党积极分子 300 余名。

2005 年,学校对各二级学院、临床医学部、图书馆的科级干部进行了选拔聘用。共聘任科级干部 154 名,其中提任 92 名。对试用期已满的 10 名科级干部和 48 名处级干部进行了考核任用。切实加强了对党员和干部的教育,制定了《中共内蒙古医学院党员教育管理实施细则》。制定和完善了《中共内蒙古医学院委员会处级干部交流轮岗制度》《中共内蒙古医学院委员会关于领导干部联系基层制度》《中共内蒙古医学院委员会关于处级干部理论学习考核办法》《中共内蒙古医学院委员会关于处级干部诚勉谈话和函询试行办法》《中共内蒙古医学院委员会处级干部政治理论素质培训三年规划(2005 年－2007 年)》《调研员、助理调研员工作规则》《内蒙古医学院各附属医院党委书记岗位职责》《内蒙古医学院各附属医院院长岗位职责》《内蒙古医学院党总支书记岗位职责》《内蒙古医学院各院(部)院长(主任)岗位职责》等干部管理教育的相关制度。从建设和完善制度入手,健全干部的管理约束机制。对新提任的处级干部进行了脱产培训,选派中青年处级干部参加内蒙古自治区党校的培训学习,建立了学校处级干部理论学习档案。

学校进一步加强了基层组织建设。建立和完善了《内蒙古医学院党总支工作条例》《内蒙古医学院党支部工作条例》《中共内蒙古医学院委员会党费收缴办法》等基层组织建设的相关制度。新增设党支部 9 个,撤并 2 个。完成了全校 118 个党支部的换届工作。对全校 17 个党总支(党委、直属党支部)的书记、110 个党支部的书记进行了 3 次理论培训。全年发展预备党员 117 名,按期转正 50 名预备党员。大力发展学生党员,学生党员人数占学生总数的比例已超过 6%。全年举办入党积极分子培训班 3 期,共培训入党积极分子 619 人。

2006 年,学校党委制定了以"一心为民、科学发展"为主题的干部培训教育活动方案,在全校开展了四个阶段的干部培训教育活动,组织干部赴延安学习考察,接受教育,进一步巩固和扩大"先进性教育活动"成果,并进行了"回头看"。认真落实干部教育、管理、监督制度,对全校处级班子和处级干部进行了认真的考核、测评,评选了年度优秀处级干部。对试用期满的 87 名科级干部进行了考核任用。有 18 名同志被评为全区高校优秀共产党员和优秀党务工作者,2 个基层党组织被评为全区高校先进基层党组织,学校党委被评为全区先进基层党组织,新增设党总支部 1 个。进一步加强了组织发展工作,转正预备期满党员 112 名。全年发展预备党员 310 名,其中大学生预备党员 305 名。举办入党积极分子培训班 3 期,培训 600 多人。

2007 年,学校适应改革发展的需要,积极做好了全校党支部换届选举和支部班子的配备调整工作,增强了基层组织的战斗力和创新力。重视在教师和大学生中发展党员的工作,全年发展教师党员 7 名,大学生党员 149 名。举办入党积极分子培训班 4 期,培训入党积极分子 786 人。学校积极落实干部教育、管理、监督等方面的制度。加强了全校处级干部的年终考核工作,评选出年度优秀处级干部 18 名。做好了机关科级干部和二级学院部分科级干部的选拔聘任工作,共聘任科级干部 76 人。

2008 年,学校党委组织开展了创先争优活动,有 3 个优秀基层党组织、8 名优秀共产党员、9 名优秀党务工作者受到内蒙古自治区党委高校工委的表彰。并在全校范围内表彰了 14 个先进基层组织、74 名优秀共产党员、24 名优秀党务工作者。全年共发展党员 267 名,有 139 名预备党员按期转正。举办入党积极分子培训班 4 期,培训教工、学生入党积极分子 906 人。全校党员为地震灾区缴纳特殊党费 36.6 万多元。

2009 年,学校党委印发了《关于继续深入开展"双增双提"活动的通知》,开展了主题鲜明、形式多样的主题教育活动,组织了一系列服务基层、服务群众、服务社会的活动,发挥了学校为地方经济建设和社会发展服务的作用和功能。各级党组织认真落实党员教育培训工作,加强校院两级党校建设,深入开展创建学习型党组织活动。以党支部或党总支为单位,对全校 2551 名党员进行了集中培训。选送内蒙古自治区党校等地轮训处级干部 12 人,送国家教育行政学院培训厅级干部 1 人、处级干部 1 人。2009 年,发展党员 367 人,其中学生党员 359 人。转正预备党员 197 人,其中学生 177 人。举办入党积极分子培训班 4 期,培训入党积极分子 1000 多人。

2010 年,学校党委出台《内蒙古医学院党委关于推进学习型领导班子建设的实施意见》,进一步加强校、院两级中心组学习,努力提升各级领导班子和领导干部的理论水平,强化理论武装,建设学习型党组织。积极加强校、院两级党校建设,举办入党积极分子培训班 4 期,培训入党积极分子 942 人。全年发展党员 273 名,有 253 名党员按期转正。在建党 89 周年之际,组织开展了"三优"评选表彰活动,表彰了 16 个先进基层党组织、74 名优秀共产党员和 24 名优秀党务工作者。

学校注重加强干部队伍建设,制定了《内蒙古医学院 2010 - 2013 年处级干部选拔任用工作实施方案》和《内蒙古医学院处级领导班子和处级干部任期考核工作方案》,下发了《关于进行新一轮处级干部选拔聘任工作的通知》,启动了新一轮处级干部选拔聘任工作。选派 25 名处级干部参加内蒙古自治区党委组织部的干部自主选学培训。

2011 年,学校修订了《内蒙古医学院党委两级中心组学习制度》,编印了切合实际需要的中心组学习材料,围绕学校重点工作,采用多种形式开展中心组学习活动,组织全校党员干部深入学习党的十七届六中全会、内蒙古自治区第九次党代会等重要会议精神,用最新理论成果武装党员干部头脑,提升各级领导班子和领导干部的理论水平。重新设置了院(部)级党组织,全校 16 个党总支(党委、直属党支部)和66个党支部完成了换届工作。为保证党组织的纯洁性和先进性,学校党委坚持党员标准,确保党员质量,严把发展关,认真做好发展工作。7月11日,学校修订了《中共内蒙古医学院委员会发展教职工党员工作细则》和《中共内蒙古医学院委员会发展学生党员工作细则》,明确组织发展工作的指导思想和重点,严格按照"坚持标准,保证质量,改善结构,慎重发展"的十六字方针,把那些经过党校培训,符合入党条件的中青年教师和学生吸收到党内来。举办5期入党积极分子培训班,培训入党积极分子943人。全年发展党员305名,有149名党员按期转正。

在庆祝建党90周年之际,学校表彰了22个先进基层党组织、84名优秀共产党员和22名优秀党务工作者。有1个基层党组织受到内蒙古自治区表彰,有7个基层党组织、2名党员、4名党务工作者受到内蒙古自治区党委高校工委表彰。

2012年,学校制定了《内蒙古医科大学党员领导干部民主生活会的规定》。学校党委和各单位召开了2012年度党员领导干部民主生活会。指导附属医院党委完成换届选举工作。根据工作需要,调整了9个党支部,增设了9个党支部。完成了学校三级党组织分类定级工作。积极开展党建理论研究,"青年教师党员内生动力研究"课题获批为内蒙古自治区高等教育科学研究"十二五"规划立项课题。举办入党积极分子培训班7期,培训1576人。发展党员440名,其中学生党员430名。219名预备党员按期转正。举办了创先争优活动全程纪实展览。对创先争优活动进行了总结,开展了专项表彰活动,对28个先进基层党组织、100名优秀共产党员、25名优秀党务工作者进行了表彰。另有8个先进基层党组织、7名优秀共产党员、2名优秀党务工作者受到自治区教育系统创先争优专项表彰,学校党委被评为内蒙古自治区创先争优活动先进基层党组织。

同年,学校开展了处级领导班子及处级干部年度考核工作,重点对试用期满的49名处级干部和202名科级干部进行试用期满考核。严格执行处级干部请销假制度,加强了干部外出管理工作。建立了干部培训档案,制定了处级干部教育培训方案,组织了4次处级干部、党总支书记和党支部书记培训班。选派1名干部赴英国学习,1名干部参加国家行政学院培训,8名处级干部参加自治区人社厅组织的新任处级干部培训,选派24名处级干部参加自主选学。

学校在2010年印发的《内蒙古医学院2010-2013年处级干部选拔任用工作实施方案》中规定,要坚持和完善处级干部轮岗交流制度。规定干部在同一部门或职位上任职时间较长的,或需要通过交流锻炼提高领导能力的,或因工作需要交流的,根据干部管理的有关规定进行交流或者轮岗。学校积极探索建立干部交流轮岗的长效机制,使干部交流轮岗常态化。为不同岗位、不同工作性质的干部搭建一个学习交流的平台。不断充实完善现有制度,逐步探索形成完备的制度体系,从而推进学校干部工作制度的科学化发展。

2013 年,学校党委和各党总支(党委、直属党支部)召开了专题民主生活会,各党支部召开了专题组织生活会。举办入党积极分子培训班 6 期。发展党员 114 名,361 名预备党员按期转正。进一步健全完善了各级组织工作制度,并强化制度执行。开展党建研究工作,申报自治区社科联资助课题、自治区高校"党的十八大精神研究"重点专项课题各 1 项。制定了《内蒙古医科大学关于进一步加强党管人才工作的实施意见》,成立了党管人才工作领导小组。提出了"1512"人才工程建设思路。

2014 年,出台了《内蒙古医科大学处级领导班子和处级干部平时考核办法(试行)》,对 38 个处级领导班子和 113 名处级干部进行了年度考核、任期考核。制定了学校聘任干部工作总体方案,完成了 113 名处级干部、313 名科级干部的选拔任用工作。对党政领导干部在企业兼职(任职)、在社会组织兼职进行了规范和清理。开展了干部人事档案专项审核工作。组织集中学习培训 3 次,参训人员350 人。组织党员领导干部参加自主选学、网络培训。选派各级干部参加区内外学习培训。基层组织建设进一步加强。重新设置了党组织,发展党员 220 名,转正预备党员 277 名,组织入党积极分子培训班 2 期,参训学员 500 余人。加强党员信息系统建设和管理,做好了党员统计与分析工作。

7. 乘第九次党代会东风　建高水平医科大学

2013 年 9 月 26 日上午,备受全校广大党员和师生员工瞩目的学校第九次党代会在学校金山校区国际交流中心多功能厅开幕。学校金山校区交流中心主会场前飘扬的红旗与学校图书馆庆祝和迎接党代会的标语相映成辉。上午 9:00,由全校各基层党组织严格按照规定程序推选出的党代会代表,肩负光荣使命,怀着激动的心情,迈着坚定的步伐陆续步入会场。

在庄严的国歌声中,学校校长杜茂林宣布中国共产党内蒙古医科大学第九次代表大会开幕。

学校党委书记包红亮代表中共内蒙古医科大学第八届委员会作了题为《全面

推进内涵建设,不断提高办学质量,为建设高水平医科大学而努力奋斗》的工作报告。报告对学校第八次党代会以来的工作进行了回顾和总结,提出了今后一个时期的奋斗目标和主要任务。报告提出,今后一个时期,学校的发展目标是取得一个突破,即在博士学位授权单位建设上取得突破;加快两个转变,即加快以外延发展为主向以内涵发展为主转变、由教学型向教学研究型大学转变;深化三项改革,即深化教育教学改革、内部管理体制改革、人事分配制度改革;推进四项建设,即推进现代大学治理结构建设、人才团队建设、学科专业建设、美丽校园建设;实现五个提高,即实现人才培养质量显著提高、学科专业建设水平显著提高、医疗服务水平显著提高、文化传承能力显著提高、教职工待遇显著提高。

学校的中长期发展战略目标是:到建校 65 年,把学校建成具有民族特色的教学研究型高水平医科大学;到建校 100 年,把学校建成办学特色鲜明、国内一流、在国际上有一定影响的医科大学,为自治区经济社会发展培养留得住、用得上的高素质医药卫生人才。

学校将以邓小平理论、“三个代表”重要思想、科学发展观为指导,深入学习贯彻十八大精神,以国家和自治区中长期教育改革发展规划纲要及医学教育改革和发展纲要为指针,以提高教育教学质量为主线,以全面深化教育教学改革为动力,以学科和人才队伍建设为抓手,继续彰显“三位一体”的办学特色,大力推进内涵建设,提升人才培养、科学研究、社会服务、文化传承的能力和水平,为实现学校中长期发展战略目标打下坚实的基础。报告提出,学校各级党组织要紧紧围绕高水平大学建设工作,不断加强和改进党的建设科学化水平和思想政治工作,为学校改革、建设与发展提供思想、政治和组织保证。

中国共产党内蒙古医科大学第八届纪律检查委员会向大会提交了题为《深入推进党风廉政建设,着力保障学校改革发展》的书面报告,提请大会审议。报告对第八次党代会以来学校党风廉政建设和反腐败工作的基本情况作了总结。

2013 年 9 月 26 日下午,与会代表对“两委”工作报告分组进行深入充分的讨论,讨论选举了党委委员、纪委委员候选人名单,讨论了选举办法(草案)、总监票人及监票人建议名单、党委与纪委工作报告决议(草案)等。

2013 年 9 月 27 日,学校第九次党代会胜利闭幕。学校校长杜茂林主持大会。根据大会选举办法和计票结果,大会选举产生中国共产党内蒙古医科大学第九届委员会委员当选人名单:包红亮、杜茂林、李建、毅和、赵云山、阿古拉、刘志跃、马仲奎、张立东、李存保、苗正;选举产生中国共产党内蒙古医科大学纪律检查委员会委员当选人名单:马仲奎、刘富强、何鹏、张俊、孙利军、王进文、孙利民、温树正、李红军。闭幕式上,全体代表一致表决通过了学校党委和纪律检查委员会工作报告的决议。学校党委书记包红亮致闭幕词。

2015 年 8 月 24 日,学校召开了校领导班子及综合部门干部会议,会上宣布了自治区党委的任免决定:任命白长明同志为内蒙古医科大学党委书记,包红亮同志另有任用。

02

大学之魂

（一）"内医大精神"

"内医大精神"是"艰苦创业、和衷共济、革故鼎新、洁己奉献"，它是反映学校历史传统和特征面貌的精神文化形态，是师生员工在长期的教学、研究、学习、工作、实践等过程中逐步形成和发展起来的，并经过不断的积淀，逐渐为广大师生员工所认同的一种群体意识。

艰苦创业：是指为了国家、民族和人民的共同利益和理想，为了发展社会主义事业，在艰苦的环境中开拓、奋斗。艰苦创业精神既是一种崇高的思想境界，也是人们成就任何事业不可缺少的精神动力。建校初期，教学条件困难，没有难住自强不息的"内医人"，他们善于将不利因素转化为有利因素。"内医人"无私奉献，艰难创业，不懈奋斗，使学校的建设发展到了一定的规模和水平。艰苦的环境磨炼了师生们的意志，培养了学生吃苦耐劳、敢于拼搏的精神。体现了"内医人"与天斗与地斗不服输的品格和燃烧自己照亮他人忠诚党的教育事业的"红烛"情怀。

和衷共济：《尚书·皋陶谟》："同寅协恭和衷哉。"衷：内心；济：渡。大家一条心，共同渡过江河。比喻上下团结，共同克服困难。指"内医人"在建设学校过程中白手起家，夜以继日，废寝忘食，团结一心。秉承自强不息的民族精神，攻坚克难，发愤图强，永不停息，弘扬敢为人先的时代精神，敢于解放思想，善于抢抓机遇，追求跨越发展。彰显了继往开来、永不停息的精神境界与理想追求。

革故鼎新：《周易·杂卦》："革，去故也，鼎，香炉。"《易·杂卦》："革，去故也；鼎，取新也。"旧时多以"鼎新革故"指朝政变革或改朝换代，后泛指事物的破旧立新。革：改变，革除。故：旧的。鼎：树立。指去除旧的，建立新的。指我校倡导解放思想、与时俱进、革故鼎新、追求卓越，培育创造性人才，产生创新性成果。也指我校的宗旨在于弘扬光明正大的品德，在于使人弃旧图新，在于使人达到最完善的境界。

洁己奉献：洁己，使自己行为端谨，符合规范。《论语·述而》："人洁己以进，与其洁也，不保其往也。"孙中山《与本党同志书》："援洁己以进之义，开与人为善之诚。"奉献，"奉"，即"捧"，意思是"给、献给"；"献"，原意为"献祭"，指"把实物或意见等恭敬庄严地送给集体或尊敬的人"。两个字和起来，奉献，就是"恭敬的交付，呈献"。奉献，是一种爱，是一代又一代的"内医人"对学校建设事业的不求回报的爱和全身心的付出。洁己奉献体现了我校立足边疆、服务基层、艰苦奋斗、无私奉献的办学特征。

（二）校训：博学、尚行、精诚、至善

校训据《辞海》解释，其含义是"学校为训育上之便利，选若干德目制成匾额，悬之校中公见之地"，"目的在使个人随时注意而实践之"。从字面上看，校训是学校为树立优良校风、培养良好学风而制定的，要求师生共同遵守的基本的思想规范和行为准则。简言之，就是学校着意建树的"应然之风"，即特有精神和价值取向。校训是校园文化的一项重要内容，是一所学校个性特色和传统的表露，也是一种方向性育人手段和管理措施。学校的校训为"博学、尚行、精诚、至善"。

博学：博，宽广、广博。博学即广泛学习涉猎，要宽口径、厚基础，以期学问学术渊博。

尚行：尚，尊崇、崇尚、尊重。行，行为、规律。《史记·项羽本记》："大行不顾细谨。"《荀子·天论》："天行有常。"贾谊《陈政事疏》："世之有饥馑，天之行也。"尚行，即医学要崇尚实践行为，尊重客观规律。

精诚：至诚，真心诚意。《庄子·渔父》："真者，精诚之至也，不精不诚，不能动人。"《后汉书·广陵思王荆传》："精诚所加，金石为开。"孙思邈的《大医精诚》篇，开宗明义地提倡为医者必须要有医德，要发扬救死扶伤的人道主义精神。进而论述"大医"修养的两个方面："精"与"诚"。精，指专业熟练；诚，指品德高尚。就是说，为医者必须医术精湛，医德高尚。

至善：至，极、最；善，善良、美好。至善即行至善之举，把精深的学问技艺、崇高的品德和至诚之心奉献给人民大众，追求医学挽救生命、铸就健康的崇高理想。

（三）校歌:《理想之歌》

　　校歌是校园文化建设的重要组成部分之一,能达到"不见其人,先闻其声"的效果。学校建校 50 周年之际,学校公开征集校歌。在校庆办公室工作的李红阅读了大量的学校历史资料,经过苦思冥想,向学校提交了名为《理想之歌》的校歌歌词,经过学校领导和校庆领导小组决议,一致通过她所做的《理想之歌》为学校校歌。内蒙古大学艺术学院邢长江为歌词谱曲。作品采用了 4/4 拍进行曲速度,反映出了朝气蓬勃和欣欣向荣的校园风貌,在乐曲进行过程中,既有铿锵的跳跃又有柔美的抒情。歌曲旋律挺拔矫健,节奏富于弹性而灵活多变,充分展现了青年学生积极乐观,豪情万丈的精神风貌。歌词中饱含着草原明珠医学圣殿的人文氛围,也再现了医科学子勤勉奉献的坚定的信念。

《理想之歌》

词:李红　曲:邢长江

辽阔的草原,鲜花盛开;

浩瀚的学海,硕果飘香。

厚德载物,传承智慧;

培育杏林英华一代。

重铸生命的起点,

孕育天使的摇篮。

啊……

妙手仁心,捍卫医学誓言;

砺志笃行,迎来春风满怀。

美丽的校园,医学殿堂;

知识的沃土,茁壮成长。

博学尚行，精诚至善；
探寻真谛，托起希望。
腾飞理想的地方，
桃李芬芳的家园，
啊……
德术双馨，构筑百年基业
薪火相传，铸就生命辉煌。

（四）校徽

为圆形图案，由红、绿、蓝三色组成。外环由"内蒙古医科大学"的蒙、汉、英三种文字构成；核心部分是用软笔草体书法写成的"内医"首字母 N、Y；数字"1956"，代表学校建校时间。

学校校徽在 1998 年、2006 年向全校征集，1990 年确定的图案，使用了 7 年。2006 年，经过学校领导和师生代表的表决，确定了由张立东设计的校徽图稿。2012 年，学校更名为内蒙古医科大学，校徽由学校党委宣传部部长张立东再次进行了修改。

2012 年确定的校徽整体为圆形图案，校徽名称由蒙、汉、英三种文字构成，由红、绿、蓝三色组成。核心部分用软笔草体书法写成的"内医"首字母 N、Y，图案的设计是以中国传统文化为基础，与学校现代医学教育和传统医学教育、民族医学教育的衍生组合。图中的蓝色，寓意医学无国界、庄重、严肃。红色代表着鲜活的生命力，象征着医学教育崇尚尊重和热爱生命，犹如盛开的鲜花，代表着全体学生。绿色代表着医学人庄重严谨的求实态度，代表着全体教师职工犹如绿叶，两个字母又构成了一把熊熊燃烧的火炬，象征着医学事业如同圣火薪薪相传。三色是学校 VI 的主色。数字"1956"和核心标志下被展开的书籍显示出学校悠久的建校史和教育教学中以学生为主体和以教师为主导的双重理念，同时也代表着学校是一所集科研、教学、临床于一体的高等医学院校。

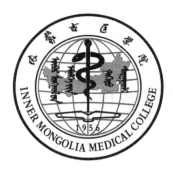 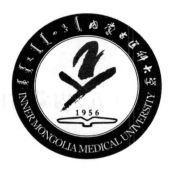

2001 年以前使用的校徽　　　　**2012 年经过修改后的校徽图样**

（五）内蒙古医科大学章程

序言

内蒙古医科大学前身为内蒙古医学院，创建于 1956 年，是新中国在少数民族地区最早建立的高等医学院校之一，当时隶属于国家卫生部，1958 年划归内蒙古自治区人民政府管理。2012 年 3 月，经教育部批准，更名为内蒙古医科大学。学校以服务地方、区域百姓生命健康为己任，坚持贯彻党的教育方针，遵循高等教育发展规律，主动适应内蒙古经济社会发展需要，积极探索民族地区高素质医学人才培养规律，开发利用具有地方特色的优质医学教育资源，培养造就了大批服务区域医疗卫生事业发展的高素质医学人才，为自治区经济发展、社会进步、科技创新、文化传承、民族团结、边疆稳定做出了重要贡献，已成为一所具有鲜明办学特色的地方高等医药院校，在国内外享有良好的社会声誉。学校将始终秉承"博学、尚行、精诚、至善"的校训，不断弘扬德才并举、群英荟萃的治校理念，朝着以医学为主体，突出现代医药学、中医药学、蒙医药学高等教育"三位一体"的办学特色，多科性协调发展的高水平医科大学迈进。

为进一步明确学校办学方向和任务，规范学校内部管理体制和运行机制，保障学校依法自主办学，依据《中华人民共和国教育法》《中华人民共和国高等教育法》《高等学校章程制定暂行办法》等法律法规，制定本章程。

第一章 总则

第一条 学校中文名称：内蒙古医科大学，简称：内医大；

蒙古文名称：ᠥᠪᠥᠷ ᠮᠣᠩᠭᠣᠯ ᠤᠨ；英文名称：Inner Mongolia Medical University；英文

缩写为 IMMU;域名为 www.immu.edu.cn。

第二条　学校注册地址:内蒙古呼和浩特市回民区新华大街 5 号。学校由金山校区、新华校区、锡林校区三部分组成。

第三条　学校是内蒙古自治区人民政府举办的全日制普通高等学校。学校的行政主管部门是内蒙古自治区教育厅。

第四条　学校以中国特色社会主义理论体系为指导,以宪法、法律法规为依据,坚持社会主义办学方向,全面贯彻党的教育方针,遵循高等教育规律,面向社会,依法自主办学,为经济社会发展和社会主义现代化建设服务。

第五条　学校是以公益性为目的的事业单位法人。学校实行中国共产党内蒙古医科大学委员会领导下的校长负责制。校长是学校的法定代表人。学校坚持依法治校,实施民主管理,接受民主监督。学校实行校、院两级管理。学校逐步扩大学院自主管理权,发挥学院办学的主体作用,调控和监督学院的工作。

第六条　学校专业设置涵盖医学、理学、工学、管理学、文学五个学科门类。

第七条　学校的办学层次定位是:以本科教育为主,积极发展研究生教育,适当发展其他层次教育;学科定位是:以医学学科为主,现代医药学与传统医药学并举,稳步发展与医药学相关的新兴学科和交叉学科;服务面向定位是:立足内蒙古,服务基层,面向全国,影响周边国家和地区。

第八条　各附属医院隶属于学校,是学校的重要组成部分。学校关心、支持各附属医院建设,引导各附属医院不断发展。各附属医院的发展应以符合学校整体利益为前提,维护和促进学校发展大局。

第二章　学校与举办者关系及学校的权利和义务

第九条　举办者支持学校依法按照章程自主办学,保护学校的合法权益。学校的办学活动接受举办者的领导和监督。

第十条　学校享有下列权利:

(一)依法按照学校章程管理学校;

(二)依法自主设置和调整学科、专业;

(三)根据教学需要,制定教学计划、选编教材、组织实施教学活动;

(四)根据社会需求、办学条件和国家核定的办学规模,制定招生方案,调节招生比例;

（五）对学生进行学籍管理，实施奖励或者处分，颁发相应的学业证书；

（六）开展科学研究、技术开发、交流合作和社会服务；在政府和社会的支持下，建立科学研究基地；

（七）根据实际需要和精简、效能的原则，自主确定教学、科学研究、行政职能部门等内部组织机构的设置和人员配备；按照国家有关规定，评聘教师和其他专业技术人员的职务，调整津贴及工资分配，实施奖励或者处分；

（八）对举办者提供的财产、国家财政性资助及收费许可范围内的收入和受捐赠财产依法自主管理和使用；

（九）维护学校的合法权益，拒绝任何组织和个人对教育教学活动的非法干涉；

（十）法律、法规规定的其他权利。

第十一条　学校履行下列义务：

（一）遵守法律、法规，遵守学校章程；

（二）以人才培养为中心，开展教育教学、科学研究、社会服务和文化传承创新，保证教育教学质量达到国家规定的标准；

（三）实行校务公开，实行民主管理；

（四）维护学生、教职员工的合法权益；

（五）遵守国家收费规定，公开收费项目；

（六）依法接受主管部门、教职员工、学生、学生家长和社会的监督。

第三章　学校管理体制

第一节　学校党委

第十二条　中国共产党内蒙古医科大学委员会是学校的领导核心，按照《中国共产党章程》和有关规定，依法统一领导学校工作，支持校长依法独立行使职权并开展工作，保障学校各项工作顺利进行。其主要职责是：

（一）宣传和执行党的路线、方针、政策，坚持社会主义办学方向，依法治校，依靠全校师生员工推进学校科学发展，培养德智体美全面发展的中国特色社会主义事业合格建设者和可靠接班人；

（二）审议确定学校基本管理制度，讨论决定学校改革发展稳定以及教学、科研、行政管理中的重大事项；

（三）讨论决定学校内部组织机构的设置及其负责人的人选，按照干部管理权限，负责干部的选拔、教育、培养、考核和监督。加强领导班子建设、干部队伍建设和人才队伍建设；

（四）按照党要管党、从严治党的方针，加强学校党组织的思想建设、组织建设、作风建设、制度建设和反腐倡廉建设。领导学校党的纪律检查工作，落实党风廉政建设主体责任，推进惩治和预防腐败体系建设。落实党建工作责任制，发挥学校基层党组织的战斗堡垒作用和党员的先锋模范作用；

（五）按照建设学习型党组织的要求，组织党员认真学习马克思列宁主义、毛泽东思想、邓小平理论、"三个代表"重要思想以及科学发展观，坚持用中国特色社会主义理论体系武装头脑，坚定走中国特色社会主义道路的信念。组织党员学习党的路线方针政策和决议，学习党的基本知识，学习科学、文化、法律和业务知识；

（六）领导学校的思想政治工作和德育工作，促进和谐校园建设；

（七）领导学校的工会、共青团、学生会等群众组织和教职工代表大会；

（八）做好统一战线工作。对学校内民主党派的基层组织实行政治领导，支持他们依照各自的章程开展活动。支持无党派人士等统一战线成员参加统一战线相关活动，充分发挥其在学校改革与事业发展中的积极作用；

（九）审议学校章程。

第十三条　中国共产党内蒙古医科大学委员会坚持民主集中制，实施集体领导和个人分工负责相结合的制度。凡属重大问题都要按照集体领导、民主集中、个别酝酿、会议决定的原则，由党委会集体讨论，作出决定。

第十四条　学校纪委是学校的党内监督机关。其主要职责是：检查党组织和党员贯彻执行党的路线方针政策和决议的情况；对领导干部行使权力进行监督；协助党委加强党风建设和组织协调反腐败工作，推进廉洁教育和廉政文化建设等，保障和促进学校各项事业健康发展。

第二节　校长

第十五条　校长主持学校行政工作，全面负责学校的教学、科研、学科建设和其他行政管理工作，向教职工代表大会报告工作。

校长履行下列职责：

（一）拟定学校发展规划，制定具体规章制度和年度工作计划并组织实施；

（二）组织教学、科学研究活动；

（三）拟定内部组织机构的设置方案，推荐副校长人选，任免内部组织机构负责人；

（四）聘任和解聘教师及其他内部工作人员；

（五）对学生进行学籍管理并实施奖励或处分，向毕业生颁发学历证书和学位证书；

（六）拟定和执行年度经费预算方案，保护和管理学校资产，维护学校的合法权益；

（七）对外代表学校。

副校长协助校长工作。

第十六条　校长办公会是讨论学校工作的议事形式。

校长办公会由校长主持，实行集体讨论、校长决定的制度。

第三节　校务委员会

第十七条　学校设立校务委员会。校务委员会是学校工作的咨询机构。校务委员会依据其章程组建，成员由学校主要负责人、在职与退休教职员工代表、学生代表以及群众团体和有关单位的代表组成。

第十八条　校务委员会对下列事项提供咨询意见：

（一）学校教育事业发展规划；

（二）学校年度工作计划、重要管理制度；

（三）学校全局性的重要改革方案；

（四）学校对外交流及联合办学事宜；

（五）学校委托的其他重要事项。

第四节　学术委员会

第十九条　学校依法设置学术委员会，学术委员会是学校的最高学术决策、评议、审议与咨询机构。

第二十条　学校学术委员会履行下列职责：

（一）审议学校专业、学科设置；

（二）审议学校科学研究、对外学术交流合作等重大学术规划；

（三）审议学校科学研究立项，评定教学、科学研究成果和奖励，对外推荐优秀教学、科研成果奖等有关学术事项；

（四）审议学校学术梯队建设方案；

（五）审议学术评价、学术争议处理规则、学术道德规范；

（六）审议学位授予标准及细则；

（七）审议其他与学术有关的事务。

第二十一条　学校制定学术委员会章程,对学术委员会组织机构、委员构成、选举办法、议事规则、决策程序等进行明确规定。

第五节　学位评定委员会

第二十二条　学位评定委员会是学校按照国务院学位委员会授权决定授予或撤销学位、审议学校学位工作的机构。

第二十三条　学校学位评定委员会履行下列职责:

（一）审核和授予硕士、学士学位;

（二）批准硕士研究生指导教师的任职资格;

（三）向国务院学位委员会和内蒙古自治区人民政府学位委员会推荐学科评议组人选;

（四）研究和处理学位授予中的争议及其他有关事项;

（五）处理与学位工作有关的其他事宜。

第六节　教学工作委员会

第二十四条　教学工作委员会是对学校教学工作进行指导、评价、咨询和监督的专家组织。

第二十五条　教学工作委员会履行下列职责:

（一）研究、论证学校中长期教学发展规划,并提出建议;

（二）研究、论证专业设置、人才培养方案,并提出建议;

（三）研究、论证教学改革、有关教学基本建设与教学管理的重要制度,并提出建议;

（四）指导学校的教学评估和专业认证工作;

（五）推荐各类校级教学奖项;

（六）裁定有关教学责任事故、教学工作考核及教学评优、评估中的争议;

（七）应当由学校教学工作委员会履行的其他职能。

第七节　教职工代表大会

第二十六条　教职工代表大会是学校管理体制的重要组成部分,是教职员工依法行使民主权利、参与学校民主管理和监督的重要组织形式,依照有关法律法规及其章程行使权利。

第二十七条　教职工代表大会履行下列职责:

（一）听取、审议校长工作报告,对学校办学指导思想、发展规划、重大改革方案、财务工作报告及其他重大问题提出意见和建议；

（二）审议、通过学校提出的与教职工利益直接相关的重要事项；

（三）审议学校上届（次）教职工代表大会提案的办理情况报告；

（四）按照有关工作规定和安排，参与民主评议学校各级领导干部；

（五）通过多种方式对学校工作提出意见和建议，监督学校章程、规章制度和决策的落实，提出整改意见和建议；

（六）行使法律、法规及学校赋予的其他职权。

第二十八条　学校发挥教职工代表大会在学校民主管理和监督中的作用，落实教代会决议，受理教代会提案。

在教职工代表大会闭会期间，由教代会常设委员会履行教代会职权；由学校工会负责其日常工作。

第八节　学生代表大会

第二十九条　学生代表大会是学生依法参与学校民主管理和监督的基本形式。经学校党委批准后，一般每一至两年举行一次。

第三十条　学生代表大会履行下列职责：

（一）审议学生会、研究生会组织工作报告；

（二）选举产生新一届学生会、研究生会组织机构；

（三）修订学生会、研究生会章程；

（四）开展学生代表提案工作，对学校工作提出意见和建议。

第九节　学校群众组织

第三十一条　学校依法设立工会、共青团、学生会等群众组织，并为其提供必要的活动条件。

第三十二条　工会、共青团、学生会等群众组织在学校党委领导下按照法律、法规、学校章程及各项规章制度的规定独立开展活动，参与学校民主管理。

第三十三条　学校工会是在学校党委和上级工会的领导下的教职工群众团体。根据《中华人民共和国工会法》和《高等学校教职工代表大会暂行条例》开展工作。深入开展教职工思想政治教育，听取和反映教职工的意见、建议和要求，维护教职工合法权益，组织动员广大教职工积极参与学校的管理、改革和建设。指导各分会工作，加强工会干部队伍自身建设。

第三十四条　学校共青团在学校党委和上级团委的领导下按其章程开展活动，发挥其在校园文化活动以及维护青年学生合法权益等方面的组织、引导作用。

第三十五条　学生会、研究生会是学生自我教育、自我管理、自我服务的主体组织,代表学生的根本利益。在学校党委的领导下,在学校团委的指导下,依其章程开展工作。

学生会、研究生会可以通过学生代表提案机制、组织校领导接待日、学生组织负责人列席学校相关办公会议等方式,参与学生奖惩、后勤管理等学生事务的民主管理。

第三十六条　学生社团经学校团委批准成立,在法律法规、规章和学校规定的范围内开展活动。学生社团联合会统筹、协调学生社团及其活动,依其章程行使权利。

第十节　学校内部机构设置

第三十七条　学校根据精简、效能的原则和实际工作需要,设定党政管理机构。

第三十八条　学校根据学科建设和专业发展的需要设置教学科研机构。

第三十九条　学校根据工作需要设置专门委员会、领导小组等临时协调机构,协调和处理有关事务。

第十一节　学校决策程序

第四十条　学校根据科学化、民主化、规范化的原则建立决策制度,科学、合理的界定党委、校长、学术机构的决策权限,制定决策机构的议事规则。

第四十一条　学校重大决策事项(包括关系学校重大发展的;专业性较强的;涉及学校重大权益的;涉及学生和教职员工重大权益的事项),除依法应当保密外,决策事项、依据和结果实行公开,事前要委托校务委员会或组织专家就必要性、可行性、合法性进行论证,在决策过程中贯彻民主原则,充分征求教职工、民主党派和群众组织的意见。

第四十二条　学校建立法律顾问制度,对学校重大决策提供法律论证与咨询意见。

第十二节　学校管理制度

第四十三条　学校管理制度是规范学校运行机制和机构设置,维护学校教学、科研、社会服务秩序和工作生活、校园安全秩序的规则和办事规程。

学校根据法律法规,依据学校章程,按照规定的程序,制定管理制度。

学校党委会、校长办公会审议通过的,适用于全校范围内的管理制度,是学校的基本管理制度。

第四十四条 学校管理制度的制定、修改和废止应当遵循合法、科学、民主原则,按照规定的程序进行。

学校其他规范性文件的制定按照公文处理办法进行。

第四章 学院、附属医院与临床医学院

第一节 学院

第四十五条 学院是以单一学科或相近学科为单位组成的学校教学与科研组织,是隶属学校的办学实体,是人才培养、科学研究、社会服务和文化传承创新的具体实施单位,在学校授权范围内实行自主管理。

学院的设立、变更或撤销,由校长提议报学校党委会审议、决定。

第四十六条 学院履行下列职责:

(一)负责本学院的党建、思想政治工作和教代会工作及工会、共青团、学生会等群众组织的工作;

(二)根据学校的规划、规定或授权,制定学院的发展规划;制定并组织实施学科专业建设、课程建设及教学计划;检查、考核、评估本学院的教学工作,积极推进本学院的教育教学改革;提出师资队伍建设的意见和建议;

(三)组织开展科学研究和其他学术活动;

(四)提出年度招生计划建议,并根据学校的统一安排和要求,做好本学院的招生和毕业生就业工作;

(五)开展本学院对外交流合作、社会服务等事项;

(六)根据学校章程和规章制度制定本学院的管理制度;

(七)负责本学院教师和其他专业技术人员专业技术职务评审资格的推荐工作以及本学院教职员工的考核工作;

(八)负责学生的日常教育、管理与服务,按照学校的奖惩条例提出实施意见;

(九)根据学校有关规定,管理和使用本学院的资产和学校核拨的经费;制定本学院年度经费预算方案;负责学生学费缴纳的监督管理;

(十)履行学校赋予的其他职责。

第四十七条 学院党总支的主要职责:

(一)发挥政治核心作用,宣传、执行党的路线方针政策及学校各项决定,并为其贯彻落实发挥保证监督作用;

（二）通过党政联席会议,讨论和决定本学院重要事项。支持本学院行政领导班子和负责人在其职责范围内独立负责地开展工作;

（三）加强党组织的思想建设、组织建设、作风建设、制度建设和反腐倡廉建设。具体指导党支部开展工作;

（四）领导本学院的思想政治工作;

（五）做好本学院党员干部的教育和管理工作;

（六）领导本学院工会、共青团、学生会等群众组织和教职工代表大会。

第四十八条　党政联席会是学院的决策形式,由党总支书记、学院院长、党总支副书记、副院长组成。

党政联席会讨论决定学院下列重要事项:

（一）学院改革与发展目标、计划和措施;

（二）学科建设,专业设置,对外交流合作,社会服务;

（三）师资培养和引进的建议;

（四）干部聘用建议;

（五）人事变动、考核和奖惩的建议;

（六）学生日常教育、管理与服务,按学校的奖惩条例提出实施意见;

（七）学院工作计划;

（八）较大数额经费的收支;

（九）其他需要提交党政联席会研究的问题。

按照会议内容和性质,由院长或党总支书记主持党政联席会议。

第四十九条　学院设立分工会,实行二级教职工代表大会制度,在学院党总支领导下,保障本学院教职员工参与学院民主管理和民主监督,维护教职员工的合法权益。

第五十条　学院实行院务公开。

第二节　附属医院与临床医学院

第五十一条　附属医院与临床医学院包括直属和非直属医院,是学校临床理论教学和实践教学的重要场所,是学校不可或缺的重要组成部分。

第五十二条　附属医院与临床医学院应当保障学校临床理论教学和实践教学的顺利进行,并依法执业,不断提高医疗质量,确保医疗安全,保障医院正常执业活动,促进医院可持续发展。

第五十三条　直属附属医院与临床医学院的医疗工作、财务经济活动与往来独立开展,定期向学校呈报财务报表,接受学校监督。

直属附属医院与临床医学院为独立法人,对外独立承担民事责任。

第五十四条　直属附属医院与临床医学院党政领导定期向学校汇报工作。

学校对直属附属医院与临床医学院党政领导进行定期考核。

第五十五条　直属附属医院与临床医学院实行院长负责制。

直属附属医院与临床医学院内部管理组织机构应根据科学合理、精简效能原则进行设置,报学校有关部门备案。

第五十六条　非直属附属医院与临床医学院接受学校的教学管理和指导,具有全程教学能力,承担学校的全程教学任务,参加学校举办的各类教学会议、培训等。

第五十七条　学校对非直属附属医院与临床医学院教学管理工作进行定期检查,非直属附属医院与临床医学院领导定期向学校汇报教学工作。

第五章　办学活动

第五十八条　人才培养是学校的根本任务。

学校以素质教育为核心,培养德、智、体等方面全面发展的具有创新精神和实践能力的各类专门人才。

第五十九条　学校以全日制学历教育为主,根据社会需求开展多种形式的非学历教育及非全日制教育;以本科生教育为主,积极发展研究生教育,适当发展其他层次教育。

学校根据国家规定招收外国留学生。

第六十条　学校按照招生章程进行招生工作,并提供招生信息公开、咨询及申诉渠道。招生结果按国家有关规定向社会公示。

第六十一条　学校实行学分制,并根据国家教育行政主管部门的规定,建立学籍管理制度。

第六十二条　学校对于具有学籍的学生,根据学业完成情况,按照国家学籍管理规定颁发相应的毕业证书、结业证书、肄业证书或学习证明。

学校对于不具有学籍的受教育者,按照规定发给相应的学习证明。

第六十三条　学校按照国家学位条例的规定,向符合学位条件者授予学位。

第六十四条　学校建立教学管理制度,保证教学质量达到国家规定的标准。

学校实行教学工作监控评估制度,对教学管理、教学质量、学生学习状态等方面进行监控和评估。

第六十五条　学校根据社会需求和学校实际,在保持临床医学学科、蒙医药学科专业优势的同时,优化专业结构,发展学科门类,积极创办新兴学科和交叉学科专业,加强专业内涵建设,主动适应经济建设和社会发展的需求。

第六十六条　学校依法保障学术民主与学术自由,鼓励教职员工和学生开展科学研究,并为科学研究提供充分的条件和保障,不断优化科研管理机制,大力开展科学研究,不断提高科研水平,发挥科学研究对学科建设和师资队伍建设的支撑与促进作用。重视开展高新技术研究,增强自主创新能力,重点孵化具有学科特色的科技成果,创造更多具有自主知识产权的成果。

第六十七条　学校积极开展多层次、多领域、多形式的国内外交流与合作,重点开展合作办学、合作研究、合作开发等活动。

学校合理有效地引进外国智力,积极发展留学生教育,促进教育、科研国际化。

第六章　学生

第六十八条　学生是指被学校依法录取、取得入学资格、具有学校学籍、接受学历教育的受教育者。

第六十九条　学生享有下列权利:

(一)公平接受学校教育,平等使用学校的教育教学资源;

(二)公平获得在国内外深造学习和参加学术文化交流活动的机会;

(三)按照国家和学校规定获得奖学金、助学金、国家助学贷款或其他资助项目;

(四)在思想品德、综合素质、学业成绩等方面获得公正评价,在顺利完成学校规定学业后获得相应的学历证书、学位证书;

(五)依照法律和学校规定参加社会服务、勤工助学,在校内组织、参加学生社团及文娱体育等活动;

(六)知悉学校改革、发展建设以及涉及个人切身利益的事项,对教学活动及管理、校园文化、后勤服务、校园安全等工作提出意见和建议;

(七)对学校给予的处分或者处理有异议,有权向学校或者教育行政部门提出

申诉;对学校、教职员工侵犯其人身权、财产权等合法权益的行为,有权提出申诉或者依法提起诉讼;

(八)家庭经济困难的学生可以申请补助或申请减免学费;

(九)法律、法规、学校章程以及各项规章制度规定的其他权利。

第七十条　学生应履行下列义务:

(一)珍惜和维护学校名誉,维护学校利益;

(二)遵守宪法、法律、法规,遵守学校章程和各项规章制度,遵守学生行为规范;

(三)完成规定学业;

(四)按规定交纳学费及有关费用;

(五)履行获得奖学金、助学金、国家助学贷款或其他资助项目的相应义务;

(六)爱护并合理使用教育设备和生活设施;

(七)法律、法规、学校章程及各项规章制度规定的其他义务。

第七十一条　学校建立学生事务申诉制度等学生权利保护机制,维护学生的合法权益。

第七十二条　学校对取得突出成绩和为学校争得荣誉的学生集体或个人进行表彰奖励,对违纪学生依照有关规定和程序给予相应的纪律处分。

第七十三条　学校根据国家就业方针和政策,完善就业指导与服务体系,拓宽就业渠道,通过双向选择积极做好毕业生的就业工作。

第七十四条　学校依法建立学生安全管理制度,预防和处理学生伤害事故。

第七十五条　学员是指按照规定在本校注册但没有学籍的接受非学历教育的受教育者。

学员与学校之间的权利义务按照国家和学校的有关规定及教育服务协议的约定确定。

第七章　教职员工

第七十六条　学校的教职员工由教师、其他教育工作者及工勤人员组成。其他教育工作者是指学校管理人员、教辅人员及其他专业技术人员。

第七十七条　学校对于纳入国家基本教育规模编制的教师、其他教育工作者及工勤人员,按照国家有关规定进行管理;对于未纳入国家基本教育规模编制的教师、其他教育工作者及工勤人员,实行合同管理。

学校逐步深化人事制度改革,实现人员由身份管理向岗位管理转变,由行政任用关系向平等协商的聘用关系转变。

第七十八条 学校制定人事管理制度,对教职员工的思想政治表现、职业道德、业务水平和工作实绩进行考核,考核结果作为聘任或者解聘、奖励或者处分、晋升的依据。

第七十九条 学校教职员工享有下列权利:

(一)知悉学校改革、建设和发展及关涉切身利益的重大事项,参与民主管理,对学校工作提出意见和建议;

(二)按工作职责使用学校的公共资源,公平获得自身发展所需的相应工作机会和条件,参加进修或者其他方式的培训;

(三)在品德、能力和业绩等方面获得公正评价,公平获得各级各类奖励及各种荣誉称号;

(四)就职务聘任、福利待遇、评优评奖、纪律处分等事项表达异议和提出申诉;

(五)法律、法规、学校章程和各项规章制度以及聘任合同规定的其他权利。

第八十条 学校教职员工应履行下列义务:

(一)遵守宪法、法律、法规、学校章程以及各项规章制度,遵守职业道德;

(二)珍惜和维护学校名誉,维护学校利益;

(三)勤奋工作,尽职尽责;

(四)尊重和爱护、关心学生;

(五)法律、法规、学校章程和各项规章制度以及聘任合同规定的其他义务。

第八十一条 学校建立教师及其他教育工作者申诉制度,保护教师及其他教育工作者的合法权益。

第八章 理事会

第八十二条 学校设立内蒙古医科大学理事会(以下简称理事会)。理事会为学校事业发展的咨询议事和监督机构,负责对学校发展规划、学科建设、专业设置、人才培养、科学研究、社会服务等重要事务提出咨询意见。依法通过多种渠道筹措学校教育发展资金,争取办学资源,支持学校事业发展。

第八十三条　理事会由学校相关人员、学生代表及关心和支持学校发展的政府主管部门、热心于高等医学教育事业的企事业单位、社会团体、杰出校友、社会知名人士组成。理事会成员一般不少于 21 人,设理事长 1 人、副理事长若干人,理事长可由校长或者学校党委会提名,由理事会全体会议选举产生。理事会每届任期一般为 5 年,理事可以连任。理事会依据国家有关规定和其章程开展活动。

第九章　校友会

第八十四条　校友是学校的宝贵财富和重要资源。校友包括学校各个时期的各级各类毕业生、结业生、肄业生、进修生(含干部培训班)、留学生;曾在学校任教、任职者;学校聘请的名誉教授、兼职教授、访问学者及其他兼职人员等。

第八十五条　内蒙古医科大学校友会(英文名称:IMMU Alumni Association)是由学校建立,由校友自愿组成的联谊性、学术性、非营利性的地方社会团体。其宗旨是联络校友,交流信息,增进友谊,传承内医精神,为学校发展贡献力量。校友会依据国家、自治区有关规定和其章程开展活动。国内外校友可根据校友分布情况,成立当地校友分会,作为学校校友会的分支机构。

第八十六条　校友会设会长 1 人,副会长若干人,秘书长 1 人。会长、副会长由常务理事会选举产生。正、副秘书长由常务理事会提名推荐,经理事会表决通过。

第八十七条　校友会设校友会秘书联络处作为日常办事机构,秘书联络处设正、副主任和秘书若干人,在秘书长领导下负责处理日常工作。校友会会员依照其章程享有相应权利,并履行相应义务。

第十章　经费、资产、财务与后勤保障

第八十八条　学校经费来源包括政府财政补助收入、事业收入、上级补助收入、附属单位上缴收入、经营收入及其他合法收入。

学校积极拓展办学经费来源渠道,筹措发展资金,鼓励和支持校内各单位面向社会筹措教学、科研经费及各类奖、助基金。

第八十九条　学校资产是指学校合法占有或使用的能以货币计量的各种资产。学校资产为国有资产。

学校建立资产管理制度,享有法人财产权,依法自主管理和使用。

第九十条　学校保护并合理利用校名、校誉和校有知识产权。

第九十一条　学校实行"统一领导,集中管理"的财务管理制度。财务处作为学校一级财务机构,在校长的领导下,统一管理学校的财务工作,包括学校的预算管理、收入管理、支出管理、结转和结余管理、专用基金管理、资产管理、负债管理、成本费用管理、财务清算、财务报告、财务分析和财务监督等。

财务处定期向校长提交财务报告和财务分析,定期向教职工代表大会提交财务预算方案及上年度财务执行报告。

第九十二条　学校建立健全内部控制制度、经济责任制度、财务信息披露制度等监督制度,依法公开财务信息。

第九十三条　学校建立内部审计制度,对学校和所属单位实施内部审计。

第九十四条　学校不断完善后勤管理和服务体系,为学生和教职员工的学习、工作和生活提供保障。

第十一章　校徽　校旗　校训　校歌　校庆日

第九十五条　校徽:为圆形图案,由红、绿、蓝三色组成。外环由"内蒙古医科大学"的蒙、汉、英三种文字构成;核心部分是用软笔草体书法写成的"内医"首字母 N、Y;数字"1956",代表学校建校时间。

第九十六条　校旗:学校校旗旗面为白色长方形。旗面正中缀校徽,校徽下面印有蒙、中、英文校名(中文校名为郭沫若手书体),校名文字颜色为蓝色。

第九十七条　校训:博学、尚行、精诚、至善。

第九十八条　校歌:《理想之歌》。

第九十九条　校庆纪念日:每年 5 月 1 日。

第十二章　附则

第一百条　本章程的制定和修订经学校教代会讨论、校长办公会审议、党委会审定,报内蒙古自治区教育厅核准。

第一百零一条　学校章程具有下列情形之一时修订:

(一)章程依据的教育法律法规发生变化;

（二）章程依据的教育政策发生变化；

（三）学校管理体制、学校发展目标发生变化；

（四）其他符合章程修订的情况。

章程修订程序与章程制定程序一致。

第一百零二条　本章程与国家的法律法规相冲突时，以国家法律法规为准。学校制定的管理制度不得与本章程相抵触。

第一百零三条　校长或教职工代表大会常设委员会提出，或者学校党委三分之一以上委员或教职工代表大会五分之一以上代表联名，可以提出本章程修正案，经学校教职工代表大会讨论，校长办公会审议通过，学校党委会审定，报内蒙古自治区教育厅核准。

第一百零四条　本章程由学校党委负责解释。

第一百零五条　本章程自内蒙古自治区教育厅核准、发布之日起施行。

03

| 内医人风采 |

　　在内蒙古医科大学 60 多年的发展历程中，涌现出了一批又一批为学校建设和发展鞠躬尽瘁、呕心沥血的人，创造了可歌可泣的事迹，留下了"艰苦创业、和衷共济、革故鼎新、洁己奉献"的内医大精神。他们中有舍弃大城市的安逸生活，携家带口支援学校建设的创业者们，在建校之初他们发扬艰苦奋斗的精神，一腔热血投入到建设内医大的事业中；有在教学、科研、医疗等各方面默默耕耘几十载，为学校发展献青春的耕耘者们；有在新时期志存高远，勇于开拓创新的青年建设者们。他们都在学校 60 年的发展历史长河中，留下了浓墨重彩的一笔，如夜幕星空下闪亮的星，熠熠生辉，照耀我们前行的路。

鞠躬尽瘁　死而后已

——怀念刘其端教授

刘其端教授 1931 年毕业于北平大学医学院。早年渡洋留学,回国后从事人体解剖学教育事业。1956 年内蒙古医学院刚成立之际,刘其端教授毅然离开北京来到内蒙古医学院参与建院工作,30 年始终坚守教学第一线。他亲自编写教材,指导标本制作,主持教研室日常工作,培养了大量的师资力量。

刘其端教授除担任医疗系主任参与建院工作外,还亲自抓起建立解剖学教研组的工作。当时的解剖学教研组一无所有,一切都是从头做起。在刘其端指导下,全组教工同心协力,定购书刊,到外地运尸体。

为了制作教学标本,刘其端亲自带领一些同志搜集挖掘无主骨骼。或市内工地,或郊区荒冢。清晨,当旭日冉冉升起,解剖学教研组的同志们携带竹筛、口袋等工具,乘马车奔往郊外。他们不顾风吹日晒,寻找和清点大、小骨头。为保证标本的完整,每块手脚的骨头、舌骨、中耳三块听小骨都设法找到。他们将这些骨骼运回来,清洗干净以备教学使用。在刘其端指导下,老一辈技术员徐荣春指导青年同志将散骨穿成骨架。技术组还赶制了一些示教标本及石膏模型。徐荣春制作了脑和脊髓的髓鞘染色切片。为了烤片,他们还自己设计制作了安装灯泡的简易烘片箱。这些工作不仅解决了教学的急需,还为国家节省了大量资金。

与此同时,刘其端还根据学校情况,重新编印了他在北京大学医学院使用的《人体系统解剖实用讲义》。就这样,同志们凭着一颗红心两只手,在极端困难的情况下,完成了开课准备工作。当年,刘其端带领大家制作的标本留给学校的不仅仅是那些标本,更是那种热爱边疆、艰苦创业的勤勉人生态度和激励后人的宝贵精神财富。

刘其端教授为人品德高尚,对人对事刚正不阿而又谦虚和蔼。他热爱祖国和家乡。1968 年,家乡人民为抗旱打井前来求援于老先生,他毅然拿出几千元捐赠给乡亲们。

他始终热衷于不倦地学习马克思列宁主义,年逾七旬的老人还撰写了一篇唯物辩证法与人体结构的论著。他是一名自然科学工作者却力求用辩证思维方法充实自己的头脑,是我们学习的好榜样。

我们的老前辈刘其端教授已经离开了人世,他生前立遗嘱将自己的遗体捐赠给内蒙古医学院人体解剖教研室,制成标本。刘其端遗骨陈列馆已经成为内蒙古医科大学的爱国主义教育基地,每年新生都要来瞻仰参观,进行爱国主义教育。

刘其端教授无私奉献、艰苦创业的精神将永远激励内医人前行,为建设更好的医科大学而努力。(冯晓莉)

搏击岐黄求精　悬壶济世救人

——记支边老专家崔文彬

崔文彬(1903 年–1986 年),字郁章,男,汉族,辽宁省绥中县人。生前为自治区著名中医,主任医师。早年在辽源市同德堂学习中医,后在东北沈阳等地行医,担任过地方性医师联合会会长。1958 年支边来内蒙古医学院附属医院,1959 年到中蒙医系临床教研组任内科主任。

崔文彬祖辈皆敬佛事,自幼常怀济世之心,恨乏施慈之术,偶遇双辽名医孙运海,论及所愿,孙氏谓:"天下普救众生者,医也,疗病患可除疾难,启生命可慰众心,若予事亲济众尚究心于医。"于是勤勉学习,五年学成,二十四岁开始从医,擅长内科、妇科,是当时兴安南省的名医,曾任兴安南省汉医会会长、内蒙古医学联合总会副会长等职,先后在开通、乌兰浩特、沈阳等地行医。

他扶困救危,诊治病人不分贫富,特别在乌兰浩特解放之际,适逢鼠疫流行,数天之内死者众多,崔教授冒着被传染的危险,挺身而出,在自治区卫生部胡尔钦部长的领导下,带领中医界同仁不分昼夜,废寝忘食进行抢救。当时医疗队中就有两位医务人员因遭传染而牺牲。

1958 年正当内蒙古医学院建院之初,急需一批中西医医务人员支援,崔文彬教授为边疆的建设,毅然放弃较优厚的待遇,由沈阳来到内蒙古,在内蒙古医学院中医系从事教学和临床工作。由于他长期忙于临床工作,无暇动笔,很多宝贵临床资料丢失,是教学科研的一大损失。晚年著有《崔文彬临证所得》一书,是积累临床宝贵经验的结晶。

献身自治区医药教育事业

——记药理学教授尹文厚

尹文厚(1916年－1989年)，男，汉族，四川省乐山市人，中共党员，药理学教授。1939年毕业于辅仁大学化学系，留校任教。抗战期间，曾参加一二·九学生运动并到自治区百灵庙慰问收复失地的傅作义部队。

1942年考入协和医学院药理科研究生，1946年起在北京大学医学院药理科任教，后转北京医学院药理教研组，1952年聘为副教授。1956年3月响应国家号召来内蒙古医学院参加建院工作。参与创建基础部药理教研室。曾任药学系第一任系主任，中国药学会自治区分会副理事长。

作为学院初期少有的高级职称教师，尹文厚教授为建院做了大量工作。他是药理教研组主任，不仅负责本组筹建，还带领各教研组代表参加的采购组赴北京、上海、天津等地采购，想方设法买进教学所需的仪器、材料和中外图书，包括精密分析天平、高倍双筒显微镜、光电比色计、阴极示波仪、组织代谢装置等，为保证学院当年9月按期正常开课做出了贡献。

尹文厚教授有扎实的化学、药理学理论功底。来自治区之前已有10年高校教学实践经验。早在20世纪40年代就在国外科学杂志上发表过《北京常见中毒症及其鉴定之原则》等论文，还为中国药理学会组编的《药理学》教材撰写了"毒理"专章。作为学院药理教研组主任和当时唯一的副教授，他不仅编写教学大纲、教案、担任药理学主讲，指导实验和学习，还要领导教研组全面工作。此外，他还担任学院科学委员会委员、学术委员会委员，并兼任学院工会主席，为推动全院工作的开展发挥了积极作用。

1957年开展的反右派工作中，尹文厚教授受到不公平的待遇，1958年12月至1961年6月下放劳动锻炼。逆境中他发挥着专长，努力地做着自己的本职工作：在学院药厂劳动期间他就和同志们一起完成了胰岛素提取，注射用生理食盐制造等工作；为了节省资金还自制无水丙酮、从废酒精中提取药用酒精，为药厂的生产和节省开支做出了贡献。"文革"期间中，他撰写的《"681"的药理作用》、《"681"的抗心肌坏死作用》在《内蒙古医学院学报》发表，并对黄芪的降压作用，乌梅卤水的抗癌作用,草乌叶的药理作用进行过研究。

值得一提的是,尹教授不仅自己努力工作,还用心教育后代,使5个子女都学业有成,成为各条战线的有用之才。

党的十一届三中全会之后,通过落实政策,改正错案,年逾花甲的尹文厚教授焕发了青春,全身心地投入了药学系建设工作。1979年初,他被任命为该系负责人,次年4月担任系主任。药学系新建,百事待举,教学用房紧缺,实验设备缺乏,经费紧张,师资薄弱,可以说困难重重,人们甚至对学院前景都十分忧虑。尹教授通过调查研究,深感自治区缺乏药学专业人才,鼓励大家,坚定信念,迎难而上,想方设法把药学系办好,为此,他作为系主任进行了多方面的努力。为解决楼内住户多,环境差等问题,尹文厚教授深入到住户家中察看,提出方案同房管部门交涉,逐步扩大了教学和实验室用房。

为壮大师资队伍,他积极选调教师,选留优秀毕业生,并选派中青年教师外出进修参观学习,还在系里举办外语培训班。他亲自示范打字技巧,帮许多同志掌握了打字技术。实验、实习是药学教育的重要环节,为展开中草药采药实习,尹教授不辞辛劳到远郊山村联系采药地点,落实师生的食宿安排;为搞好毕业实习,他亲自到医院、药厂、药检所等单位联系建立实习基地,制定实习计划。

在负责全系教学、科研和管理工作的同时,尹文厚教授还领导并参加了药理教研室的工作。他亲自讲课并带实验课,丰富的教学经验加上善于吸收药理学发展的最新成果,使他的课程质量很高。这对于中青年教师起到了很好的"传帮带"作用。重视思想政治教育,是尹文厚教授做系主任工作的一个重要特点。他坚持德智体全面发展的教育方针,对学生的思想道德要求严格,重视纪律和校风教育。在1979年被评为学院先进工作者,1983年被评为自治区高校先进工作者。

尹文厚教授在入党志愿书中动情地写道:"我已是古稀之年的老年人""我的一生,经历漫长曲折的道路""我在政治上受到挫折,但是我跟着党走的信念并没有改变""我要求参加党组织,这是我一生的归宿""我坚定不移地贯彻党的政治路线,为实现共产主义奋斗终生"……

尹文厚教授于1989年8月不幸病逝。他那种默默无闻无私奉献的精神值得后辈敬仰!

探索中医学的"大乘真经"

——记我区老中医张斌

张斌(1917年－1997年)男,汉族,呼和浩特市托县人,民盟盟员,中医学主任医师,教授,硕士研究生导师,他是国内研究仲景学说的知名专家。张斌教授从小接受家传中医药学术,毕业于绥远省立中山学院师范班。著有《伤寒理法析》一书,是其学术思想的代表作;编写的《中医基本理论概要》《伤寒论讲义》(繁简二部)和《中医学基础》中"诊断""辨证"与"治疗原则"三章,均作为中医系内部教材;为自治区卫生厅中医函授班编写《伤寒论辅导教材》2册。曾被聘为张仲景学术研究会顾问和张仲景国医大学名誉教授。

张斌教授自幼学医,攻读《伤寒论》《黄帝内经》,参阅各家注释,潜心钻研张志聪《伤寒论集注》,对《内经》《伤寒论》等医学典籍的研究有所造诣,用气化学说解释伤寒六经,解释的十分明白透彻,立论新颖而富有理致,并有所创新。

张斌教授教学临证50余载,勤奋治学,内、外、妇、儿各科皆精,有独到见解和丰富的临床经验。他经常诊治疑难重症,疗效卓著。诊断中他善把握整体观念,以象气理论四诊并用,问诊切诊尤详,从不草率。诸如患者寒热的喜恶,饮食二便等情况的询问,脉象三部九候的体察。诊脉注意人迎(左寸脉与关脉间部位)、气口(右寸脉与关脉间部位)的变化,人迎脉浮、大、弦、紧则多为外伤,气口脉浮、大、弦、紧多为内伤,诊人迎与气口在临床诊病中有很高的实用价值。望诊中他注重舌象和观察眼睑的颜色与爪甲的变化,还注意体察四末、肌肤的寒热情况。

张斌教授的辨证思路开阔,善于分析疾病的原因,判断病变的机理。他认为疾病的病因往往不是单一的,可以是两种或两种以上的因素,证候错综复杂,要抓住疾病的主要矛盾是其要领。他提出,风为百病之长,气为百病之源。气机调畅,气行血行,脏腑功能通达。气一有怫郁,百病纷生,凡治气机不畅之证,柴胡、黄芩、半夏、元胡、川楝子每多合用,屡用效佳。通过多年的临床实践,他认为气滞者多见弦、沉、小脉。

多年的临床,使得经验丰富的张斌教授认为,疾病千变万化,固定的死方不能有效地医治活的病变,况且人的体质有异,证候错杂,古今变迁,环境有别。他精通《伤寒论》，但完全照搬原方甚少，而取其方义，变通加减化裁为多。他告诫学生们，学习和研究《伤寒论》，并不完全在于吸取它的一证一治、一方一药，主要应当放在它的理、法方面，以开阔思路，有所创新。

张斌教授善于治疗内、外、妇、儿科杂病，以气化理论为指导，组方用药遵古而不泥古，不仅用经方，而且多选用历代医家的有效方剂，真正做到了各取所长。

穷其一生撰写《内蒙古植物药志》

——记中医药界的知名专家朱亚民

朱亚民（1925 - 1986 年），男，汉族，辽宁省凌原县人，农工民主党党员，中医教授。1958 年 10 月来内蒙古医学院中蒙医系从事教学和科研工作。

朱亚民教授是我国中医药界的知名专家，从事中医教研工作 40 余个春秋，医理精湛，医术高超，学风严谨。论著有《内蒙古中草药》《中药学》《中草药采集手册》《中草药炮制规范》《内蒙古名产药材考》，参与《中华人民共和国药典》审稿工作，主编《内蒙古植物药志》，主持撰写的《内蒙古中草药》获自治区科技进步奖，编写的《内蒙古植物志》获国家教委科技进步二等奖，自治区科技进步一等奖。

朱亚民教授一生致力于中医药的研究，著述甚丰，尤对中蒙药有较深入的研究和造诣。

21 世纪初，由他主编的自治区首部植物药方面比较完备的科学著作《内蒙古植物药志》，该书突破传统编排手法，将中蒙药熔于一炉，资料丰富，见解独到，具有鲜明的民族特色和地方特点，享有很高的学术价值。该书共 3 卷，逾 200 万字，收载中蒙药用植物 1198 种，其中正品 864 种，副品 334 种，隶属于 161 科。

朱亚民教授本着博览众药、全面规范、注重实用、便于查索的原则，将全书分为藻类植物、菌类植物、地衣植物、苔藓植物、蕨类植物、种子植物 6 类，每类按植物特点又分列若干科目。以类为纲，以科为目，分类列科，纲举目张。范围涉及自治区全境，涵盖面大，针对性强。全书从始至终体现出较强的权威性、科学性、知识性、实用性。洋洋大观，堪称大全。

此外，本书突破了传统植物药书籍编排的常规，以简捷明快的手法将庞博的植物药内容进行科学合理的取舍，既压缩了篇幅，又点明要义，起到了画龙点睛、执简驭繁的效果。自治区蕴藏着丰富的药用植物资源,是我国的野生药材主要产区之一。此前,虽出版过一些有关自治区中蒙药材方面的著作,但均收载药物较少,难以概其全貌。朱教授以全新的视角,广收博采,足迹遍布自治区全境,使许多野生药材得到发掘和认识,通过该书进一步充实和丰富了自治区药材植物的宝库。且其凭借对历史、文学、医学、地理、地貌、气象、植物、药物、理化、生物等诸多学科的广博知识,从浩如烟海的大量史料和纷繁复杂的野生植物中去发掘、爬梳、辨伪、考证,工作量之大、知识面之广、责任心之强可想而知。

"竹密不知云欲雨,山高尽见水朝宗"。这部医著的问世为医药工作者广泛深入探讨自治区中蒙医植物药学开了先河,弥补了医药人员缺少得心应手的专业书籍之空白。

卢旺达人民心中的"白求恩"

——记妇产科专家赛音贺希格

2003 年 9 月的东非草原,古尔河水默默地流过卢旺达基本戈省的腹地。9 月 7 日,卢旺达电台、电视台分别播发了一条消息:中华人民共和国援助卢旺达第十一批专家医疗队员、妇产科副主任医师、第三次援卢的赛音贺希格突发心脏病,经多方抢救无效,不幸于 2003 年 9 月 6 日凌晨 2 时 20 分逝世,享年 53 岁。噩耗传开后,许多黑人朋友来到中国医疗队驻地门前,默默地注视着那面鲜艳的五星红旗……

赛音贺希格(1950 年 – 2003 年),男,蒙古族。1950 年出生于伊克昭盟乌审旗。1975 年毕业于内蒙古医学院医疗系,同年分配到内蒙古医学院附属医院妇产科工作。参加工作近 30 年中,他始终牢记党的教导,时刻铭记白衣天使的职责,兢兢业业,不断进取,治病救人,救死扶伤。

作为一名共产党员,他几十年如一日,任劳任怨,勤勤恳恳,从不计个人得失,对病人极端热情,对工作忘我投入,对技术精益求精,对同志热情帮助,受到了全院同志和患者的好评。

赛音贺希格曾 3 次受到自治区卫生厅派遣,到卢旺达执行国家援外医疗任务。他不分昼夜地手术成了家常便饭。医院的当地医护人员清楚地记得,1984 年赛音贺希格教授第一次到卢旺达时,医院的条件十分简陋,他想尽一切办法完成了大量手术及门诊医疗工作,抢救成功许多危重患者。1997 年,赛音贺希格第二次赴卢旺达,当时他担任医疗队长,负责全面工作,带领全队取得了优异的成绩。2003 年 8 月,他第三次援卢。上班仅三周,他就做了 28 台手术,挽救了很多当地妇女和儿童的生命。他在艰苦条件下,不断进行开拓性工作,深得卢方医院的好评和患者的爱戴。

在他第三次援卢时,因突发性心梗而不幸去世。人们为他的突然离世感到震惊。卢旺达国家电视台 3 次播出了他的事迹,并给予高度的评价,卢旺达人民把他视为中国的"诺尔曼·白求恩"。他像白求恩那样为了发扬国际主义精神和救死扶伤的人道主义精神,把宝贵的生命留在了他所热爱、并三度全身心工作的卢旺达土地上。

当地的电视台曾这样评论说:"赛音贺希格有一个温馨幸福的家庭,有相亲相爱的妻子,有国外留学时时牵挂的爱女,有众多等待他叙旧的亲友和同事。以他的学识和水平,在国内经济收入并不菲,但他宁可舍弃这些,用他宝贵的生命向卢旺达人民展现了中国医务人员救死扶伤的人道主义精神,中华民族厚德载物的爱心,是一名杰出的中国人。"

赛音贺希格,一位白求恩式的白衣天使,把自己的一切无私地奉献给了卢旺达人民。

我国第一部《彩色病理组织学图谱》

——记江英凯教授、王焕华教授、王广钧教授、董英春教授

在病理解剖教研室主任江英凯教授的带领下,经过近四年的努力,我国第一部《彩色病理组织学图谱》于 1975 年问世了。图谱以常见病、多发病为主,包含心血管、呼吸、消化、泌尿、神经、内分泌、网状内皮、男性和女性生殖系统以及软组织、骨关节和皮肤等十一章内容。

本书问世后,全国各地专家对这本书给予极高的评价。1976 年正式向全国发行,受到病理工作者的欢迎。

江英凯(1922 年 – 1996 年),男,汉族,中共党员,硕士研究生导师,病理解剖

学教授。1948 年毕业于盛京医科大学医疗系,留校任教。1949 年转为中国医大病理学教师。1956 年到内蒙古医学院工作。曾任全国中华病理学会第三、四、五届理事,自治区病理学会第一、二、三届理事长等职。发表论文 32 篇,其中半数以上发表在国家级杂志上。主编《彩色病理组织学图谱》,参加编写《老年病的研究与防治》,主审《癌的淋巴转移》及全国卫生学校通用教材《病理学》,曾获全国科学大会奖,自治区科技进步二等奖,被评为"全国边远地区优秀医学科技工作者",第五届自治区人民代表大会代表,是自治区病理解剖学奠基人之一。

王焕华,男,汉族,1927 年 12 月出生,河北省昌黎县人,中共党员,病理解剖学教授,硕士研究生导师。1951 年毕业于沈阳中国医科大学,1956 年支边来内蒙古医学院工作。曾任病理解剖教研室主任,亚太地区病理学会会员,第四、五届中华医学会病理学会委员,第三届内蒙古病理学会主任委员。发表论文 31 篇,其中国家杂志发表 9 篇。参与编写了《彩色病例组织学图谱》一书,曾两次获自治区科技进步三等奖,享受国务院政府特殊津贴。

王广均,男,汉族,1929 年 7 月出生,吉林省吉林市人,病理解剖学教授,硕士研究生导师。1945 年入哈尔滨医科大学后转入长春大学医学院学习。1951 年毕业于解放军第三军医大学,1958 年调内蒙古医学院病理解剖教研室工作。曾任中华病理学会内蒙古分会及中西医结合分会理事。科研方面主要从事肝炎、肝硬变及肝癌之间的相关关系,非甲非乙型肝炎的组织化学及其与肝硬化、肝癌关系的研究以及胃癌、膀胱癌的组织化学、免疫组织化学及形态定量方面的研究,享受国务院政府特殊津贴。

董英春,男,汉族,1930 年 11 月出生,辽宁省辽阳市人,中共党员,病理解剖学教授,硕士研究生导师。1956 年毕业于哈尔滨医科大学医学系,1957 年支边来内蒙古医学院任教。在中华医学会主编的各类杂志上发表论文 5 篇,曾获自治区科技进步奖,曾担任全国抗癌协会淋巴瘤学会委员,参与编写《彩色病例组织学图谱》一书,填补了国内空白,并获国家科学大会奖,享受国务院政府特殊津贴。

医精德高　济危济世

——记老中医李凤翔

李凤翔,字仞仟,笔名武农,出生于 1916 年 9 月,山东省成武县古城街人。先生行医数十载,医精德高,久负盛名,颇受众人赞誉,是当地知名老中医。

李凤翔出身贫寒之门,幼年因家贫无力从师,而立志奋发自学成才。他 12 岁入中和堂药铺做徒工,借以习字研讨,后拜中医外科名家刘汉昭门下,苦学十二载,系统学习、继承了中医外科辨证论治的精髓,并熟练掌握了中药炮制和炼丹术。

1940 年,他自书匾额"松寿堂",在当地正式挂牌行医,悬壶济世。李凤翔胸怀"不为良相,即为良医"的活人之志,以济危济世为己任。自开业行医以来,他对待患者,不论贫富,均一视同仁。遇有危急重症求诊者,不论远近,深更半夜,亦无不登门省病问疾;遇有贫困者,先生除赠药外,还出资相助,受济者颇多,医名医德有口皆碑。

开业几年后,先生自愧治外不治内,不能解决更多患者的痛苦,即不顾减少收入而停业,转而又拜当地著名中医世家传人、清末秀才赵点斋为师,再求深造。

李凤翔随师多年,精于辨证,声名大振,享誉乡里。他凭借深厚的中医功底,每每能攻克疑难顽缠之症,察色断脉,颇有建树。

李凤翔识大体,顾大局,积极响应组织的号召服从分配,1959 年奉山东省卫生厅命,支援边疆建设,到内蒙古医学院任教。

他先后担任附属医院中医科副主任,中药房副主任,中医系《金匮》、内科教研室主任之职,1961 年被自治区评为"内蒙古医学院社会主义建设积极分子"称号,1981 年 7 月晋升为副主任医师,1983 年 5 月晋升为副教授,被誉为"内蒙古自治区高等学校先进工作者",1984 年退休返故里,被国家授予"少数民族地区科技先进工作者"称号。

在职期间,他先后在国家及省级刊物发表高水平论文十余篇,培养了本科生、研究生等一大批优秀人才,为支援边疆的医疗卫生事业做出了贡献。

"羁鸟恋故林,池鱼思故渊"。李凤翔退休后,荣归故里,受聘于当地卫生学校,先后为家乡培养了200余名青年中医。这些青年人如今都已成为一方名医,有的还受到了国家、省市的褒奖。

"为医者,当有仁慈之心;行医时,勿为名利所累;用药时,应存剑胆琴心。"他几十年如一日,守得清贫,志存高远,淡泊名利,两袖清风。他在授课中常引述唐孙思邈《千金要方》语"人名至重,有贵千金;一方济之,德逾于此。"告诫学生们要善待病者,犹胜亲人。因此,行医数十载,硕果赢殊荣。

李凤翔先生在求学、行医、教学的道路上,甘洒一路汗水,以平凡铸就了一路的辉煌。

中国第一个"重要草药刊授学院"创建者

——记全国人大代表、药理学教授李希贤

李希贤,男,汉族。1918年5月生,吉林榆树市人,农工民主党党员,药理学教授,硕士研究生导师。早年毕业于长春医科大学医学部,在日本京城帝国大学专攻药理学。曾任自治区药学会副理事长兼《内蒙古药学》主编,自治区药理学会主任委员,特别被邀为美国科学发展协会国际会员,自治区第二、三、四、五届政协委员,自治区卫协副主任,第七届全国人大代表,农工党自治区委副主委等职。发表论文数十篇,参与创办"中药刊授学院",曾从事麻黄苯丙酮(奥昔非君)注射剂的开发研究。

李希贤教授1918年5月生于吉林省榆树市的一个普通农民家庭。他自幼喜欢读书,就读于长春医科大学,主修医学。同年考入日本京城帝国大学专攻药理学。1944年学成归国,执教于国立长春大学医学院(新中国成立后改为长春军医大学)药理教研组。

在大学读书期间,他就胸怀兴中医、振国威的愿望,除了苦读西医外,自修中医中药学。在日本留学期间,他对中药白虎人参汤和栀子做了较深入的研究,发现了白虎人参汤和中药山栀子对机体的一系列药理作用,为祖国医药理论提供了现代科学的佐证。

回国后,他一边从事医学人才的培养,一边从事中医药及西医药的开拓和探索性研究,先后对克山病区居民的微循环状况、中药百步除虱的作用、冷藏组织液

及金银花抗菌作用等进行研究,取得了一系列的可贵成果,发表论文多篇,这为日后进一步挖掘和开拓中药药理的研究奠定了基础。

1958 年 5 月,李希贤教授积极响应党和政府的号召,主动放弃了长春优越的物质生活及科研条件,毅然来到内蒙古,投身于边疆医药学教育及科研工作中,对自治区高层次人才培养和区域性资源的开发研究做了大量的工作。

来到内蒙古医学院的 30 年中,他教书育人,为学院一批批优秀人才的培养付出了艰辛的劳动。为发掘祖国医药学宝库,他和石山等药理教研室的其他同志一道对多种中草药及蒙药进行了深入的研究,为祖国医药学清热解毒、活血化瘀的理论提供了丰富的素材。由他领导和参加的中药莨菪子注射液的"四抗"作用与祛痰作用的研究,蒙药草乌叶的消炎镇痛作用研究和羚羊角与其同疗效药物的综合研究先后荣获自治区科技奖。

从二十世纪八十年代初,李教授就着手中蒙药的血液流变学和免疫药理学这两方面的研究工作和人才培养,先后在药理教研室建立起了血液流变学实验室和免疫药理学实验室。李希贤教授还带领学生对自治区一系列清热解毒、活血化瘀药品进行了深入研究,研究证实了羚羊角的良好强心作用和自治区特产麻黄苯丙酮(安心痛)的良好血液流变学改善作用和免疫调节作用等。李教授曾任中国药理学会理事、自治区药理学会第一副理事长、中国药理学会自治区分会药理专业委员会主任和中国中西医结合研究会内蒙古第一副理事长。

他不仅致力于自治区医药事业的规划和发展,而且以发展壮大祖国医药事业为己任。十一届三中全会后,他虽年逾古稀,但仍积极投身社会办学,为创建中国第一个"重要草药刊授学院"而四处奔忙。1985 年 9 月 1 日该院成立,他出任院长,并亲自编写了中药药理学,还大量的组织编写和审校教材工作。到 1988 年该院已为全国 20 多个省市自治区培养了近万名的中高级中药人才,受到了党和政府的高度赞扬。1988 年 2 月,李希贤教授光荣地当选为全国七届人大代表,他肩负着人民的信赖和重托光荣地出席了全国人大会议。

英国皇家热带医学暨卫生学会会员

——记寄生虫学专家姚文炳教授

姚文炳,男,汉族,1924 年 7 月生,北京市人。1948 年毕业于北京大学医学院(学制 6 年),同年接受美国洛克菲勒基金的资助,以研究员身份在北京协和医学院从事寄生虫方面的研究工作。1951 年起任教于北京医学院寄生虫学科。1952年由卫生部派往朝鲜战场,调查揭发美军发动细菌战的罪恶事实,被授予朝鲜国家勋章。1956 年 3 月支边到内蒙古医学院负责筹建寄生虫学教研室,并担任教研室主任直到 1996 年(当年 72 岁)退休。返聘 7 年以后仍继续参加两版(每隔 5 年一版)的全国高等学校统编教材和辅导书以及高等教育"十五"国家级规划教材和辅导书的编写工作。

他先后兼任"Peking Nat Hist Bull"《中华新医学报》和《内蒙古医学杂志》等刊物编委,《内蒙古医学院学报》主编。北京微生物学会理事、全国寄生虫学专业委员会委员、美国传记研究院研究部顾问、内蒙古自治区昆虫学会副理事长、内蒙古自治区流行病学会理事、内蒙古自治区科协第二届委员会委员和内蒙古自治区高校学报研究会理事等职。

姚文炳教授从事医学教育事业长达 50 多年的工作过程中,一直勤勤恳恳默默耕耘,强烈的事业心和责任感激励他对教学和科学研究做出了突出的贡献,在医学昆虫和蜱螨领域的研究工作成就卓著。1989 年被英国皇家热带病暨卫生学会(RSTMH)选为会员。

在建校初期,为了完成第一届学员开课的准备工作,带领全科室成员做了大量准备工作,保证了教学工作正常运转和教学质量。

在国内尚没有全国统编教材时,他曾组织教研室成员结合调研资料编写过反映我区实际的寄生虫学教材,应用后同学们反映内容新颖,实用性强。"文革"后姚文炳教授开始参加编写有关寄生虫学方面的全国统编教材工作,为全国教材建设做出贡献。

为了提高教学用标本的数量和质量,姚文炳教授下大功夫搜集各种标本。寄生虫标本都有地域性,尽可能搜集当地标本与其他地区进行交换,是扩充寄生虫标本的重要方法。早在建院初期,他特意用狗体培养出一批国内奇缺的细粒棘球绦虫的成虫标本,与兄弟院校进行交换,得来一批血吸虫、疟原虫、丝虫标本,丰富了教研室的标本家底。

姚文炳教授每年定期组织和参加学校内各专业《人体寄生虫学》的教学工作,并下功夫提高教学质量。中国科学院上海昆虫研究所举办全国蝇类培训班,聘请他讲授"狂蝇科、皮蝇科、胃蝇科"等内容。内蒙古大学和包头医学院分别聘请他讲授《医学昆虫学》《蜱螨学》等课程。教研室也举办过蜱螨培训班,学员来自呼和浩特市有关院校及防疫站有关单位。

在科研工作中,资料收集是一项艰巨的基础性工作,姚文炳教授用照相机把国内各大图书馆收藏的与科研有关外文资料拍摄下来,待应用时把底片放在立体显微镜下阅读参考。他经常与国内外 30 多位同行学者交换学术资料。世界蜱类学权威、美国专家 H·Hoogstraal 教授先后把 500 多篇自己的研究资料赠送给他。有一次,为获得一本德文知名螨类古书,他委托国际书店到德国古旧书店和街头书摊寻觅,经过两年多时间终于买到,这种踏破铁鞋、千方百计地寻觅功夫,使他的资料收集达到了惊人的水平。一位留德博导来访时高兴地说:"我这次留学最大的收获是得到了导师收藏的大批蝇蛆病资料。"这时,姚文炳教授打开自己的"资料库存",对方一看才知道自己收集的资料,姚老师这里全有,立刻目瞪口呆,赞叹不已。

进行实验研究时,需要必要的仪器设备,在经费短缺的情况下,只能自己设法创造条件开展工作,因教研室里没有相差显微镜,他便从外单位借来使用。在进行蜱各发育期与温度关系的研究中,需要把蜱放在几种特定的恒温条件下进行观察,当时因无经费购买可调低于室温的恒温箱,他就将普通的恒温箱搬到学院的菜窖里,终于完成实验。后来经过钻研,他又自行设计了一个小型恒温盒,可以放在冰箱内将温度调低,使开展此项工作有了便利的条件。

去野外昆虫栖息场所进行调研时,他自带干粮和水,骑马、骆驼、步行都要经历着。在呼伦贝尔盟、锡林郭勒盟和阿拉善进行定点观察蜱的季节消长活动情况时,往往在当地一待就是八九个月,经历过各种恶劣天气。一次,初春观察蜱的活动情况时,正值产羔季节,他居住的蒙古包里有一半圈着刚产下的羊羔,每到晚上,听着羊羔的嗷嗷待哺的叫声,闻着刺鼻的羊粪味,真是难以入睡,但为了完成观察工作,姚教授在该调查点上一待就是半个多月;在阿拉善调研时,常需骑骆驼到距住地很远的地方,当晚来不及返回住地,只好睡在沙窝里过夜,前半夜像睡在暖坑上,到后半夜沙子变凉只能起身,待天亮后继续观察……

在开展课题研究时,姚教授总是组织教研室成员参加,使大家在科研实践中得到提高;在接受编写全国高等学校统编教材时,他给参加者提供参考资料并具体指导编写;他也曾把自已搜集的一些标本送给中国科学院动物研究所的年轻研究员,并进行指导研究,起到了提携后辈的作用;病理教研室"文革"中编写《彩色病理学图谱》一书时,有关寄生虫病的病理切片标本非常缺乏,他便把在工作中长期积累、有的是与国内和国外学者交换来的珍贵寄生虫病理切片标本全部奉献出来。

在长期艰苦细致的调查研究中,姚文炳教授先后发表论文80余篇。在蜱、螨、蠓、虻和蚤的区系分类研究中,发现新种(亚种)有:蒙古库蠓(*Culicoides mongolensis*)、内蒙古多毛螨(*Multisetosa neimongolensis*)、外伊犁赫刺螨内蒙古亚种(*Hirstionyssus transiliensis neimongkuensis*),褐鼠囊棒螨粗棒亚种(*Ascoschoengastia rattinorvegici crassiclava*)、矩刺珠甲螨(*Damaeus spiniger*)、姚氏珠甲螨(*Damaeus yaoi*)和短毛珠甲螨(*Damaeus brevisetus*)等。这些新种(亚种)受到国际学界的重视,并已载入权威专著的世界名录中。对草原革蜱、森林革蜱、银盾革蜱、草原血蜱、日本血蜱、亚东璃眼蜱和短小扇头蜱等病媒蜱种的生物学和生态学进行系统研究,其主要内容包括:宿主种类;生活史;季节消长;越冬;产卵特性;游离蜱活动与自然条件的关系;温、湿度对各期发育的影响以及各发育期的有效积温和温度低阈等。这些研究成果在学术上有重大价值,曾受世界蜱学权威 H·Hoogstraal 的好评。他在对人和脊椎动物蝇蛆病的系统研究中,共发现17个蝇种可致蝇蛆病,在文献中首次记录由黑角胃蝇、红尾粪麻蝇、黑尾黑麻蝇和粪种蝇等引起人体蝇蛆病。在中国首次记录的蝇种有宽额鼻狂蝇,黄羊咽狂蝇,驯鹿狂蝇、异彦裸皮蝇和黄羊遂皮蝇。对动物自然感染旋毛虫的调查中,从8种动物体内查到有自然感染旋毛虫,从艾虎、虎鼬、草原黄鼠和大沙鼠等体内发现自然感染旋毛虫为中国首次记录,此项研究给研究旋毛虫病的自然疫源性提供了启示。对重要疫源啮齿动物草原黄鼠和长爪沙鼠寄生的蚤和革螨的季节消长的调查,给虫媒病的流行病学提供了生物学依据。另外在内蒙古自治区部分城市、农村和牧区进行人体肠道寄生虫的调查、山东莱芜地区黑热病的流行病学、犬黑热病以及葡萄糖酸锑钠治疗黑热病的疗效调查,以及朝鲜人民共和国肺吸虫病的流行病学研究等方面均有创见。

姚文炳教授主编和参编的参考书有《人体寄生虫学》《中国人兽共患病学》

《医学昆虫学》《医学昆虫学图谱附分类检索表》《蜱螨学》等。参编的教材有《人体寄生虫学》《人体寄生虫学要的解析与实验指导》（第1、2版）等全国高等学校统编教材，以及《医学寄生虫学》《医学寄生虫要点与自测》等普通高等教育"十五"国家级规划教材。参审的书籍有《人兽互传寄生虫病》（全国高等农业院校教材）《中国人体寄生虫的分布与危害》以及《人体寄生虫学》，全国高等学校统编教材等。

姚文炳教授的部分科研、参考书、教材和主编的期刊等获省部级奖共18项；另有一项"内蒙古医学院30周年科研总评获一等奖"（仅一名）1991年起享受政府特殊津贴。

他的个人业绩载入国内多种辞书：

X. B. Chen. *Researches of Acarology in China*, Chongqing Pub. 1992；

陈敏章：《中国当代高级医师大全》，人民卫生出版社1996年版；

林丛虎：《内蒙古自治区专家名录》，内蒙古人民出版社2000年版等。

载入国外的辞书有：

V. Prasad, *History of Acarology*, USA：lndira Pub. 1982；

H. Turnbull, 2000 *Outstanding Scientists of the 20th Century*；

UK：Cambridge, lnternational Biographical Centrae, 2000；

C. White, 1000 *Leaders of World lnfluence*, USA：American Biographical lnstitute, 2001；

Val Behan – Pelleties, *Directory of Acarologists of the World*, Canada：Agriculture & Agri – Food, 2002.

蒙古族著名的血液细胞专家

——记细胞生物学专家舍英教授

舍英，男，蒙古族，1924年出生，通辽人，中共党员，硕士研究生导师。他是蒙古族著名的血液细胞专家，致力于血癌的研究工作。在他的主持下，内蒙古医学院中心研究室的同志们，经过四年多的艰苦努力和多次试验，终于在1980年11月探索到了一种抗白血病细胞的生物活性物质，为治疗白血病取得了可喜的进展。

舍英教授曾任我校组织胚胎学教研室主任,基础医学部副主任,自治区解剖学会副理事长、理事长,自治区科协委员,中央卫生部医学科学委员会委员,中国解剖学会全国理事等职;第四、五、六届自治区政协委员,五届全国政协委员,曾被授予"科技先进工作者"称号和"光荣人民教师"荣誉。发表论文30多篇。1991年起,享受政府特殊津贴。

专著有:《医学的前沿》《现代显微镜的光学原理》《动物种属及个体鉴别分子遗传学技术》《应用同工酶学》《血液细胞的渊源及其进化》《动物界防御系统的进化——癌患者自然治愈的机制》等6部。

经过战火洗礼的留苏医学博士

舍英教授,1945年参加革命,在解放东北的战争中率部作战,出生入死,曾两次负伤。1946年他光荣地加入中国共产党。1947年从军队转入中国医科大学学习,毕业后到自治区军区卫生干部学校任教。1954年又赴苏联留学,经过刻苦攻读和严格考核评审于1958年获得博士学位。

留苏期间,舍英在认真读书的同时,注意调查学习苏联高校教学组织机构的特点和学位培养的特点;作为共产党员,他注意了解苏共在高校的组织状况和发挥作用问题,从而在各方面增长了见识。

1957年,他受我国驻苏联大师刘晓委托,作为翻译陪同我国著名老中医秦伯威、韩刚为抢救患急性粒细胞白血病的列宁的外甥女在克里姆林宫紧张工作一个月,终未能使患者获救。

但这件事使舍英教授萌发了一定要为征服白血病而斗争的坚强信念,这个愿望成了他日后从事科研工作的方向和动力。

为学院发展贡献力量

1958年舍英教授归国后来到内蒙古医学院任教。他曾任组织胚胎学教研室主任、一年级办公室主任兼总支书记、基础医学部副主任。三年困难期间,曾带领工作小组到东部区专门防治克山病;1979年主持组建医学院中心实验室,先后招收、培养硕士研究生24名,同时继续从事"正常和癌变血细胞酶代谢及正常和恶性增殖、分化规律"的实验研究,获全国科学大会奖;研制的显示同工酶获自治区科技进步三等奖。

防止克山病、创办中心研究室

克山病是一种困扰全区人民尤其东部区人民的严重地方病,对人民生命健康危害甚大。仅 1958 年,在呼伦贝尔盟东三旗——阿荣旗、布特哈旗,莫力达瓦旗就死亡 1900 多人。1959 年下半年起,舍英教授带领工作小组到呼伦贝尔盟,长期专门从事克山病防治工作。在此期间,学院还派出多名教师、大夫和 1956、1957 级学生组成医疗队开展大规模防治工作。

舍英教授等人从死亡原因调研入手,发现有 1880 个死亡病例在治疗方法上有严重缺失。于是给予改正采用正确方法治疗,到 1960 年,死亡人数降到 10 人。工作组协助卫生厅在扎兰屯组建地方病防治研究所,舍英任党支部书记。

舍英教授从事医学教育研究的刻苦实干,坚持不懈,富于创新的精神值得大家敬仰。

宝刀不老显锋芒,激励后人更图强
——记骨科专家阙求豪教授

阙求豪,男,汉族,1926 年 4 月出生,福建上杭人,中共党员、九三学社社员。1957 年哈尔滨医学院毕业,主任医师、骨科总主任、自治区骨研所名誉所长,自治区政协常委、自治区骨科学会副主任委员、全国骨伤科外固定学会常务理事、自治区九三学社副主任委员、第七届全国人大代表、内蒙古自治区五届、七届政协常委。《内蒙古医学》杂志编委、高教职称评委,享受国务院颁发的政府特殊津贴。

阙求豪教授长期致力于骨科的临床、教学和科研工作,1967 年亲自主持完成了自治区第一例断手再植,成功填补了区内空白;1969 年参加 20 周年国庆观礼,并受到毛主席、周总理的接见;1973 年第一例左足右移成功,疗效良好,受到中央卫生部的高度评价;1978 年断肢(指)再植 33 例报告及左足右移植 2 例报告,获自治区科学大会奖及全国医学科学大会奖;1980 年获自治区科技成果二等奖;对环椎脱位的研究与治疗,根据力学原理,设计了体位牵引复位手术内固定的治疗方法,解决了过去手术危险性大、死亡率高的难题,1987 年获自治区科技成果二等奖,这项成果,曾在香港学术会议及全国骨科学习班上进行讲学推广;1989 年曾应蒙古国卫生部的邀请,在乌兰巴托进行了手术推广。对颈椎病、脊柱侧弯、骶骨肿瘤的研究与治疗,均有新的改进,曾获自治区科技进步三等奖。

阙求豪教授在脊柱外科方面也有颇深研究,他主持研究的体位牵引复位内固定治疗环椎脱位、脊髓型颈椎病的手术治疗;腰椎滑脱的前路手术;全锥体切除及全骶骨切除异体骶骨置换术等在国内均有影响。特别是"阙氏环形钉扣钢丝提拉复位 A 型架内固定治疗腰椎滑脱"技术领先,疗效良好。

"体位牵引手术内固定治疗寰枢椎脱位"有自己的独到之处,解决了过去手术复位危险性大,死亡率高的难题,打开了我区在该领域的禁区,并且达到国内先进水平。1998 年在科研上又有新的突破,"阙氏钉扣钢丝提拉复位 A 型架内固定治疗腰椎滑脱"达到世界领先水平。

阙求豪教授曾被评为自治区科技先进工作者、自治区有突出贡献的科技人员奖。曾多次被国务院、国家劳动人事部授予"少数民族地区科技工作者"以及"全国边远地区优秀医务工作者"等荣誉称号。获得了"华佗金像奖""白求恩杯"等各种奖励 30 余项。

阙求豪教授作为骨科学科的带头人,为我区培养了一大批优秀骨科技术人才。他多次参加义诊、扶贫工作,深入贫困地区,在简陋的基层医院为患者做手术治疗;他多次为灾区和希望工程捐款,献上一份老医务工作者的深深爱心。

阙教授精湛的医术和高尚的医德不仅使慕名求医的病人远道前来,更感染着身边的许多医务工作者为祖国的医学事业孜孜以求,不断进取。真可谓:宝刀不老显锋芒,激励后人更图强。

一生为了护理教育事业

——记刘云清院长

刘云清,女,汉族,主任护师。1926 年 10 月生,辽宁省海城市人,中共党员。1949 年毕业于中国医科大学专科高级护理专业,毕业后留校做护理教学和管理工作。

1956 年支边来内蒙古医学院附属医院,曾任附属医院护理部副主任、主任,副院长,附属医院党委兼护士学校校长,中华护理学会理事,自治区分会副理事长兼秘书长,《护士进修杂志》编委,《国外医学·护理分册》特邀撰译员。

发表的学术论文主要有《改进医学护理管理手册》《健全医学院的护理指挥系统》等,并译有《鼻出血》《肝功不全患者体液管理的基础知识》《小儿体液管理的基础知识》等多篇著作。

1956年春天,为援建内蒙古医学院,中国医科大学选派各类专业人员到内蒙古。刘云清和爱人刘世芳一同被选派支边。名单公布后,夫妇俩没有任何犹豫,抓紧收拾行李,很快便带着3岁的孩子一起登上支边人员行列。

来到呼和浩特后,学院建设尚未开工,爱人刘世芳直接参加学院建设工作,而刘云清和一同来的临床专业人员被分配到内蒙古医院工作。以后,她和同来支边的几位护士又被陆续派往北京、上海的大医院学习,为组建护理队伍做准备。

1957年8月,刘云清和同事一起投入紧张的护士学校筹建工作。她坚持要办正规护理专业学校,严格规范,保证教学质量,让学生学到应该掌握的知识。她多次和学院基础医学部各教研组研究制定教学计划工作,严格规范,一丝不苟。

经过一个多月的紧张筹备,学校如期开学。刘云清在护士学校担任教导主任。1961年,国家遭受自然灾害处在困难时期,护士学校停办,刘云清回到附属医院,组建护理部,被任命为护理部副主任。1972年护士学校恢复招生,她又兼任其校长,1980年她担任了附属医院副院长,分管护理工作直到退休。

几十年来,作为护理教育工作者和医院护理工作管理者,她热爱护理事业,治学严谨;她深入研究并撰写论文,从理论到实践,不断提高护理教学质量和医院护理工作水平,深得学生和后辈的尊敬。

她说:"我这一辈子只是尽自己的力量为党和国家的事业努力工作。来内蒙古工作,我并不觉得有多苦,也没有后悔过。我们过去都是讲:共产党员是块砖,哪里需要哪里搬。刚来时我曾想过,也许过些年让我去西藏,我也一样会过去的。"

在访问结束的时候,刘老师深情地说:"在我的工作中,有许多做得不够的地方,也有许多遗憾,护理学教育、医院的护理工作、提高护理人员的地位等方面都有很多工作要做,都有待于不断发展和提高。但我对自己一生从事护理事业无怨无悔,也希望护理事业能得到更多人的关注,有更大的发展,在医疗工作中更好地发挥作用,对人民群众的健康有更大的贡献。"

入选中国普通高等学校教授名人录

——记解剖学教授王之烈

王之烈,男,汉族,1926 年 12 月生,辽宁海城人,中共党员,人体解剖学教授,硕士研究生导师。

1950 年毕业于中国医科大学,留校任教。同年加入中国解剖学会。曾任全国解剖学名词审订工作委员会副主任,中国解剖学会名词审订组组长,全国自然科学名词审定委员会委员,自治区解剖学会理事,《内蒙古医学院学报》主编等职。

1955 年翻译出版苏联医学院校教学用书《正常人体解剖学》(童可夫教授著),作为全国教材。1982 年出版《中国人体解剖学名词》。1987 年被载入《中国普通高等学校教授名人录》。

1990 年离休,1995 年经德高望重的老学长项全申教授介绍,开始学习世界语,积极参加地方的世界语活动。

王之烈教授在中国解剖学会中有 50 年的会龄,从 1978 年起从事解剖学名词审定工作,多次到上海、徐州等地工作,出版了《中国人体解剖学名词》。

从 1989 年起,参加了全国自然科学名词审订委员会的工作,多次在扬州、北京、杭州等地工作,出版了《人体解剖学名词》和《组织学名词胚胎学名词》。

积薄而为厚,聚少而为多

——记药物化学教授张清德

张清德,男,汉族,1927 年 12 月出生,山东滨州人,中国农工民主党党员,药物化学教授,硕士研究生导师。

1955 年,张清德教授毕业于南京华东药学院。1956 年支边来内蒙古医学院工作,曾任学院学位评定及学术委员会副主任,药化教研室主任。

工作期间,张清德始终以"道虽同不行不至,事虽小不为不成"为人生信条,从每一件小事做起,从点点滴滴做起,在平凡的岗位上始终践行着党赋予的职责和义务,勤于学习、勤奋工作、努力钻研、不断进取,各个方面都取得了良好的成绩。

张清德教授曾为第七、八届全国政协委员,第六届自治区政协委员,中国农工民主党第十届、十一届委员,自治区区委副主委。作为一名中国农工民主党党员,张清德教授勤奋刻苦,兢兢业业,时时刻刻以党员的标准严格要求自己,他以饱满的工作热情,扎实的工作作风,优异的工作成绩,得到了业界人士和同僚的好评。

张清德教授为中国药学会理事,全国药物化学专业委员会委员,《中国药物化学杂志》《内蒙古医学院学报》《内蒙古药学》编委和副主编,在这些岗位上,张清德教授出色地完成了各项工作任务。

张清德教授曾获自治区科技进步奖1项、1989年获自治区优秀教学成果二等奖1项、荣获国家部委和自治区颁发的"全国边远地区优秀医学科技工作者""光荣人民教师""爱国人士为四化做贡献先进个人"等称号。

在科研工作中,张清德教授工作认真、仔细,发扬团队精神,始终将集体的荣誉放在首位,其成就被载入《中国名医列传》当代卷,享受政府特殊津贴。

只有创造,才是真正的享受;只有拼搏,才是充实的生活。张清德教授吃苦在先,享受在后,忠于自己的岗位,他刻苦钻研,探索创新,献身于自治区的医学事业。是值得我们学习的好榜样。

内蒙古病理解剖学奠基人之一

——记病理解剖学教授孙慧宽

孙慧宽,男,汉族,1929年8月出生,中共党员,浙江长兴人,病理学教授,硕士研究生导师。

1955年毕业于山东大学医学院。1958年在上海第二军医大学研究生毕业后支边来内蒙古医学院。曾任病理教研室主任,基础医学部主任,教务处处长,中华医学会病理学会第六届委员会委员,中国法医病理学会委员及自治区病理学会主任委员等职。

孙慧宽教授发表论文40余篇,获自治区科技进步奖5项,优秀教学成果奖1项。曾获自治区高教"先进工作者""全国边远地区优秀医学科技工作者"称号,享受国务院政府特殊津贴。

自 1958 年以来,孙慧宽教授一直坚持在教学第一线,讲授病理学和法医学课程,深受学生欢迎和好评。1983 年孙慧宽教授被评为自治区高校先进工作者。1986 年后,先后培养病理硕士研究生 11 名,其中 10 名继续深造,攻读了博士学位;此外在乳腺癌及心肌缺血病理等领域,孙慧宽教授的研究工作也取得优异的成绩,他有六项成果分别获得自治区科技进步二等奖和三等奖。

由于教学、科研方面做出的贡献,孙慧宽教授于 1987 年被列入自治区成立 40 周年的《优秀人才谱》;1991 年起享受国务院特殊津贴,并于 1994 年获得"全国边远地区优秀医学科技工作者"荣誉称号。

孙慧宽教授始终认为,自己只是在平凡的工作岗位上做了一些分内之事,党和人民却给了他诸多荣誉,甚感愧疚。他很欣慰的是把自己的才智毫无保留地献给了自治区各族人民,也高兴地看到,一届届医学院毕业生从这里走向自治区的四面八方。在大漠南北都留下了内医学子的工作业绩和清晰足迹,作为医学院的一名教师,孙慧宽教授对此感到无比的欣慰和自豪。

"我应把知识还给人民"

——记第八届全国人民代表大会代表、组织胚胎学教授文历东

文历东,女,汉族,1929 年 11 月出生,上海市人,无党派人士,组织胚胎学教授,硕士研究生导师。1950 年毕业于北京辅仁大学生物系,同年考入北京医学院组织学研究生,毕业后留校任教。

1956 年支边来内蒙古医学院工作。曾任基础部组织胚胎教研室主任,现任中国解剖学会内蒙古分会副理事长,中国遗传学会副理事长,中国组织化学与细胞化学杂志编委等职,发表论文约 20 篇,参与翻译的译著 3 部,参加组织胚胎学教材的编审,曾获"全国优秀教师"称号,曾当选为第八届全国人民代表大会代表。

1956 年内蒙古医学院建立,文历东教授和丈夫响应祖国号召从条件优越的北京医学院来边疆工作,不久被评为讲师并任教研室副主任。1958 年夫妇双双被打成"右派",丈夫赵宗诚在 1968 年下牧区巡回医疗中因公殉职。面对政治压力和家庭的不幸,文历东教授在教育园地里辛勤耕耘,并将儿女抚养成人。

40多年来,文历东教授教学认真,治学严谨,对工作恪尽职守,精益求精。恢复职务后,她主持修改教学大纲,编写实习指导,组织集体备课,学术讨论,筹建细胞培养室,帮助技术员提高工作水平,联系购置并亲手制作教学挂图,增添幻灯演示手段。

1986年到美国波士顿探望儿子期间,经联系与美国同行进行了题为《血小板膜上糖蛋白Ib(GPIb)在贮存过程中的改变》的基础研究项目,主持并带头进行了直接用英文版原教科书讲授组胚学的改革试验,使同学们理论学习和英语水平有所提高。

文历东教授有丰富的教学经验,但她不满足既有水平,总是努力追踪国内外本学科的最新动态,力求在教学中反映最新成果,她多次在教研室、师资班,还有基础部和全院学术会议上讲生物学分子遗传学基础理论及其应用,积极参加《内蒙古生物高技术发展规划》和相关项目指南的编写工作。

多年来,她以血细胞的细胞化学和遗传学为重点发表了多篇论文,在全国和自治区的学术会议及刊物上交流,受到同行的重视。

文历东教授本人花甲之年仍朝气蓬勃地工作在自己的岗位上,她曾说,"我应把知识还给人民""只有在工作中才能找到最大的快乐"。以往工作总结中的这两句话,道出了她的心声,也是她整个风貌的写照。

悬壶济世,患者的"保护神"

——记支边老专家朱宗元

朱宗元,男,1937年生于南京。1956年,考入上海中医学院,1962年大学毕业后,作为首批支援边疆少数民族地区医学事业的知识分子,来到内蒙古医学院中蒙医系,曾在中医基础教研室、中医临床等教研室任教。1978年任中医基础教研室主任,1989年任内蒙古医学院中蒙医系主任,1993年享受国务院批准政府特殊津贴,曾任自治区中医药学会副秘书长、全国中医高等教育委员会委员、自治区政协委员等,撰写或编写著作5部,发表学术论文10余篇。曾获得自治区优秀教师称号、科技厅优秀科技论文奖及内蒙古医学院科研奖等,2008年被评为全国第四届名老中医学术传承指导教师。

朱教授行医几十载,为无数病人解除了疾病之苦,屡次被病人及病人家属称为"保护神"。他对病人和蔼可亲,对学生谆谆教导。面对病人的疾苦,朱教授细心思忖,努力找到最适合病人的方药;面对同事们的请教,他也是虚心传教,尽言其所悟之理;面对学生们的提问,他也总能一言中的,传授其毕生之所学。

朱宗元教授在教学以及临床从医几十载中积累了丰富的经验,在多种疾病的治疗中取得了突出的成果。特别对慢性肾炎、颈椎病的认识和治疗更可谓是见解独特,疗效卓著。

传道授业高山仰止　身体力行扬中医学术

——记内蒙古名中医米子良

米子良,男,1939年7月生,内蒙古呼和浩特市人。1963年毕业于内蒙古医学院中蒙医系中医专业并留校工作。曾任内蒙古医学院中蒙医系教研室主任、教授、硕士研究生导师,内蒙古卫生厅药品审评委员会、中国中医药学会仲景学说专业委员会委员。擅医内、妇科疑难杂症,尤对脾胃脑系疾病、血管与血液病治疗见长。

近年来出版《内蒙古食疗药》等专著2部,发表论文30余篇,承担内蒙古自治区科研课题3项,其中1项已获内蒙古自治区科技进步三等奖。1983年以来,参加亚洲仲景国际学术研讨会、全国第一至第五届仲景学术思想研讨会、第八届全国消化系统疾病学术研讨会、全国周围血管病学术研讨会、全国专科病及中西医结合临床研讨会、首届内蒙古中青年中医学术研讨会等11次。

米子良教授从事中医临床工作几十载,对各种疾病均有涉猎,而于治脾胃病方面独树一帜。在治疗脾胃病时,米教授以调脾胃升降之气机为主,并且认为治疗胃病以通为用,以降为顺,以清为道,病症相同有异当辨证治之。

米教授不仅精于中医,并且善于将中医之证与现代医学检查相联系,认为现代医学检查数值是中医辨证之延伸,如认为:慢性胃炎呈水肿、充血、色红、黏膜糜烂为热郁湿重;胃黏膜苍白,或是红白相间,血管显露,为气虚血瘀;肠腺化生或见上皮细胞者为瘀毒郁结;若伴胆汁反流者,为胆胃不和之象。这些微观现象可弥补中医之不足,并有力地促进疗效的提高。

在治疗脾胃系统疾病时,米教授主张药味剂量宜小,同药宁可再剂,不可重剂,因为药物剂量过大或药物的种类过多,都将给已经受损的脾胃加重负担。而在此众多治病方略中,米教授多善于运用经方而获得良效,尤其善用半夏泻心汤加减治疗慢性胃炎。因为其多认为慢性胃病病机多为寒热错杂、虚实夹杂,所以治胃病应寒热并用,苦辛并进,攻补兼施,标本兼治。

米子良教授通过严格中医辨证论治,而选取半夏泻心汤为主方,加减用药,多取得良好的效果。面对消化系统疾病,米教授主张:已病之时故当采取果断措施来治疗,但未病之时甚至包括初病之时他更主张病人自身的调养,就如他自身所言,胃病三分治七分养。此外,米教授还注重病人自身情绪的调节,他认为脾胃是人体情绪变化的晴雨表,人的忧思和恼怒与脾胃病的病情进退关系十分密切,所以治疗时必须将心理疏导与药物治疗同步进行,这也是取得疗效的关键,可谓治病的又一手段。最后,米教授主张饮食宜少,不可过饱,一般主张细嚼慢咽,八分饱,少食对一般人健康有益,对患胃病者的康复更是必不可少。

岐黄千古事,崇土万民康。欣闻百草味,北杏气最芳。对于一个医生来说,医技固然很重要,但比医技更重要的是有一颗仁爱救世的慈悲心肠,而米教授就是这样一个中医人:慈眉善目,对病患如亲人,待学生如孩子。或许正是这样一颗赤诚的心才注定他成为一个受人尊敬、医技高超的中医人! 我们要向米教授学习的不仅仅是他渊博的学识,更是他那一颗仁爱济世的心!

一代名医鲍镇美

——选自张亚正文集《逸叟文存》

1958 年,内蒙古医学院附属医院成立。在"全国一盘棋"、支援边疆建设思想的指导下,北京、上海、沈阳、长春、哈尔滨等地的医务工作者纷纷汇聚于此,形成了附属医院的医护骨干力量。

当时,北京医学院泌尿外科有两位知名专家支援边疆来到内蒙古。顾方六医师调到包头医学院工作,鲍镇美医师于 1958 年 3 月来到内蒙古医学院。自从他们来到内蒙古,自治区才有了泌尿外科的专业设置。

鲍镇美教授在附属医院勤勤恳恳地工作了二十几个年头,并曾担任过内蒙古医学院的院长,他当之无愧地是自治区泌尿外科奠基人。鲍镇美教授 1949 年毕业于贵阳医学院,随后留校任教。

他的英语功底扎实,1951 年至 1952 年赴朝鲜抗美援朝,在朝鲜人民军医院外科工作。回国后于 1954 年调任为北京医学院第一附院讲师。

抗日战争时期,1944 年至 1945 年他曾在支援中国抗日战争的美国远征军昆明步兵学校任翻译。当翻译的经历被算作"一般历史问题"。这正好成为在"文革"中他不参加任何"战斗队",不介入派别斗争的理由。稍有闲暇,他就到附属医院图书馆或医学院期刊组去攫取医学信息。

附属医院在 1958 年建院时,全部建筑只有现今旧住院楼西侧的一至三层。包括设在一、二层的门诊部,设在三层的住院部。当时的床位不足 100 张。1959年附属医院住院楼落成。7 月末呼市暴雨成灾,病房区暂供灾民使用。国庆节后开始装备各病室,直至 1960 年,住院部的 500 张床才正式收治病人。

外科包括三个病房——九病房(泌尿外科和心胸外科)、十病房(普外)、十一病房(骨科)。当时的泌尿外科有另外一位从湖南医学院调来的张保罗教授,但因在 1957 年被错划为右派,除讲课外很少上手术台。大量的临床工作都落在主治医师鲍镇美肩上。

1962 年,他为一例肾结核病人施行了自治区首例肾部分切除术。直至现在,肾部分切除因出血迅猛很难控制,也被认为是高难度手术。当时,B 超、CT 等影像学技术还没有问世,诊断一个嗜铬细胞瘤是极其困难的。鲍大夫在国外文献中看到,对疑似嗜铬细胞瘤患者作尿中 VMA 定性分析,可以大致做出诊断。就与检验科孙培道医师合作筛选出一例患者,并用腹膜后充气造影证明嗜铬细胞瘤的存在,成功地切下肿瘤,治愈病人。

建院初期,外科各专业在一起轮流值班处理急诊病人,鲍大夫在 1961 年还为一例患有隐袭型肝癌、跳舞时突然发生肝破裂的病人施行过肝部分切除术。

值得一提的是,内蒙古医学院虽然地处边陲,其图书资料在国内并不落后,尤其是外文期刊。在 1956 年建院时,北京医学院图书馆无私地、毫无保留地支援了边疆兄弟院校。他们的过期中文、外文期刊中,只要有复本的就无偿赠送内蒙古一套。建院比内蒙古医学院晚 3 年的北京第二医学院就失去了这样的支援机会。

"文革"十年,许多人主动或被动地陷入运动中,消耗了可贵的青春,不少医生的业务与国外同行拉大了距离。鲍教授此时不断获取新知,紧跟时代步伐。如"文革"前的血管舒张药治疗休克,"文革"中的磺胺类药物进展、大剂量含钠溶液治疗失血性休克、肾移植进展，"文革"后的内窥镜、经尿道治疗等，他对国外动态和进展都了如指掌。

鲍教授总是能把他的知识用到临床诊断和治疗中去，使病人受益。一个大量失血而发生休克的病人入院时，他一边联系配血和输血，一边让护士为患者扎入一根较粗的静脉，在一个小时内滴入 2000 毫升经过加温的盐水或林格氏液，这样既能暂时补充血容量，又能扩张毛细血管，疏通了血管床。当配好的全血取来时，直接用于补充胶体和血细胞，提高血压。在鲍教授的指导下，用"大剂量含钠溶液治疗失血性休克"技术在 60 年代抢救好不少病人。

"文革"中，医学杂志一律停刊，缺乏学术交流的平台，鲍教授常把国外一些新信息和自己的学术见解写信与同行中业务突出的专家切磋。如浙江医学院杨松森教授写信与他讨论肾功能衰竭；杨教授所在的医院邮购过 1974 年内部编印的一本《急性肾功能衰竭》；吴阶平教授寄给鲍教授的探讨肾上腺增生的信，信中对他不断坚持阅读国外文献的习惯和熟知专业信息的习惯加以肯定，并认为是难能可贵的。他从文献中看到一位法国人用结扎髂内动脉减少耻骨上前列腺切除手术的出血，就在国内首先开展了这一技术，后来又推广到全膀胱切除、骨盆骨折等手术中。由于髂内动脉结扎能有效减少出血，后来在 1979 年获得内蒙古科技进步奖。结扎髂内动脉 110 例的科研论文还发表在 1980 年的美国泌尿学杂志上。

粉碎"四人帮"使中国的学术界重新活跃起来。鲍老也焕发了开展研究和技术创新的热情。"宝剑锋从砥砺出，梅花香自苦寒来"。鲍教授十年中甘于寂寞、甘于冷落、甘于淡泊，跑图书馆，坐冷板凳，在理论上与国外同行没有拉开距离，使他的业务水平很快就派上了用场。

1978 年他率领全科进行了肾移植动物实验。并在 1981 年为一位继发性高血压女患者施行了肾动脉狭窄段切除、自体肾移植手术。在多年的临床实践中，他摸索出，嗜铬细胞瘤多数为良性肿瘤，具有包膜，但切除术中反复触摸肿瘤会使血压或高或低，增加了出血时间和手术难度。若能缩短手术过程，就可以把不少病人从死亡线上抢救过来。1980 年他对瘤体巨大的患者创用了"嗜铬细胞瘤剜出术"——沿包膜尽快把肿瘤分离、切下，在瘤体离开术腔、视野清楚后再仔细处理出血。这一方法缩短了手术时间，减少了出血。使许多过去不能切除的瘤块得以切除成功。

1996 年出版的《泌尿外科手术学》第二版已经单列一节介绍这一方法，得到同行的承认。他因这一技术荣获英国剑桥"世界名人传记中心"授予的功绩奖

（Decree of Merit）。1977 年，鲍镇美是"文革"后第一批晋升的副教授；1979 年，被遴选为第一批硕士生导师；1980 年开始，主编《内蒙古医学杂志》；1982 年又被聘为教授，并成为《中国医学百科全书·泌尿外科卷》和《中华泌尿外科杂志》的编委；1983 年，鲍教授升任内蒙古医学院院长。

由于鲍镇美教授娴熟的英语功底，1982 年曾以访问学者的身份赴美国考察一年。使他洞悉国内外基础医学和泌尿外科进展、趋势。他撰写的述评、讲座和文献综述，能迅捷地把国外学术动态向中文读者介绍。在嗜铬细胞瘤、前列腺增生、泌尿系肿瘤、钙拮抗剂、细胞凋亡理论、肾移植免疫现状等课题上，每隔一段时间即可见到他撰写的动态性文章。在全国性泌尿外科学术会议上，人们总是期待着聆听他的讲座和综述。曾有这样的评论："文革"前的马永江，"文革"后的鲍镇美，是介绍国外泌尿界动态最多、最及时的学者。

1984 年，内蒙古购进了电切膀胱镜，并很快就开展了膀胱癌、前列腺增生的电切治疗。这时，仅上海、北京、天津、沈阳、邯郸等城市才有经尿道电切治疗的报道。

我国有一位教育家曾提出"从游理论"。指的是，一个学术机构或群体，其带头人的作风、习惯、方法、观点会在无形中影响每一个成员——好像一群鱼，在长期跟随大鱼游泳的过程中学会游泳的样式和省力省时的方法。在跟随鲍老多年工作中，他的学习方法、工作方法和思维方法一直影响着周围的人，全科医护人员从他那里学到了看病人、出诊断、做手术和处理复杂问题的方法，也从他那里学习了查文献、学新知乃至搞科研的方法。

鲍老学识渊博、思维缜密、见解精到，但从不掩饰知识的不足。对自己不熟悉的问题他一般不轻易发表意见。当人们问到他没有把握的事情时，他总是讲："说不好！"这实际是对人对己负责任的态度，昭示了科学作风。

老一代医生很少有拉关系、走后门、借工作之便谋取私利的。鲍镇美教授全身心投入工作，但生活十分清苦。1973 年，他所住的"303"楼翻修，搬到平房去住。他因为没有社会关系而买不到煤，只好全家挨冻。还是希拉泰大夫替他想办法买回一吨煤，才解决了冬天取暖的燃眉之急。

鲍镇美教授于 1984 年冬天调到北京中日友好医院。到北京工作后，任《中华泌尿外科杂志》副主编；任《黄家驷外科学》《实用泌尿外科学》《泌尿外科》《吴阶平泌尿外科学》等专著的编委。是"文革"后历届中华泌尿外科学会委员，并成为《临床泌尿外科杂志》的编委。

金玮回忆录(节选)

一、自序

我是一名支边干部,来自沈阳中国医科大学。原来那是一所由日本人办的学校,沈阳解放时,我还是在校学生,后来中国人民解放军接管了这所学校。我们都兴奋地参了军,换上军装,每天跑步上操,完全以军事院校的管理方式进行学习生活。这一段部队生活的记忆使我没齿难忘,至今回忆起来仍感幸福、亲切!

记得在一次夜行军时,我实在困得不行,就在一种半睡的状态下完成了这次行军。当时我们女同学每个月有几元钱的卫生费,这使男同学非常羡慕。这一切也都成了美好的回忆,可惜我的军队生活的时间太短,还不到一年。这所学校当时在全国范围内也是为数不多的好学校,它在基础教学方面和临床医疗水平方面都是非常优秀的。

中华人民共和国成立后,卫生部把中国医科大学定为培养医学人才的基地,从这里调动师资力量到老、少、边、穷地区去办医学院校,培养医务人才,以解决当地缺医少药的问题,我们把担当这种任务的单位叫"母鸡"。

在20世纪50年代初期,学校已经派出两批干部,分别到青海和新疆去建立了青海医学院和新疆医学院。我们是第三批支边干部,任务是到呼和浩特去组建内蒙古医学院。

1956年元旦刚过,我和丈夫霍述汉就接到派我们去呼和浩特支边的调令。我俩在1950年毕业后都留校工作,他分配到小儿科当医生,我在生理教研组教书。我们俩都是共青团员,复转军人,已有六年多的工龄,并且是两个孩子的父母了,我们当时就怀着创业梦想响应支边号召。记得当时有一首歌:"毛主席的战士最听党的话,哪里需要到哪里去,哪里艰苦哪安家!"这唱出我们心中的豪迈。真觉得这是一种光荣,为此我的学生们还和我拍了一张纪念照以示祝贺。

和我一起支边的还有生理教研组的朱连成讲师,他也是举家支边的。我们这批支边大军共七十多人,从基础到临床,还有总务口的都是全家总动员,集体赴边疆。最后包了一节火车车厢直达内蒙古自治区首府呼和浩特市。

到达后最先见到的是先于我们到达的另一批支边干部,北京医学院(现在是北京大学医学部)的同行们。在他们中间也有一位生理老师——蒋毓华讲师,这样,生理专业的基本成员就是我们三个人了。

内蒙古党委特别重视这项工作,首先在党委餐厅为我们接风,又在党委礼堂为我们办了一场庆祝晚会。凑巧的是晚会上的文娱节目还安排了一出京剧,是由蒋毓华老师和我合演的程派名剧《贺后骂殿》,因为我俩都是京剧爱好者。也就是说,庆祝内蒙古医学院组建的第一锣,原来是由我们生理老师敲响的!

二、建院初期的生理教研室

学校已经决定,从1956年暑期开始参加全国高校统一招生,并从此逐年迎接新同学入学。这样,全校教职员工都做好了努力工作的思想准备。因为当时定为校址的傅作义的"小教场"还是一片黄土地,怎能不叫人着急?

我们这些外来支边的教职工就住在借用的原呼市卫校的教室里。总务口的同志们整天忙于看图纸搞基建,临床的大夫们暂时被借到内蒙古医院去出诊看病人。我爱人霍述汉被内蒙古卫生厅借去,到基层巡回医疗。那段时间真是精神紧张,一切都刚起步,都有待尽快搞定。

生理教研室也开始加紧备课,准备迎接五六级同学。在人力的补充方面,又从山东医学院调来五六年毕业生黄爱莲、赵复东两位;大连医学院调来庄桂娟。他们都是医疗系毕业,学过生理,来这里带实验课没有问题。除了新助教外,实验室技术员也来了三位同志:邢子恒,韩云书和宋炳跃。加上我们原有的三位同志,已经是九个人了。

教学楼的建设很快确定了图纸。在教学主楼中建了三个容纳240人的阶梯大教室,共三层的教学楼中,分给生理二楼东侧半个楼,共四间实验室,一套手术室(带洗手间),一间会议室,一间库房,一间实验准备室,五间教师办公室,这也都是需要我们布置的。

因为生理学是一门实验科学,理论课和实验课的学时分配为1:1。我们生理共上216节课,理论课和实验课各108节。理论大课在大教室由朱连成和蒋毓华两位讲师担当;我和三位新助教在四个实验室上实验课;三位技术员包干实验准备工作。

理论课由二位主讲确定教材和分工,并提出课堂挂图计划,经教研室全体通过后,上交教材科具体落实。在实验课方面,因为我是第一任实验总管,所以特别繁忙,像试验项目的确定,示教项目的确定,实验器材订购,手术室器材,装备订购等等,都须一一提出方案,在教研室全体会上通过,最后交教材科,到国内有关城市去采购。就连课堂老师提出的课堂挂图计划,也由我交给教材科去落实。

实验总管的职务,实际上就是教研室的管家,事无巨细都得要经手。另外我们教研室有一项特殊工作是其他教研室所没有的,就是要建立两间条件反射室,国内许多兄弟院校中也没有这方面的建设。

在我们的实验室示教中有一项慢性实验狗的条件反射,必须在特定的环境中完成。首先把实验动物狗手术后,做成慢性永久性的唾液漏,伤口愈合后进行强化训练,待阳性效果稳定后就可以给同学们看了。这项实验是我的专长,别人不会做,因为我在中国医大时亲自参加过"静默之塔"的建设,那是一栋隔音、避光、防震的特殊建筑,完全按照苏联生理学之父巴甫洛夫设计的原稿建造的。在这里,我根据生理实验室房屋的条件,在二楼楼梯旁建造了两间条件反射室,室内的隔音室使用双层刨花板中间填满木锯末做成。又从内蒙古电台买来两扇隔音门(电台因尺寸不合适闲置的),按照它的尺寸开门用上了。隔音室墙壁间距为10厘米,条件反射室外间的观察室是我亲自设计。器材图样也是我亲手制图,后在北京玻璃厂定做的。在生理实验中这是唯一一个高级神经活动的项目,教研室内除韩云书同志曾帮过我牵狗送狗外,其他人未曾做过。因为这个实验太麻烦,又难度大,大家不愿花这些时间。而我曾在沈阳参与并做过科研,印象深刻,所以能在内蒙古医学院根据回忆复制出来。

一轮教学后,全年级就轮流上这个条件反射示教课。当同学们亲眼看到阳性条件反射效果时,兴奋得互相咋舌称赞!他们真正看到实验狗的心理活动了。因为在条件反射室内不许相互谈话,以免影响实验动物,所以他们只能咋舌。这个示教是我的得意之作。五六级同学授课一轮下来之后,就像一块石头落了地,至此教研室的一切工作都已就绪,就等着每年迎接新同学了。

后来教研室里新生力量不断补充,直到我离休时,我们送旧迎新,一共有三十名同志先后入生理教研室(先后顺序已不能记全),人员名单如下:朱连成、蒋毓华、金玮、宋炳跃、韩云书、邢子恒、黄爱莲、赵复东、庄桂娟、霍银铃、牛午岩、陈常、那孟、陈光汉、葛秀兰、蒙彩霞、周剑平、王懿贤、安志庆、郝富、于洪久、姜茂荣、苏巧玲、杨蕴萍、贾海波、孔五一、刘继新、塔娜、马淑媛、小朱(名字忘记了)。"文革"后入室的年轻老师我记不全了,有崔浩君、李春跃、朱斯琴等。安志庆后来到院部当院长,郝富到卫生厅当厅长。

医学院除了医疗系之外还设有中医系、药学系、附属卫校、大专班、师资进修班等多个专业班级，并且他们也都要开生理课。这样一来，教研室的教学任务出现好几个头，其中医疗系的大课必须由讲师以上的师资担当，其他各科可以灵活。这样我的任务就多了起来，像中医系、药学系、大专班、附属卫校、师资进修班的生理大课我都担当过。

我有一个难忘的记忆可以说明生理教研室的教学效果。记得在50年代末期，卫生部曾经从国内的五个医学院包括北医、上医、内医、白求恩医科大学，还有一个我记不清，分别抽调男女同学各一名，到北京来参加测试，据说测试的科目中就有生理学。结果在这五个院校中我们内蒙古医学院的同学名列第二。那位男同学姓许，据说后来到国家体委任保健医去了；女同学叫乔惠珍，后来在妇产科当主任，他们都曾是我带过的同学，听到消息后我十分高兴！卫生部抽查的结果说明我们教出来的同学很棒！当时我们是一个新建院校，能培养出这样的学生，是对我们教学效果的验证！

从事生理教学30多年，我十分热爱这个专业，特别对生理实验更是情有独钟，也喜欢实验室中的各项工作。记得有一年是朝克同志任基础部主任的时候，号召我们利用冬假大干50天，把自己在专业方面的一些想法具体化。当时在一楼大厅布置了一个环境，谁有什么设想可前去报喜，由基础部予以公布。结果全基础部我是第一个报喜的教师，也算是技术创新吧。当时我提出一项在大教室授课时示教的改革方案——示教用玻璃烟鼓，就是把原来的金属烟鼓面换成玻璃烟鼓，利用解剖室装标本用的玻璃缸，把底座去掉，糊上烟鼓纸，在中轴加上一个电灯泡，熏黑的烟鼓转动起来后，用描画的曲线画掉黑烟，透过玻璃，把鼓轴中设置的灯光透过来，可以看到一条亮亮的曲线画在烟鼓上，我曾专门到大教室最后的走台去观察示教，效果非常清晰，实在是好得很！另外我还报了第二个喜，一套水银传动式脉搏描记装置。是利用狗动脉桥的小木罩，罩在桡动脉上，连接水银检压计描到烟鼓上，波形高度可达3厘米，降中波也很清楚，要比在仪器公司买的机械式描记器好得多，又省不少钱。

这两项发明创造使我很有成就感！直到我离休回大连养老，一次到医院看病时偶遇我校80级毕业的两位同学裕普和曹晶芳夫妇（他们毕业后调到大连工作）。觉得面熟就攀谈起来，原来他们听过我的课，还记得我课讲得好。从1998年到现在，他们简直成了我和老伴俩人的保健医，我们身体稍有不适就找他们，曹晶芳大夫是当地小有名气的全科医师，裕普大夫也已经是大连医学院第三附院的资深专家了。在亲自带过的学生的呵护下，我晚年也体验到桃李天下的幸福和自豪。

三、全国恢复高考之后

1977 年，全国恢复高考，好似神州大地一声春雷！报纸常讲"拨乱反正"，是要把历时十年的"文化大革命"的混乱局面改正过来。对我个人来说二十年的右派，乃至于摘帽右派的生涯也似乎从此渐渐远去了。我终于迎来了晋级的喜讯，这之后可以给医疗系学生上大课了。

对于给医疗系上大课的问题，非我之所求。我的教学效果一贯优秀，是大家公认的。并且生理实验我最拿手，这也是公认的。在给师资进修班的同学上循环课的时候，我喜欢在课堂上通过示教来讲课堂理论。有一次，上第一节课时，我告诉技术组帮我准备一套蛙心灌流的示教。在打下课铃的时候，技术员送来了蛙手术板，实验蛙，灌流管，手术器材，各种试剂等放到了讲台上。利用下课休息的十分钟内，我站在讲台上完成了全部手术。那时同学们都围在讲台前看我手术。在这个师资班中有好几位同学是北京名牌大学的毕业生，于洪久老师就是北师大生物系毕业的，见过世面。本来这个实验一般要用五条线进行结扎，而我只用三条线来结扎套管，效果又快又好。他们看后交口称赞道："真漂亮！"。打上课铃后开始用这套灌流逐步观察钠、钾、钙离子及肾上腺素、乙酰胆碱对心脏肌肉的作用，一清二楚，同时可说明交感神经和迷走神经的作用，这样的教学他们如何能忘呢？

按照常规，学校对中青年师资有交换培训的计划，学校会主动征求个人意见——希望到哪所学校、学哪些知识等。以前我无此资格，从现在起我也获得了这样的机会。于是我便申请学一点心理学，何处何校都没有要求。我的这一志愿，是在多年从事生理教学过程中所感悟到的，算是一种理念吧。因为我每每讲述人体器官的正常机能时，常把它和疾病进行联系，这也是生物医学模式产生的重要基础。但是在所有的器官中，对大脑器官的心理机能闭口不谈，而是推给哲学系的心理学之中。

尽管不信命，但我觉得人一生中也是有时运的。在 1980 年春天，卫生部下发一个文件，委托北京医学院办一个"医学心理学师资培训班"。这时候恰好我们学校中青年师资里只有我一人有此愿望——想学点心理学，并且还要讲师以上的师资参加。那么我正好！就这样把我送出去了。这是我此生唯一的一次被学校送出来培养，真是受宠若惊！但谁能料到这竟是我一生中改变命运的时机！

四、医学心理学课程从无到有

30 年前的高等医学院校都不开医学心理学这门课,我们学校当然也是这样,但是科学发展的脚步是不停止的,人类认识问题的能力和眼光也在变革,历来的医学模式,遵循着传统生物医学模式的观念对待健康和疾病间的转化。而今对于人体适应社会方面有了认识,人不再单纯地只是一个生物个体,同时更是一个社会个体,所以从生物医学模式向生物——心理——社会医学模式的转化提到日程上来,舍此则不能实现一个机体的完美。

这样的医学心理学习班我们是国内第一期。30 位同学大部分来自全国各地的精神病院。我们内蒙古呼和浩特精神病院的魏德俊大夫和我是第一期的同学。到第二期就大不一样了,大部分来自各医学院校的基础部,基础老师就有好几位,像徐冰、杜文东、姜乾金、王栋(他们都是我师弟,与我一直有联系)。北医前几期医学心理学习班的成员,后来都成为全国医学心理学界的骨干,积极在各大医学院校开设医学心理学课程、各大医院开设心理咨询门诊,为推动新的医学模式并服务社会做出历史性的重要贡献。

到北京之后可谓茅塞顿开,得以聆听多位知名学者亲授学术论点。像费孝通、于光远、伍正谊、林传鼎、王效道、李心天、张厚粲、许淑莲、陈仲庚、孟昭兰等。虽然在我出来学习的时候,并不曾带着什么任务;但是经过学习之后,我已坚定了信心——有必要在医学院校中创建医学心理学专业。首先要对本科生开设医学心理学课程。

学成回内蒙古之后,我整个人好像上了弦,四处努力去说服教学管理人员,宣传在医学院校开设医学心理学的必要性。我首先向教务处争取教学时数传授医学心理学的内容和精神。因当年教学时数已安排就绪不便更改,最后给了我 20节课的讲座时间,可以由同学自愿选听。这是我回校后不久就落实的事。讲座效果很受欢迎,同学们非常爱听。我当然要从医学模式开始讲解,最后涉及心理学的具体内容和医学心理相关的评估、治疗、医患关系等。与此同时,我在生理方面的任务就相对减少。这时候我还是在生理教研室下,加一个医学心理组的名义工作着。为此我必须向我们生理教研室主任霍银玲老师致以深切的谢意!她不仅在我的工作上给予方便,还拨给我一名助手苏巧玲老师专门到心理组来。对我讲课所需的挂图,仪器,量表等物品也都给予支持。直到 1983 年,印讲义的费用也都是由生理教研室出。

我当时曾在内蒙古广泛宣讲心理学和医学心理学，为医学模式的转变打下了基础。同时，我积极促成在呼市成立了医学心理学会并联系科委心理学会和内蒙古师大的教育心理学会。此后和师大心理系的同志们一起进行学术活动。还与国内各医学院校合作办通讯，互通发展信息。又在内蒙古科协申办成立了内蒙古心理卫生协会，以便在群众中广泛宣传这方面的知识。1986年中国心理卫生协会成立，此后我们各省心理卫生协会便在统一组织下参与全国性的工作。总之1980年以后，是我国文化科学界大收获的黄金时代，我也正好赶上。

正在这个当口，内蒙古科委下达了一项科研任务到我们学校，内容是：对内蒙古地区少数民族儿童的身心健康进行调查。院方决定这一课题让当时的儿科主任霍述汉担当。于是在全院考虑参加人选，后定解剖教研组的朱钦老师和我都进组。在命题方面，我们曾煞费苦心，最后以"少数民族儿童素质调查"命题，在素质二字上几次周折才决定下来。课题分工：霍述汉是课题负责人，具体负责儿童健康与疾病的筛查；朱钦老师从解剖学角度对儿童的生长发育指数进行测量；我从心理学角度筛查儿童的心智发展水平。这项计划十分庞大，我们共用了四年时光，得到大量有价值的宝贵数据。所有课题组成员不间断工作，只用我们无课、休息的时间，带研究生赴呼伦贝尔盟、锡林郭勒盟等地，共筛查了上万名受试儿童。包括蒙古族、布里亚特蒙古族、鄂伦春族、鄂温克族等少数民族儿童。在课题结束后，由内蒙古科委主持召开了一次大型答辩会汇报工作，最后把丰厚的调查总结材料等科研成果交到了内蒙古科委成果处，成了自治区有史以来最大样本的科研成果并获科研论文一等奖。

也是在这个时段，内蒙古妇联按照全国妇联精神在内蒙古成立了家庭教育研究会，来我校聘请有关科教人员兼任副会长。由于我当时的工作，经学校推荐，把我提名到自治区妇联，我被聘为内蒙古妇联家庭教育研究会副会长，分管业务；实际是教学培训、宣传教育、心理咨询都负责。这是我一生中最引以为荣的一个职务，能直接为全区的机关、企业、学校乃至基层的社区服务。我的主要任务是授课，所到之处受到热烈欢迎，大家都很喜欢我讲课。当年也常到北京开会交流，那时候全国妇联正是林家楣和严仁英两位老师在岗的时候，她们有时也选在内蒙古开全国妇联会议。近十年的工作历程我收获颇丰，最后我收获了全国妇联和国家教委共同颁发的园丁奖，园丁——是我很喜欢的有特点的称号。

在80年代中，我的社会工作迅猛增加，社会影响也很大，除了下乡搞科研之外，还要宣传家教。回到学校后，生理的课我基本不讲了，集中精力讲医学心理学。医学心理学的课也从 20 节讲座,提升到 20 节选修课,并且也设了 1 学分纳入教学计划。与此同时我还开展了多项医学心理学临床内容,像智力测验,心理咨询,人格评定,还有部分心理治疗,凡是我能做的工作我尽量开展,那时的我不知疲倦,口碑也很好。人手虽少(只有苏巧玲和我),可工作繁忙,条件反射室就成了我们的心理治疗室。

当时还有位我校毕业的同学——巴德日夫(在内蒙古人民出版社工作)前来约稿,要我出一本小册子,叫《儿童心身卫生问答》。我将儿童心身卫生有关的知识结合自己的工作经验,以科普问答的形式总结出来,后来说因为销得好又要加印。

在 80 年代中,我还做了两件大事:一是我自己的科研课题,二是我培养了两期三名医学心理学研究生。这些都是我生命中的亮点。科研题目是"关于胎教的实验研究"。胎教原本就在我们中华民族的传统文化之中。早在周文王之母怀文王的时候,就设置了一套行为准则,为早期胎教。但是数千年来尚未有人利用科学手段予以证明,所以科学性待定。我本人由于深厚的民族意识和感情,总想通过科学方法予以论证,多年来终于想到了一种手段,即通过条件反射的方法来验证一下。按照学习理论:个体如果能形成阳性条件反射,就有了接受教育的基本条件,即具有学习能力,那么教育就是可行的。如果对胎儿进行条件反射性的强化成功,就说明对他进行胎教是有科学依据的。之后,我们就选择志愿者等她们胎儿的神经系统发育到一定阶段,我们采用的时间是胎儿四个月,此时听觉触觉都开始分化,设置"呼名条件反射"作为基础反射,利用胎儿监护仪和生理描记器进行记录,结果在胎儿 20 周的时候就形成了阳性呼名条件反射。并一直延续到出生后的乳儿期依然保留着阳性效果(有录像记录)。说明胎教是可行且科学的。对此效果我曾在中国医学论坛报进行报道,引起了许多国际同行的积极反响和研究兴趣。后来这项研究也成为胎教实施者常引用的实验根据。

80 年代中期,医学心理学已经在全国医学院校崭露头角。我也用这个专业的课题招收了两名硕士研究生,一位是我生理组的新助教杨蕴萍,一位是应届毕业生静进。他们都曾和我一起下乡做过我的科研课题"少数民族儿童素质调查"。

第二批研究生孟宪章也和杨蕴萍、静进一样,在我这里修完硕士学位之后,又分别到湘雅医大、上海医大继续读博。毕业后分别在北京、上海、广州的医学心理学重要岗位任职。现在他们也都带出许多硕士、博士,已桃李盈门,成为中国医学心理学界的中坚力量了。我培养过的每一位学生都让我为之自豪!

对于国内医学心理学专业,我们北医医学心理学师资进修班的前两批同学贡献非常之大。目前全国各省的医学院校中的医学心理学教研室基本都是我们搞起来的。我近期看到人民卫生出版社出的姜乾金主编的医学心理学教材,他比喻30年前的医学心理学就像"小荷才露尖尖角",我深有同感。在我们内蒙古医科大学来说,我就是挖淤泥而使小荷露角的第一人,创业之艰难我深有体会,但愿它能茁壮成长。可惜直到我离休之时,它还没有独立门户,还是靠在生理教研室下的心理教研组。以后的事情就请后来人补充吧。

为了表彰我们这一批医学心理学创业元老,中国高等教育学会医学心理教育分会曾颁发奖杯以资鼓励。我当时早已回乡养老,还是苏巧玲老师(分会委员)在参加全国医学心理学第15届年会时代我领回来的。

整个80年代对我来说是不知疲倦、很少休息、把一天当作两天用的十年。感觉只有这样才能补回过去30年失去的时光。社会活动加上本职工作中必须的讲课非常繁忙。此外我也开展起心理咨询工作,条件反射室就是我们的心理咨询室,接待过许多前来求助的人。当时只有苏巧玲老师和我专职接待。那时组织部的王炳元同志是我们的热心支持者,对于学会的一些事情他也常来心理组帮忙。回忆那时的繁忙景象,真是令人难以想象!

我院电教室的同志也很关心我们的工作。那时我们的工作记录,在电教室或许还能找出一些资料。不曾记得是哪一年提升为副教授,但是在1988年我终于提升为正教授。这些职务职称好像对我都没有什么关系,因为它并不影响我继续做工作。

不知疲倦并不是真的不疲倦。终于在80年代末期的一天,当我在大教室连续讲课快上完两节课的时候,开始有瞬间窒息的感觉,后来频率加大自觉呼吸困难,最终在课堂上被同学送到附属医院。当时我已经63周岁。后来症状逐渐明显,偶尔可见痰中带血丝,为此还专门去天津胸科医院检查过,最后排除肺癌,但肺组织纤维化不容忽视。最后终于在1990年末离职休养。告别了我倾注心血为之忙碌的岗位而彻底居家养病了。我前两位研究生的论文答辩,也是请生理教研室主任霍银玲教授帮我张罗的。在此我特向她致谢!

我记得1990年12月31日晚饭时分,基础部主任白清林亲临我家,一来给我拜年,二来宣布我自1991年1月1日离职休养的决定。我高兴地接待了他并向他致谢。我的离职日期是我一辈子不可能忘记的——那是我刚过63岁生日的日子!

离休之后我在家休养,只觉得喘气费劲儿。为保持呼吸机能,我想到我自幼的爱好——京剧。于是我便练起功来,每天喊嗓练唱。我本功青衣又酷爱程派,无巧不成书,这竟会是我非专业的东山再起。

由于我离职后呼吸机能每况愈下,便开始天天喊嗓、练唱功,意外的是呼吸机能还真有好转。邻居们不仅不反对还鼓励我唱,他们说爱听。就在这时文化部群文司在天津市和平区主办一次前所未有的全国京剧票友大赛。在全国报名的1400多人中,历经筛选,先选出47名参赛者到天津继续比赛,夺取三种奖项:一是十大名票奖,二是十佳票友奖,第三种是优秀票友奖,共27名。最终令我意外的是——自己竟会得到一个最高奖——十大名票奖。那时是内蒙古文化厅带队去参赛,文化厅还得了一个最佳组织者奖带回来。当时媒体宣传也够轰轰烈烈的,在光明日报海外版上登出"中国出现十大名票",同时把我们十个人的姓名、年龄、职业也都做了介绍,此后我也算是小有名气了。各地票友从此也活跃起来,票友演出此起彼伏,常常会请我们这些"名票"前往助兴,我又忙了起来。这个忙和本专业无关。那时老伴儿也已离休,于是我们又开始了应邀到处旅行,为京剧复兴而四处奔波。

1997年,在美国洛杉矶有一间长青书局,这家老板是个传承中华文化的爱国者,他常常邀请国内文化艺术界的知名人士去美国进行文化交流。我也应邀赴美与美籍华人中的京剧票友们进行了几个月的交流。用自身多年积累的传统京剧知识,纠正了当时他们对国内情况不了解的一些错误认识——以为国内只是"八亿人口八出戏"(样板戏),为弘扬中华文明做了一点贡献。通过这一爱好,除培养起我浓厚的民族感情之外,也做了许多好事。

1946年,山东蓬莱遭受百年未遇的大水灾,那里和我的家乡金州隔海相望。金州当地号召解放区互帮互救。于是父亲带领我们兄弟姐妹,为赈灾募捐,义演三天。而后将所得票款送到蓬莱。在那时,我家也是以红薯和玉米面充饥。乡亲们称赞父亲"同胞情深"。老父亲曾在中华人民共和国成立后连任两届人民代表。1998年,旅美回国后,考虑到自己的健康问题,我与丈夫霍述汉(他是我的同乡),迁居大连,颐养天年。(本文由金玮提供)

以身作则的好党员

——记体育教研室主任刘东言

刘东言同志多年来虚心听取同志们的意见要求，尊重老教师，关心青年教师。在他的带领下，体育教研室的全体同志，心往一处想，劲往一处使，成为一个有战斗力的先进集体。

在工作中，他处处以身作则，吃苦在前。为了节约经费，他带领教研室的同志自己动手修建场地，修单杠、双杠，修建冰场。为了修建冰场，他连续几夜不睡觉，带领同志们夜战。为了扩建田径运动场，他费了不少心血，开工后又头顶烈日整日在工地检查，从而使工程圆满完成。正因为他在吃苦受累的事情上总是以身作则，所以全教研室的同志们都能在工作中任劳任怨，不计报酬，大家齐心协力，使学校的体育教育取得显著成绩。

1987 年学校承办全国高校排球邀请赛，受到了有关方面的表扬。1989 年体育教研室被评为"全国体育达标先进单位"。在全国第一届大学生运动会上，内蒙古医学院运动员取得了好成绩，为自治区赢得了荣誉。1990 年，刘东言同志被评为全区优秀党员。（张婷）

兢兢业业三十年

——记优秀共产党员吴秉孝

共产党员吴秉孝是体育教研室副主任、副教授。他自 1956 年在内蒙古医学院任职以来，几十年如一日，兢兢业业，认真负责，为党的教育事业默默地耕耘着。尤其在教授武术课程中，他一招一式讲得非常清楚，动作干净利索，从不嫌麻烦，受到同学们一致好评。

内蒙古医学院群众性的武术活动开展得比较活跃，这与吴秉孝的工作是分不开的。无论是寒冬，还是酷暑，每天早晚他都亲自带领同学们坚持业余武术训练，培养了一批又一批运动员。这些运动员在参加各级武术比赛中取得了好名次,为学院争得了荣誉,为武术事业作出了成绩。

吴秉孝曾担任全国武术协会委员,中国体育科学学会武术学会委员、内蒙古自治区武术协会副主席。由于他勤学苦练,刻苦钻研,在第三届全国少数民族传统体育运动会上,他表演了《阴把枪》获得了表演奖和精神文明先进个人奖。

为人谦虚谨慎,不言过其实,对人光明正大,以诚相待,这是吴秉孝的最大特点。和他相处多年的同志大多数人都会这样说。这和他的政治思想觉悟、个人文化修养有密切关系。吴秉孝关心爱护中青年教师,帮助他们尽快提高思想觉悟和业务水平。他对教研室的年轻教师经常给予教学指导,发现问题后,吴秉孝很少发火,而是耐心细致地开导、说服,直到问题解决为止。1985 年,吴秉孝被评为全院优秀共产党员。(马忠)

业余漫画家温冠英

五短身材,弯腰驼背,一副憨态,从这极普通的外表上绝看不出他的艺术细胞所在,直到内蒙古美术馆举办他个人漫画展览,各报刊竞相刊载评论其艺术成就时,人们才对这个走出走进却一直没引起注意的老头——温冠英刮目相看。人不可貌相啊!

温冠英到内蒙古医学院工作已过了 30 个春秋,他的工作就是在那间画室里为教学科研绘制各种挂图。这个角色颇有些像给戏班子做行头,少不得,但到不了台面上。因此毕业的学生没有几个人能知道温冠英老师。

他就是这样默默无闻地画呀画,日复一日,年复一年,30 多年画了多少张他自己也说不清。他幽默地说:"在学生成才的道路边上,我也算一颗不大不小的石子。"谈到他怎么画起漫画来了,温冠英介绍说,参加工作前在学校搞宣传经常临摹一些漫画,后来就对漫画产生了兴趣。

另外,人还是要有一点追求的。这些年来,他用业余时间创作了大量漫画,被各级报刊采用一百多幅。他的作品题材广泛。"文革"前的作品侧重关注世界风云,无情地揭露和抨击了帝国主义的侵略,对世界人民的正义斗争给予同情和支持。

近年来,他紧跟时代的步伐,努力发挥漫画的舆论监督作用,讽刺官僚主义,鞭笞不正之风,表达了他强烈的爱憎。由美术家协会内蒙古分会为他举办的《温冠英漫画展》是自治区首次个人漫画展,集中体现了他近几年的创作成果,受到了各界的肯定和好评。(戚丹)

为政清廉的带头人

——记第二附属医院院长陈守用

在一次第二附属医院召开的职工代表大会上,代表们一致要求给陈院长增加奖金。这是怎么回事?原来自从改革承包以来,第二附院取得了较好的经济效益,各科室都有一些奖金,而院长陈守用却只拿了全院平均奖金的一半。人们对院长作为承包人为医院的改革建设付出了很多心血却拿全院最低奖金的事深感过意不去。然而陈守用说:"我们当干部的在名利面前首先想到的不应该是自己,而要以自己的行动去影响别人,要正确对待改革中的利益调整。"陈守用是这样说的,也是这样做的。

有一年自治区文明医院大检查,由陈守用带队的检查组一行6人去乌海市老石旦煤矿医院检查时,煤矿医院坚持要送给检查组每人2斤纯毛毛线,陈守用当时就拒绝了。可是当乌海市卫生局的同志把他们送到巴盟下一站检查点时,发现车里有毛线,陈守用当机立断,让乌海市卫生局的同志把毛线捎回去,交给了老石旦煤矿医院。

一次,有人给陈守用送去一个红包,装有550元钱。这位同志说:"医院改革承包后,我们的生活好了,可我们不能忘了你。"陈守用说:"你挣的钱是你自己的,我没有理由要你的钱。"随后对这位同志进行了说服教育。陈守用自己是这样做的,他对下面的干部、职工也是这样要求的。医院药局和药厂订购药品,一般都有回扣,医院规定这些回扣钱必须交回医院。去年收回药品回扣钱一万多元,医院按十分之一的比例鼓励这个科。

在医院管理上杜绝了漏洞出现。在第二附属医院的工程建筑方面,即使是一个千八百的小工程,陈守用也采用招标方式,至少有3个以上的工程队各自拿出预算来,医院根据情况再确定用哪家工程队。陈守用用他廉洁自律的精神赢得了

大家的信赖,这种信赖在第二附属医院上上下下已经凝聚成一股强大的、奋发向上的力量。(砚芬)

呕心沥血三十年

——记体育教研室张泗海老师

了解张泗海老师的人都说他是个实干家。张泗海生在南方,长在南方,是上海体育学院56届毕业生。30多年前,他毅然离开风景秀丽的家乡,来到"天苍苍,野茫茫"的内蒙古。张泗海在教学中几十年如一日,认真、严谨、精益求精。同学们反映说,张老师的体育课有声有色,不枯燥,不呆板。

1979年国家体委颁布《体育锻炼标准》,要求每个学生在抓好学习的同时,也要使体育达标。张老师负责这项工作,一年一度的达标任务看起来简单,做起来就不容易了。要求达标的项目多,学生的程度参差不齐,张老师和教研室的老师们一道进行训练、督促、反复测验。对一些积极性不高的同学进行教育。

劳累一天后,别人早已进入梦乡,张老师的办公室还亮着灯光。他正在进行统计、核算、上报等汇总工作,国家体委曾多次试点、抽查,学院每次都被定为试点院校。张老师要求大家一定做到测试准确,汇报快速。为国家体委提供及时、准确的统计数据。多年来,张老师为这项工作花费了大量心血。

多年的辛苦积劳成疾,张老师的胃部大面积出现溃疡,不得不切除四分之三。作为一个体育工作者来说,这意味着运动生涯的结束,但是张老师这个硬汉子,休养了几个月后,又活跃在了运动场上。(李丹)

拳拳之心昭后人

——记李翠田同志

李翠田捐赠仪式于1990年12月24日在医学院幼儿园举行,将李翠田省吃俭用节约的1000元人民币捐赠给学院幼儿园,此时,李翠田已经离开了这个世界,但是她把对这个世界的爱永远留了下来。李翠田的丈夫申云生教授及其子女参加了捐款仪式。

李翠田是附属医院退休干部。1916 年出生,1990 年 12 月 12 日不幸病逝。她在病重期间多次表示,要把自己省吃俭用节约的 1000 元人民币捐赠给学院幼儿园,以此为幼儿事业的发展尽自己最后的努力。

李翠田是辽宁省丹东市人,1950 年参加革命工作,1958 年响应党的号召,支援边疆建设来到内蒙古,在附属医院检验科工作,1963 年被评为内蒙古医学院"三八"积极分子。

她参加革命工作 40 年如一日,无论是做检验工作还是财务工作,兢兢业业、勤勤恳恳,特别是在退休之前,不顾年老体弱,仍然一丝不苟地坚持工作。

李翠田平日生活简朴,热心助人,她的家里至今还用着旧木床拼成的双人床,床单也是缝了又补,穿了多年的旧衣服仍然不舍得丢弃。曾多次悄悄地为受灾地区捐款,但从来没有留下自己的名字,这个秘密,直到去世以后,家人才公之于众。(郭田玉)

医德高尚　教学有方

——记深受学生敬重的张述文教授

张述文教授给中医 88 级本科班讲《中医外科学》皮肤病课。张教授操着较浓的东北口音,用他那通俗、生动、形象的语言描述着各种皮肤病的症状。

在授课内容上,他从不拘泥于中医古老的理论,大胆发表着自己的看法、见解。根据丰富的临床经验,他将中西医有机地结合起来,为同学们日后的临床实习奠定了深厚的理论基础。忙碌一天之后,还要利用晚上休息时间为同学们放幻灯片,并在一旁详细耐心地解说。

熟悉他的人都知道他擅长摄影。他把临床上所遇到的特殊皮肤病都拍下照片,作为资料珍藏起来,授课时再拿给学生们看。

他打破以往"授课完再实习"的规律,采取了"边上课边实习"的方式。他与附属医院联系好,除了他出门诊的工作日外,每天下午到医院带领同学们实习。

在他的指导下,同学们动脑动手,写病历,开处方。皮肤科门诊患者很多,事情又复杂,但他总是那么耐心热情地为每一位患者看病,同时给同学们讲解。给病人开药方时,他总要考虑到病人的经济负担,使患者尽可能在少花钱的情况下祛除病痛。

张教授耐心热情的服务态度以及他那高尚的医德影响着每一位同学,身教与言传的结合更富于说服力。许多同学对攻克皮肤病难关产生了浓厚兴趣。(李继)

神手佛心为患者

——记附属医院妇产科副主任医师王子柱

作为一个以西医起家的大夫,王子柱大夫是怎样走上了一条中西医结合的道路,并且用中西医结合的方法,治愈了一系列妇科常见病、多发病? 这还得从头说起。

1972 年,组织上派王子柱去北京西学中医班学习深造。当时他思想上顾虑重重,认为自己正当壮年,放下手术刀,去学中医草药,没什么前途。怀着顾虑,他来到北京,经过一段时间学习后,特别是经过中医老前辈的言传身教,他们高超的医术,治好了那些西医西药无能为力的病症。这让王子柱看到了祖国医学的神奇功效,也认识到继承、发扬祖国医药学的责任。

从北京回来后,他一头扎进了中西医结合的领域,首先解决了宫外孕治疗。用中西医结合的方法治疗宫外孕,打破了传统妇科手术治疗的常规,是冒很大风险的。为了攻克这一难题,他苦心探索,以中医活血化瘀的理论为指导,自己设计药方,经过反复研究,终于达成了瘀血内停、止血、镇痛的效果。经过十几年的摸索,此种方法已经比较成熟,使很多宫外孕患者免于开刀。这对于没有子女者,可以为病人保留生育功能,解除了她们的思想压力,对于边远、没有手术条件的地区,此种方法既简单,又经济。

随着经验的积累和研究的不断深入,他又把目光转向用中西医结合的方法治疗子宫肌瘤、炎症包块、不孕症,特别是对不孕症的治疗,效果显著,在全国来说,治愈率较高。仅统计两年数据,就有 150 例不孕妇女经治疗后得以生育,在 1987 年,全国召开的不孕症研讨会上,他宣读了论文《中西医结合治疗不孕症》,受到与会者一致好评。

在王大夫的办公桌上,有一本影集,里面装满了小宝宝的照片。这都是经他治疗后,孕育出生的小孩照片。每张照片背面都有热情洋溢的题词,表达了对王大夫的感谢之情。有一对个体户夫妇,多年不孕。经王大夫治疗以后,生下一个可爱的小孩,为了感谢王大夫,主动提出为他开一家私人诊所,月薪800元,这对于只有140元工资的王子柱来说是一笔不小的收入,但他还是婉言谢绝了。他说:"我是一名共产党员,是党把我培育成医生,我只能在有生之年,把所学的知识还给人民,把一技之长献给社会,而不能借此来索取金钱、地位。"

他是这样说的,也是这样做的。多年来,他把这种朴素的感情融汇在自己平凡的工作中,身患肝硬化依然早出晚归,中午加班更是常有的事儿。内蒙古日报社的记者两次采访他,都被他婉言拒绝了。他认为,全心全意为人民服务是每一个医生的光荣使命。

既要出门诊,又要搞科研,还要著书立说,王子柱的日程排得满满的。他参与合编了《全国乡村医生自学丛书——妇产科学》。紧张、清苦、辛劳是他生活的主旋律,也是中国千千万万知识分子生活的写照。但对于他们来说,这便是丰富而多彩的人生。(张瑞)

人民信得过的好医生

——记第二附属医院放射科主任王锦山

王锦山是第二附院放射科主任,放射学副主任医师。多年来,他尽职尽责,在教书育人和为患者解除病痛方面做出了显著成绩。他用自己的实际行动抵制了社会上的不正之风,在群众中引起了很大反响。

有一年,一起车祸将放学途中的武媛丽同学撞伤。武媛丽先在呼和浩特市某家大医院就诊,拍片结果正常。但家属认为拍片和伤势不符,而且发现肇事单位和当时几个医生形迹可疑,便要求来第二附属医院再进行检查。经拍片后发现其左胫骨上端平台骨折,但当时跟来的医生递上一份正常 X 线报告单,示意王锦山按原样抄一份,同时几个说情的也围了上来。为了缓和当时的气氛,王锦山决定第二天重新检查后再出诊断。

第二天王锦山刚一上班,递条子的,送信的,来电话的,熟人面谈络绎不绝,纷纷要求高抬贵手,笔下留情。不一会儿,武媛丽的父母用一张破旧的棉褥子将瘦小的武媛丽抱了进来,从他父母的衣着可以看出其家境贫寒,且无门路。武媛丽的父母亲呆呆地站在旁边,一言不发。但是,他们把周围的一切看在眼里,时而摸摸孩子肿胀的伤腿,时而抬头看看医生,眼神在期待着医生的答案。

孩子在不停地呻吟着。他痛苦的神态牵动着父母的心,也牵动着王锦山的心。经再次检查,确认左胫骨上端平台骨折。王锦山以一个医生的责任心写出了诊断,使一个素不相识的孩子早日得到手术治疗。手术证实了这一诊断是正确的。一张诊断书是一个共产党员和不正之风的挑战书。他赢得了患者的信任。

(李弦)

有志不怕年高

——记 76 岁高龄陈清濂大夫

中医研究所陈清濂老大夫,是一位具有五十余年临床经验的老中医。凡是与他接触过的人,都为老大夫崇高的为人民服务的精神、顽强钻研业务的态度、刻苦学习的精神以及善于将理论与实际相结合的作风所感动。

陈清濂工作虽忙,但从不放弃学习的机会,抓紧一切时间钻研业务,整理自己过去在临床上的经验,终日是手不离卷,甚至当他患病在家休息时也不放弃学习。在学习中为了便于记忆,对有关重要内容和有价值的部分,自己亲手抄录下来,练成歌诀,进行背诵。每当遇到一个新的治疗方法时,总是认真研究,通过临床经验,观察疗效,然后推广。

陈清濂经验十分丰富,技术水平较高,但他总是以谦虚的态度对待别人,也从没因年老体弱多病而放弃学习。相反,他认为自己经验不足,技术水平不高,需要努力学习充实自己。在技术上始终是抱着"精益求精"的态度,一面工作、一面学习与研究,在治疗上总想得出好而又快的方法,千方百计地解除病人的痛苦,正因为他具有高度为人民服务的责任感,使很多病人从死亡的边缘被挽救出来。

他在挖掘和发扬祖国医学遗产上也做出很大成绩,解决了许多现代医学难以解决的疾病。如脊髓空洞症患者孙某患病时间较长,有一年多不能担任工作,经过多次治疗不愈,经陈清濂的治疗,仅过三个月的时间,基本治愈,并且恢复工作。

陈清濂为什么那样孜孜不倦地钻研业务呢? 用他自己的话来说:"我经历过封建王朝、军阀统治、国民党压迫、'日本鬼子'的侵略,所有这一切的反动集团和现在的人民政府比较一下,我就不能不跟着共产党走,因为党所说的话,无一不实现,党所做的事,无一不为了人民利益。"又说,"像我这样年纪的人,在旧社会的遭遇是不堪回首的,今天党这样重视我,使我感到我的担子是很重的,也就觉得自己的知识不足,需要充实自己,努力学习先进经验,以期更好的为人民服务。早日将自己知道的一切知识尽量整理献给人民,以不辜负党对自己的信任。"

这就是激励陈清濂积极学习的动力。陈清濂这种自觉的为人民健康事业而学习的精神,将自己的毕生经验毫无保留地传授给徒弟、献给人民的无私奉献精神,让我们敬仰,值得我们学习。(张立群)

理疗学及超声诊断学专家苏占福

附属医院理疗科苏占福副教授,1958 年毕业于中国医科大学医疗系本科,为了响应党的"到边疆去! 到祖国最需要的地方去!"的号召,由沈阳来到内蒙古,被分配到内蒙古医学院附属医院工作。

35 年的医疗、教学和科研工作,苏占福为发展内蒙古自治区的理疗学和超声医学事业做出了突出贡献。1984 年以来,他在附属医院开设了 B 型超声诊断课,采用教学幻灯片和电视录像电化教学手段进行讲授,收到很好的教学效果,1988年荣获内蒙古医学院优秀教学成果二等奖。近 13 年来为内蒙古各地培养了百余名超声医学进修生。

他勤奋好学,治学态度严谨,多年来密切结合临床实际大力开展了科学研究工作,成绩卓著。主要研究成果有:肝包虫病、乳腺及甲状腺肿物的超声显像诊断、尿毒症患者肾脏的超声显像表现等,在国内居领先地位。

苏占福是自治区理疗及超声医学的学科带头人。他在国家级杂志发表学术论文 20 余篇,其中 1 篇被国外权威性刊物《生物学文摘》录用。他还参与编写了《小器官和内分泌腺的超声显像诊断》一书。(张克生)

一心扑在教育事业上

——记自治区优秀教育工作者李维才

李维才是内蒙古医学院医学系主任,长期主持医学系工作。在工作中,他积极改革、大胆探索,取得可喜成绩,被评为全区优秀教育工作者,受到自治区表彰。

李维才经常给同学们讲"只有社会主义才能救中国"的道理,教育同学们热爱党,热爱祖国,为建设有中国特色的社会主义而奋斗。刚入学时,他利用入学教育的机会,为同学作《树雄心,立壮志,努力成为德智体全面发展的合格医学生》的专题讲座,使学生了解专业性质特点,懂得外语和基础知识对医学生的重要性,帮助他们巩固专业思想,明确学习目的。

由基础转入临床课教学阶段,他以"怎样才能成为一名合格的人民医生"为题,突出地强调了基础课和临床之间的联系、理论和实践的联系,明确地提出实践技能锻炼是将来当医生的基本功。

毕业实习开始时,他利用讲解"毕业实习计划"的时机,向学生说明毕业实习是从一个医学生变成一个医师的过渡,突出地强调医德医风对一个医生的重要性。

注重教学改革,收到了良好效果。1987 年,李维才提议首先在学院改革考试方法,试用题库考试。应用题库考试收到了较为满意的效果。提高了考试质量,促进教师认真备课,督促了学生在听课的基础上,自己动脑思考,分析归纳记忆,从而变成自己的知识,既扩大了知识面,又锻炼了自学及查阅资料等学习的能力。试用题库考试提高了考试质量的经验和做法被评为内蒙古自治区教学成果二等奖。

他还和儿科教学组的老师们一道试行了过渡式学导法,缩减理论讲课内容。由学生自学,增加课间实习中学生自己动手检查病人的机会,学生自己分析病情,得出诊断。最后教师带领学生复查体征,并启发式进行理论联系实际,基础和临床知识联系起来分析、总结。该做法后经与儿科老师一起总结,撰写了《过渡式学导法在儿科教学中的试用》一文,发表在《医学教育》上。

为了加强毕业学生的实践操作锻炼,在操作前有理论指导可查,他和 10 多所

院校的同志们合编了《实习医师手册》。(张明明)

殷殷赤子情

——记普外科医学教授王正茂

王正茂教授是印尼归侨、外科教授,原籍福建省福清市。1957年大学毕业。当时,他本来有回福建或合肥的机会,但他响应党的号召,毅然来到了内蒙古。

改革开放以来,天津和南方的医学院来函商调,他都一一谢绝了。在印尼和香港的亲人几次要他出国行医,并许下诺言,在那里的月收入至少相当于两万元人民币。然而优厚的物资条件都打动不了他报效祖国的赤子之心。他说:"我的根在祖国,事业在内蒙古。繁荣富强的祖国是海外赤子的坚强后盾,我愿把自己的一切献给正在腾飞的祖国,献给可爱的内蒙古。"

37个春秋过去了,他为内蒙古的医学教育及卫生事业做出了突出的贡献。粗略估计,他教过的医学生有8000多名,硕士研究生5名,经他诊治抢救的病人达10万多人次。在他教过的学生中有的已经成长为厅长、大学校长、国家级专家教授,也有一些出国留学人员,可谓桃李满天下了。(李继)

蓝春生教授被选为美国纽约科学院成员

附属医院肿瘤科教授蓝春生因在学术上的成就,经美国纽约科学院董事会选举,当选为纽约科学院成员。从1993年12月1日起正式成为该院国际执行成员,并发给资格证书。这是内蒙古医学院、也是自治区第一个在该院获得此项资格的学者。美国纽约科学院成立于1817年,其成员总共有40名获诺贝尔奖奖金。

蓝春生教授在临床肿瘤学计算机高科技领域上的不断开发与研究,取得了显著的成绩。他先后开展了临床肿瘤症状学、细胞学和组织病理学等的计量学诊断,临床肿瘤的预后预测和试验方法和技术的矩阵法综合评价。在此基础上他把判断分析数学法、医学逻辑学、计算机的传统数据库处理方法及临床医学知识结合在一起创立了"层次鉴别诊断系统"。该系统作为医学专家系统方法之一,代表我国 90 年代以来在人工智能(包括模式识别)医学应用领域的最新成果而编入到我国 1993 年出版的《医学人工智能进展》一书。

蓝春生教授共在杂志上发表 47 篇关于他各项研究成果的论文,参加了 13 个国际学术研讨会。在研究成果方面,他和任利忠、李补凤、朱亚英等同志合作研制的临床肿瘤的微型计算机处理在卫生部 1993 年全国卫生系统优秀软件评比中获得二等奖,并编入《中国科技成果大全》一书中。

他曾是中国临床细胞学学会委员,内蒙古计算机学会理事和内蒙古医药信息学会副理事长及《医药信息处理研究》杂志编辑部主任。(王明良)

拳拳赤心　默默奉献

——记施庆和教授

施庆和教授是 1951 年全国统一分配的第一批大学生,毕业于北京师范大学;作为一名学生党员,他积极地响应党的号召,毅然来到边疆工作。他说:"国家分配是不应该讲价钱的,也没想到了内蒙古会如何,闯吧,搞建设,不需要人吗? 雄心壮志倒没有,也不会轰轰烈烈,只想把自己的知识贡献出来。"

当时乌兰浩特的内蒙古卫生干部学校没有化学课,施庆和教授作为第一位也是唯一的化学教员,开始了他的教书育人生涯。条件是可想而知,"没有书就自编讲义;没有教具模型、挂图就自己设计,请人绘画。"即使在这样的条件下,施庆和教授并没有感到失落,他说:"国家底子在那儿,人人都有责任做好自己的工作,困难没有克服不了的。"

1955 年,内蒙古医学院筹建,施庆和教授参加了筹备工作小组。施庆和教授在教学的同时,先后任过药学系主任、基础部副主任、教务处副处长等职,兢兢业业 40 余载,没有任何怨言,在内蒙古医学院这片沃土上默默地耕耘着、奉献着。

1981 年,他开始指导毕业生论文。他对"关于络合物稳定性""水盐三元体的相对平衡""分子络合物"等研究有独到的见解,发表了 30 余篇有关论文,在《药学通报》《化学世界》等国内外各种化学报刊上发表,引起同行的高度重视。

施庆和教授无私奉献,一颗拳拳赤心,默默地、深深地根植于这片土地。我们

深深为他献身医学事业的决心而感动。（宫兆兴、格日勒、郭燕青）

人民教师赤子心

——记乌恩教授

1949 年，中华人民共和国成立。乌恩教授在海外听到这个振奋人心的消息后托亲靠友急于返回祖国。他几经周折，冲破重重阻力，终于在 1951 年回到了祖国的怀抱。

回国工作后，乌恩教授选择了人民教师这一光荣的职业。1961 年他调到内蒙古医学院一边任教一边搞中草药研究。正当他积极开展研究工作的时候，"文革"开始了。受到触及的他没有因此间断过学习，他深信有一天一定能够为党继续工作。

"文革"以后，乌恩教授更加勤奋地工作。在只有一个助手，工作条件十分艰苦的情况下，他夜以继日地工作。乌恩教授从自治区实际出发选定研究课题，先后用数千只兔子反复进行了七十多次试验，从蒙医的八个处方、七十六味草药中筛选出一种降血脂药，经临床试验，效果很好，副作用也小。该项研究获得 1981年自治区科技成果奖。

在科研过程中，他因陋就简，试制了六批药片，为国家节约了开支，为学校创收。1981 年，乌恩教授带着中草药研究课题再次出国。他的研究工作又有新的进展，在国外医药学杂志上发表论文一篇。

乌恩教授还对檀香三味散、肉豆蔻四味散、锦鸡儿、胖大海等中药进行了研究，发表论文三篇。其中对胖大海药理作用的研究被编入《中药大辞典》。他还利用业余时间编写了 30 多万字的蒙文《现代药理学》一书，获自治区 1982 年使用蒙古语文一等奖。

1984 年，乌恩教授任学院科研处处长。在他的领导下，科研处制定了五项管理制度，还落实了科研处工作人员岗位责任制，改变了原科研处管理混乱的情况，使内蒙古医学院的科研工作有了新的进展。

乌恩教授在学习、生活、工作等方面为人师表，严格要求自己，受到师生们的尊重和爱戴。（李庭）

加强人才培养　促进蒙医药学健康发展

——专访"国医大师"苏荣扎布教授

苏荣扎布,1943年–1949年,师从拉木扎布和巴瓦大师学习蒙医药;1948年–1957年,先后在内蒙古察哈尔盟商都阿都沁医院、镶黄旗蒙医院、明安太卜寺旗医院从事蒙医药临床医疗工作;1957年–1958年,在内蒙古卫生厅蒙医药进修班学习;1958年–1984年,在内蒙古医学院中蒙医系从事蒙医药教学工作;1984年–1987年,任内蒙古民族医学院副院长;1987年–1994年,任内蒙古蒙医学院院长;1991年,获国务院政府特殊津贴;1994年,当选为全国老中医药专家学术经验继承工作指导老师;2007年,获得2006年度内蒙古自治区杰出人才奖;2009年,被评为首届国医大师。

中华人民共和国成立以来,在全国范围内首次评出30名"国医大师",曾在内蒙古医学院任教、始终奋战在临床一线的蒙医学专家苏荣扎布教授于2009年选入其列。从一个懵懂少年到国医大师,这条路,苏荣扎布走了整整一个甲子年。

苏荣扎布教授曾向采访他的学校校报编辑讲述了蒙医学的发展史以及他从事蒙医学的过程。他感慨地说:"中华人民共和国成立前,蒙医一直受到歧视,现在条件好了,共产党和国家都重视发展蒙医学,也就是民族医学,这点值得我们蒙医学人庆幸啊。"

中华人民共和国成立后,苏荣扎布通过考试,成为镶黄旗医院的一名医生。1957年,苏荣扎布报名参加了内蒙古卫生厅为筹建内蒙古医学院中蒙医系举办的蒙医师培训。由于我国在蒙医学方面的理论书籍少之又少,因此,在他学习的过程中,特别注重理论方面的建设。他担任主编、副主编,编纂了十多部少则几十万字、多则上千万字的论著,亲自撰写的就有300多万字。由他主编完成的20多部国家医药学教材,为我国蒙医药学大学本科教育填补了国家统编教材的空白。他完成的《蒙医、蒙药专业的建设及其发展》项目,获1989年普通高等学校优秀教学成果国家级优秀奖和内蒙古自治区一等奖。

他曾先后在国内外刊物上发表了《现代蒙医学理论体系的基本特点》等10余篇学术论文。1979年,他受聘为《中国医学百科全书·蒙医学分卷》副主编。

1985 年,他担任了包括 25 门学科的我国第一套蒙医学高等院校统编教材总编,并具体主编了《蒙医内科学》《蒙医治疗原则及方法》两部教材。此外,他还主编了《蒙医医疗手册》《蒙医实用内科学》,分别获内蒙古自治区科技成果二等奖和全国普通高校优秀蒙文自编教材一等奖。1990 年,受聘任《名老蒙医选编》一书和《蒙医选编》丛书编审委员会主任委员,还参加编写了《蒙西医结合心脏病学》等专著。

不仅如此,苏荣扎布教授还特别注重临床实践研究。他临床经验丰富,曾研制出"保心丸 C 新—2 号"等多种临床有效方药,有的已列入《中国药典》,并主持"蒙医希拉乌素哈伦病"临床研究课题取得显著成绩。

1996 年,67 岁的苏荣扎布教授退休了,但他仍然没有放弃过对蒙医学的研究,反而更加专注地钻研蒙医学。他坚持每周出门诊,亲自教授学生。说起他现在带学生的情况,老人家幽默地说:"我老了,快去见马克思了,说不定哪天就把我毕生所学都带走了,这是我最怕发生的事情。"

对如何有效培养蒙医药学专业人才方面,苏荣扎布教授有个人的意见,他说蒙医药学的人才培养与西医人才培养差距很大。首先,相对于西医学的发展,蒙医学还显得年轻,无论从理论方面、临床实践方面、器械和用药方面都需要不断摸索。所以,要培养蒙医学人才,还要本着"请进来"的态度,取他人之长,补己之短。其次,蒙医学的经典著作较少,加强这方面的翻译工作也是非常重要的,让蒙医学理论深深地在学生理论知识结构中扎根。另外,多为年轻的学生举办临床、理论、诊断方面的培训班也是培养人才的一项行之有效的措施。再次,要想发展蒙医药学,就必须强化蒙医药学自身的优势。他说从实践中来的蒙医药学,确实有其不可替代的优势;同时,因其广泛流传于蒙、藏等少数民族地区,蒙医药学有着广泛的发展空间。他说,有些年轻医生,不深入钻研蒙医学方面的书,这是很不好的习惯,也不利于推进蒙医学的发展。因此,他希望年轻的学生要认真学习理论,不断积累从实践来的诊断经验,并从实践中再完善蒙医学的理论。他说,蒙医学还年轻,需要社会各界的关注和支持,希望现代的蒙医不要丢掉蒙医特色,也希望更多的名老蒙医积极地培养传人,共同努力,让蒙医学代代流传,并利用现代科技让蒙医学发扬光大。

在学术上,苏荣扎布教授成就卓著,在医德上,他高风亮节。他倡导设立了以近代著名蒙医伊喜巴拉珠尔名字命名的医学科研奖励基金,专门奖励为蒙医药事业做出特殊贡献的专业技术人员。他把在 2007 年获得内蒙古自治区杰出人才奖的 20 万元奖金全部捐给了医学院,捐给了他热爱的蒙医药事业。

苏荣扎布教授特有的人格魅力,卓著的学术成就,高尚的医德,让后人敬仰,也是内蒙古医科大学永远的精神财富。(姜玉霞)

国内首创"三步三向牵引复位和可调式功能性装具治疗婴幼儿先天性髋关节脱位"疗法

——记骨科专家郭文通教授

郭文通,男,汉族,1937 年出生,中共党员,骨科学教授,硕士研究生导师。1963 年毕业于内蒙古医学院医疗系本科并留校任教,1981 年受国家教育部派遣赴德国科隆大学医学院矫形外科医院深造,1983 年回国后历任内蒙古医学院附属医院外科主任、医学系外科教研室主任、第二附属医院院长、内蒙古医学院副院长。曾任内蒙古自治区第三届科协副主席、内蒙古自治区骨科研究所所长,兼任中华医学会理事、中华医学会骨科学会委员、中华医学会创伤学会委员、内蒙古自治区骨科学会主任委员,中华骨科杂志、中国修复重建外科杂志、颈腰痛杂志、美国中华骨科杂志、内蒙古医学杂志编委,内蒙古医学院学报副主编。

从事骨科临床医疗、教学和科研工作 37 年,留学回国后利用在国外掌握的先进专业知识开展了多项新业务、新技术。主持和参加了多项重大医疗和科研项目,先后发表学术论文 79 篇;荣获内蒙古自治区科技进步奖 9 项,其中二等奖 3 项、三等奖 6 项;获自然科学优秀论文奖 5 项。尤其在小儿先天性髋脱位治疗上取得了突破性进展,在国内首次提出保护性复位和功能性制动的治疗理论,设计了三步三向牵引复位和有限定向制动的治疗方法,并研究出三向牵引复位器和多功能可调式外展制动装具,经临床大宗病例应用成功率达 98% ,股骨头缺血性坏死的发生率明显下降,该项研究 1989 年荣获内蒙古科技进步二等奖,并受到国家卫生部和中华医学会的重视,经选拔参加了"走向世界医药卫生新技术"讲学,经国家人事部审批在全国首届留学回国人员科技成果展览会上展出。

在学科建设方面,郭文通教授筹建了小儿骨科专业,经过 10 余年的发展,专业建设日趋完善,形成了一支结构合理的学术梯队。鉴于他在专业上所取得的成就和贡献,1990 年被国家人事部授予有突出贡献的中青年专家称号,同年国家卫生部授予全国卫生系统优秀留学回国人员称号,1991 年国务院授予政府特殊津贴,1994 年国家卫生部授予全国边远地区优秀医学工作者称号。曾先后入编《中国名医列传》《中国当代中西名医大辞典》《中国当代高级医师大全》《中国医学首创者大辞典》《当代科学家与发明家大辞典》。

勇于攀登医学高峰的人

——记神经外科教授李明洙

初夏的一个下午,在内蒙古医科大学附属医院脑外科病房,有一位患有大脑镰旁脑膜瘤的女病人,突然发生脑疝,呼吸骤停,立即被推进手术室。六个小时过去了,在气管插管人工呼吸维持下,医护人员对这个垂危病人实行开颅手术,成功地切除了重 150 克的脑膜瘤,这个呼吸骤停 20 分钟的垂危病人得救了,人们把敬佩的目光投向担任这次手术主刀的一位中年医生,他就是脑外科副主任、全区劳动模范李明洙。

李明洙,男,汉族,1933 年 4 月出生,河北平泉人,中共党员,神经外科教授,主任医师,硕士研究生导师,1954 年毕业于大连医学院生理解剖学师资班并任教。曾任附属医院神经外科主任、副院长、世界神经外科学会会员、世界华人神经外科协会会员、中华神经外科学会委员及常委、内蒙古神经外科学会主委及名誉主任委员、卫生部脑血管病防治专家组成员,《中华神经外科杂志》《中国临床神经外科杂志》《现代神经外科杂志》《功能性及主体定向神经外科杂志》《国外医学·脑血管疾病分册》等杂志编委。先后在省级以上杂志发表论文 70 余篇,参编中国首部《功能性及主体定向神经外科学》《老年病学》著作 2 部,翻译《脑肿瘤流行病学》1 部,曾获卫生部科技成果乙级奖 1 项,自治区科技成果二、三等奖各 1 次,曾获内蒙古政府科技奖 2 项,内蒙古科技进步三等奖 2 项,完成"脑血管畸形直视手术研究",被编入《中国"八五"科技成果选》。

20 多年来,李明洙就是这样在手术台上进行过多次"生死搏斗",给无数垂危病人带来了新生,赢得了同行们的敬重和患者的信任。

22 年前,李明洙这个品学兼优的调干生,从内蒙古医学院毕业被分配到附属医院神经内科,后又转到脑外科。正当他准备用新的知识武装自己,以期做个合格的脑外科医生时,"文革"的政治风暴席卷而来,但他拥有作为一名合格医生的崇高职业道德,不受干扰,决心开展新的业务,他给自己当年在北京协和医院进修时结识的我国神经外科专家、宣武医院的王忠诚教授写信,索取资料。很快,王教授给他邮来了北京神经外科研究所办的内部刊物《神经外科通讯》。他如获至宝,对照本科五十例重型颅脑损死亡病例,进行分析研究,吸取别人的经验,检查自己的不足。利用业余时间攻读日语,学习和研究了日文版《神经外科学》和《脑神经》杂志上的新技。

"外国人能办到的,我们也应该办到",李明洙决心创造条件,攀登脑外科医疗技术高峰。1977年,迎来了一个科学的春天。李明洙为了开展缺血性脑血管病的外科手术治疗,四处奔波,购买手术显微镜,得到内蒙古有关领导和院领导的大力支持。他和同事们抓紧时间从动物室取来兔子和白鼠,与杨培业、代夫等开展了动物血管的吻合实验,前后经过24次试验,终于能将直径只有一毫米的动物血管熟练地进行各种吻合手术。

1978年,手术显微镜买来后,李明洙带领大家首次开展脑显微外科手术。经过几次失败后,成功地开展了脑血管吻合术,弥补了内蒙古脑外科手术的空白。

1979年末,李明洙又在一本美国出版的《卒中》杂志上看到国外开展代替大网膜移植术,把腹腔的大网膜引到颅腔,治疗广泛缺血性脑血管疾病。这种新技术可以弥补单纯搭桥术的不足,然而,国内还未听说开展这种手术。李明洙决心担风险开展这项手术,首先测量大网膜的长度,经过选择病例和周密的研究,一个科学的手术方案制订出来了。

1980年,李明洙和本科的张定祥大夫、普外科的寿乃延大夫合作,对一个瘫痪了一年半、两侧大脑前动脉闭塞的病人,成功地施行了"带蒂大网膜双侧脑移植术"。经过恢复,病人竟然能够站起来了。此后不久,李明洙和同事又成功地开展了"游离大网膜脑移植术"。

科学的发展是无止境的,李明洙并不满足自己已有的成绩,他又向科里的同事们提出攻克脑深部肿瘤——这个向来被人们视为禁区的新课题。经过全科医务人员刻苦钻研,齐心协力,终于成功地为两名患者分别全切了脑松果体区肿瘤和第三脑室肿瘤。

同事们谈起对李明洙的印象,感慨地说:"李大夫总是那么信心百倍,干劲总是那么足。"是的,李明洙的干劲和智慧来自于他对党的忠诚,来自于对事业的热爱,他把自己的命运和事业紧紧地连在一起,把整个生命融入事业里,曾荣获十次医学院、市、自治区先进工作者的光荣称号,获得了两项全区科研奖和两项医院科研一等奖。

执着的追求 丰硕的成果

——记罗布桑教授

1995 年,在美国召开的第二届世界传统医学大会暨"超人杯"世界传统医学成果大赛中,罗布桑教授写的《蒙药学》一书获得了优秀成果奖,他本人被授予"民族医药之星"荣誉称号。这项崇高的荣誉里凝结了他的汗水与心血。

罗布桑教授生于 1932 年,内蒙古阿鲁科尔沁人,自幼入寺院学习藏文。1960年,跟随着蒙药师学习蒙药草本并采药,先后在内蒙古卫生干部进修学院、内蒙古医学院学习。经过几年的系统学习,1963 年起在内蒙古医学院担任蒙药教学工作,开始了他在蒙药学领域的跋涉。

30 多年来,他多次不辞辛苦,实地考察蒙药资源,足迹踏遍了全区各地和西藏、青海、吉林、山西、甘肃等省区。他采集了 7000 多份药用植物标本,进行系统的鉴定和整理。通过多年的学习钻研,罗布桑教授积累了丰富的蒙药材辨认、采集、鉴别、炮制的经验,掌握了蒙药药用植物分类知识,总结了蒙药学理论和用药规范。1980 年,倾注了他多年心血的《蒙药志》终于出版了。

为了实现振兴民族医药学的夙愿,罗教授 30 多年笔耕不辍。他任编委的《中国医学百科全书》(蒙医分卷),1988 年获中国优秀科技图书二等奖;《蒙药材标准》(他是主要编写人之一)1987 年获北方十省区优秀图书二等奖;他参加编写的《内蒙古植物志》,1986 年获国家教委科技进步二等奖。

罗教授在多年的蒙药教学实践中体会到,要想提高教学质量,就必须抓好教材建设。他从 1965 年就独立编写蒙药学蒙文教材。他编写的《蒙药学总论》,1988 年获内蒙古高等院校优秀蒙文教学一等奖。他还先后编写了《蒙医方剂学》《蒙药学》《蒙药炮制学》《蒙药药剂学》《蒙药鉴定学》等教材。至今为止,罗布桑教授已出版专著 12 部,主编与合著著作 17 部,在省级以上刊物发表有较高学术价值的论文 30 多篇,多次受到国家和自治区的奖励。

罗教授长期从事蒙医药教学和科研,为我国的蒙医药学科建设和发展做出了贡献,在国内外蒙医药界享有很高的声誉,博得了师生的敬重。他多次被评为自治区高教系统先进工作者。1986 年,他被授予内蒙古自治区劳动模范的光荣称号;1990 年,被评为内蒙古自治区有突出贡献的中青年专家,享受政府特殊津贴;1991 年,被评为首批国家中医药管理局公布的名老中医药专家之一。他还当选为中国人民政治协商会议第七、八届全国委员会委员,中国农工民主党内蒙古区委会常委。他还任高等医药院校蒙医教材编审委员、中国药学会内蒙古分会理事、内蒙古蒙医学会副理事长等学术团体职务。

而对眼前耀眼的荣誉,他心里感到很不安,他说:"我做出的成绩很小,而国家和人民给予我的太多了,所有的荣誉和成绩都说明了过去,而重要的是未来,我要脚踏实地为党和人民干些实事,这是我应尽的责任和义务。"(王琦)

奉献者的足迹

——记自治区先进工作者李文琪

李文琪,1975 年毕业于内蒙古医学院,留在附属医院外科工作。1982 年攻读硕士研究生,在救死扶伤、教书育人这块土地上勤奋耕耘了二十多个春秋,为少数民族地区的卫生健康事业做出了贡献。他先后荣获内蒙古自治区科技进步二等奖 1 项,三等奖 5 项。1991 年 1 月 24 日,国家教育委员会、国务院学位委员会为表彰其所做的工作,授予他"做出突出贡献的中国硕士学位获得者"的荣誉称号。1994 年被评为国家级有突出贡献的中青年专家,1995 年又被评为内蒙古自治区先进工作者。

李文琪对工作兢兢业业,一丝不苟,对病人认真负责,对技术精益求精。在医疗工作中勇于进取,不断开拓、创新。80 年代初,他与科内同志们密切合作,完成了断肢(指)再植术,肌腱移植再造手指术,带血管游离组织移植术等高难度手术,填补了内蒙古自治区医学的空白,在国内居领先地位,使许多因意外事故面临伤残的患者重获生活、工作的能力。

他多次出席国内医学学术会议,既介绍自己取得的成绩,又吸取他人成功经验。他与科内的同志们合作,攻克了一个又一个医学难点,颈椎管扩大术治疗颈椎病、骨肿瘤病灶清除异体骨(半关节)移植术、人工髋关节置换术、先天性髋关节脱位的手术治疗、小儿麻痹后遗症的手术治疗等都填补了自治区医学空白。

李文琪除了完成医疗工作外,还要安排教研室的各项教学任务。他多次下到各教学点去讲课、辅导,受到学生们的好评。为了使课堂上不容易理解的内容便于学生接受,编导了教学录像片《先天性髋关节脱位》。此片于 1989 年 8 月在华北地区高等院校教育年会上获优秀奖,并在全国发行。

李文琪为内蒙古自治区旗县、盟市级医院培养了许多进修生,通过讲课、专题讲座、查房、参加手术等多种形式提高了他们的医疗水平,为基层卫生工作做出了贡献。

在科研工作中,李文琪作风严谨、一丝不苟,为了提高临床工作质量,探索新的治疗方法及手术技术,他于 1980 年开展了显微外科的实验研究,在大量动物实验的基础上,在国内首次提出"套接法吻合血管"的技术,获得国内显微外科专家陈中伟的高度评价,现已在临床中广泛使用。

1987 年他和同事们共同研究制成可调式三步三项牵引复位器及功能性外展固定器,对于治疗幼儿先天性疾病收到了很好的效果;1989 年主持了内蒙古自治区下达的"异体组织移植"的科研课题;1993 年参与编写的《同种异体微血管移植的实验研究及临床应用》获自治区科技进步三等奖。

从 1990 年起开始了治疗腰神经通道卡压综合征的研究,并提出了一些新的观点和治疗方法,此成果获得国内著名专家、学者的高度评价。

李文琪始终视病人为亲人,全心全意为患者服务,他用高尚的医德、精湛的医术塑造着白衣天使的风采。(梅花、陈华)

心系桃李育芬芳

——记解剖教研室张宝林

多年的教学经验,张宝林形成了一整套的教学方法,于形、动、神中把枯燥乏味的知识传授给学生。他反对那种只从书本上片面机械地掌握知识的方法,倡导学生开拓思路,形成独特的思维方法。就如一个简单的解剖部位,张宝林在讲解清楚结构关系后,便会不遗余力地讲述临床上的重要性以及解剖学常犯的错误,让同学们在教训面前理解记忆这一解剖学部位,也使同学们开阔了视野,增加了学习兴趣。

同学们爱听张宝林讲课，不仅是由于他讲课妙趣横生，更在于听他讲课可以汲取丰富的知识。他学识渊博，同学的一个问题，他会从不同的方面、角度分析清楚，直至学生满意掌握为止。

张宝林治学严谨，对同学要求严格。他经常说："作为老师应为人师表，若误人子弟，将是十恶不赦的。"他以身作则，努力带动同学们培养出良好的治学风尚。无论是授课还是示教，他都认认真真，把每一个细小的问题搞清楚。

记得有次上示教课，在标本上事先没有剥出十二指肠大乳头，为了同学们能对此有清晰、感性的认识，他用刀切开十二指肠，标本由于多年放置、浸泡，强烈的甲醛以及未腐化食糜气味使人发昏，但张老师还是耐心细致地用手一点一点把肠内污物擦去，最后，十二指肠大乳头，像针尖样的一个小口，暴露在同学们的面前。

最使张宝林深感欣慰的是，有些他曾经教过的学生现已读研究生、博士生，或有的已出国留洋，在医学领域上开拓创新，取得很大的成就。不久前，在他做的个人报告会结束后，同学把一束鲜花献给他，他扬起手中的鲜花，大声对在场的同学说："相信未来诺贝尔医学奖的获得者中会有我们在座的同学，到时我将把这束鲜花献给他们，表达我作为一名教师的敬意！"

辛勤的浇灌结出丰硕的果实，张宝林无悔自己的选择，为了祖国医学教育的发展，为了医学界能涌现出当代更多的李时珍、华佗，他将穷其毕生精力，致力于教书育人工作。（赵鹏）

奏响生命的乐章

——记留日博士韩希瑞

1998 年 10 月 14 日，这个深秋的傍晚，秋风带着阵阵寒意向大地袭来，而在内蒙古医学院儿科系的教室里却春意融融，充满了热烈的气氛。在这个仅有 40 平方米的教室内座无虚席，130 多双眼睛把视线集中在一位坐在讲桌前的中年男子身上，130 多颗心在聆听他的倾诉。他就是内蒙古医学院一位刚刚留日归国的博士——韩希瑞。他为同学们带来了题为"留学归来话东瀛"的专题讲座，向同学们讲述他那充满坎坷和奋斗的历程。

1982 年,韩希瑞毕业于内蒙古医学院,并以优异的成绩留校任职。1991 年,在全国留学生考试中,他在数万名考生中脱颖而出,取得了公派留日的资格,赴日本札幌医科大学深造。在那里,他孜孜不倦,努力钻研,以优异的成绩完成了学业。

这时,导师建议他继续攻读博士学位,踌躇满志的韩希瑞也决定向医学的最高学位发起冲击。就在这样的关键时期,一抹乌云笼罩了他原本明媚的天空。在 1994 年的一次体检中,他被告知,可能由于长期在射线下工作的关系,不幸患了急性淋巴细胞性白血病。初闻噩耗,不亚于五雷轰顶,作为一名医生,韩希瑞明白这意味着什么:刚刚起步的事业,温馨的家庭,一切都将离他远去,生活的大厦即将倒塌。就在这濒临绝境的关头,祖国人民想到了他,中国驻日本札幌领事馆、内蒙古自治区政府为他的治疗拨专款。内蒙古医学院全院师生一次次的鼓励他,许多素不相识的人纷纷为他捐款。祖国人民的关怀,日本朋友的帮助,妻子女儿的鼓励,使他重新燃起了生命之火,开始了与病魔搏斗的征程。此后的几年中,他的生命在生与死之间摇摆,一次次的生命垂危,又一次次地转危为安。韩希瑞以他超人的意志抵御着化疗的反应,抵御着由于免疫力低下带来的许多并发症,与命运做着不屈不挠的抗争。即便这样,他依然不放弃他的学业,抓紧分分秒秒工作、学习。1994 年 7 月,传来了他的论文在国际上获奖的喜讯。于是,他带着被病魔折磨的虚弱不堪的身体,站在国际超声学会的主席台上,领取了优秀论文获奖证书和奖品。

为了从根本上铲除病魔,1996 年 10 月,韩希瑞做了骨髓移植手术,经历过反反复复的排斥反应,他终于战胜了病魔,逐渐走向康复。身体状况略有好转,韩希瑞迫不及待地拿出在病榻前所做的毕业论文,于 1998 年 6 月顺利通过答辩,取得了博士学位。

是的,可以说韩希瑞是一名勇士,一位智者。作为医生,他为医学事业做出了贡献;作为病人,他创造了医学史上的奇迹。所有人都在为韩希瑞的新生感到喜悦,为他取得的成绩而高兴。

日本札幌医科大学为他提供了优厚待遇及良好的工作环境,希望他能留下,而此时的韩希瑞却毅然选择了回国。谢绝了日本导师的再三挽留,告别了妻子女儿,只身一人回到了日夜思念的祖国。

在座谈时,韩希瑞博士这样说道:"祖国是生我养我的地方,当年我是公派出国的,理所应当回来做点事。况且在我最困难的时候,是祖国人民伸出援助之手,帮我度过绝境,我怎么能不回来?"朴实的话语,没有丝毫的矫揉造作,却道尽了韩希瑞的殷殷报国情,拳拳爱国心。

回到祖国,韩希瑞很快投入到工作中。与此同时,他那非同寻常的经历引起了学院广大师生的关注。在儿科系师生的共同邀请下,他利用业余时间来到同学们中间,同这些青年人座谈。向他们讲述着与死神抗争的经历和感受,鼓励他们坚定献身医学事业的信念。朴实的语言,真挚的情感以及那不屈不挠的坚强意志,深深打动了在场所有人的心,许多同学热泪盈眶,教室里不断爆发出热烈的掌声。就在这深秋的寒夜,韩希瑞用他的热情,把春意带到这里,带到每个人心中。

有人说,生命如歌,每个人的生命都是一首歌,看你是否能用顽强的意志去奏响生命的琴弦,让生命挥洒出悦耳的声音。韩希瑞做到了,他不但奏出了动听的歌曲,而且还感染了身边的人。他是我们身边的海伦,生活中的保尔。他让我们热血沸腾,让我们的意志更坚定,正如他所说的"困难就是机会,大灾难就是财富"。

生命的航船需要自己掌舵,善待生命,热爱生活,驶过命运的惊涛骇浪,驶向成功的彼岸,奏出属于自己的乐章。(张爽)

传承民族医学　弘扬传统医术

——国家非物质文化遗产蒙医药传承人

根据联合国教科文组织通过的《保护非物质文化遗产公约》中的定义,"非物质文化遗产"指被各群体、团体、有时为个人所视为其文化遗产的各种实践、表演、表现形式、知识体系和技能及其有关的工具、实物、工艺品和文化场所。各个群体和团体随着其所处环境、与自然界的相互关系和历史条件的变化不断使这种代代相传的非物质文化遗产得到创新,同时使他们自己具有一种认同感和历史感,从而促进了文化多样性和激发人类的创造力。

2008年10月23日公布的第一批自治区级非物质文化遗产项目代表性传承人名单中,有8位蒙医专家名列其中。这8位专家是富玉兰、包金山、胡达来、苏荣扎布、吉格木德、乌兰、乌力吉特古斯、阿古拉,分别来自通辽市蒙医研究所、通辽市蒙医整骨医院等,研究蒙医乌拉艾灸疗术、科尔沁整骨术和蒙医药,这些传承人中年龄最大的 79 岁,最小的 43 岁,平均年龄为 64 岁。

乌拉灸疗术

——记通辽市蒙医研究所富玉兰

"乌拉灸疗术"的介绍

"乌拉灸疗术"属蒙医传统疗术的峻疗范畴,是点燃由艾草绒制成的草炷或艾条,在人体选定的穴位上进行烧灼、熏熨治病防病的一种外治疗法。

"乌拉灸疗术"源远流长,早在秦汉时代成书的《黄帝内经》中既有北方民族应用火灸治疗疾病的记载,《魏书》中也有游牧鲜卑民族沿用"乌拉灸疗术""火灸""石灸"等早期疗法的记载。

随着蒙医药学体系的日臻完善,"乌拉灸疗术"形成了较完整的理论体系。它不仅具有适应范围广、疗效显著、副作用小、携带方便、经济适用等特点,而且顺应了北方蒙古族地区的地理、气候、生活环境和习俗等特点。所以,几千年来,深受蒙古族先民及北方少数民族的青睐。

"乌拉灸疗术"的传承人富玉兰

富玉兰,女,蒙古族,1957 年出生,"乌拉灸疗术"传承人,蒙医主任医师,内蒙古蒙医药学会外科专业委员会委员,1982 年 12 月毕业于内蒙古医学院中蒙医系蒙医专业。毕业后一直从事蒙医临床及科研工作,擅长蒙医疗术,1990 年 1 月至1991 年 1 月曾在内蒙古医学院附属医院针灸理疗科进修学习。

在多年的临床工作中,运用蒙医传统疗术与现代医学技术相结合实践于临床,效果显著,形成了自己的风格。如针刺结合蒙药离子透入治疗脑出血及脑血栓后遗症、风湿及类风湿症、神经血管性头痛、面神经麻痹、面肌痉挛、三叉神经痛、痉挛性斜颈等多种神经麻痹性疾病积累了丰富的经验,取得了满意效果。

主要论著及课题有:参编《蒙古学百科全书·医学卷》,2002 年 5 月内蒙古人民出版社出版,国家社会科学基金项目;参编《中华本草·蒙药专卷》,国家中医药管理局课题;参编《全国名老蒙医经验选编》;参编《医药月帝》于 1995 年 7 月内蒙古科技出版社出版,获自治区科技进步三等奖;参编《蒙医外科学》高等医药院校蒙医药学专科规划教材,2001年5月辽宁民族出版社出版,获自治区优秀教材二等奖;参编《蒙医药注释大辞典》,全国新闻出版署十五计划重点图书项目;另有《蒙医传统手术疗法停滞原因探析》《蒙药离子透入治疗乳腺增生》等20余篇论文在各级学术刊物和学术会议上发表。

科尔沁整骨术

——记通辽市蒙医整骨医院包金山

"科尔沁整骨术"的介绍

"科尔沁整骨术"是200年前在科左后旗的蒙古族民间产生的整骨技术。它起源于北方古老的萨满教,创始人娜仁·阿柏深得萨满法术和驱魔治病的要领,通过师徒相传的方式,培养了众多的科尔沁整骨术传人。娜仁·阿柏创立的整骨术以"视伤肢功能、听骨折擦声、问病情经过、观疼痛情况、摸肢体变化"等治疗技术和方法,为后人继承和发展。它是蒙古民族在自己特有的生态环境、生活习俗和历史文化背景下,以独特的思维方式对骨伤、骨折的发生与愈合现象的长期观察与积累的生命探索结晶,因而积淀了很多合乎自然法则的疗法特征及其生命科学观。

在当今治疗学越来越重视运用人性化、行为化治疗的今天,传承与发扬蒙医传统整骨术有着重要的意义。蒙医传统整骨术的四步自然疗法特征是"喷洒捋抚—手法复位—外(自)固定—及早锻炼"。喷洒捋抚自然疗法是最具有蒙医整骨特征的步骤,即在骨折手法复位之前,实施的一种生理心理性整骨疗法。

"科尔沁整骨术"的传承人包金山

包金山,男,蒙古族,"科尔沁整骨术"传承人,1939年出生于内蒙古哲盟科尔沁左翼后旗,蒙医整骨专家,是一名具有200余年历史的包氏蒙古族整骨世家的第4代传人。曾任内蒙古哲里木盟蒙医整骨医院党支部书记、副院长、工会主席、蒙医骨伤科主任医师。先后担任内蒙古蒙医学院骨外伤名誉主任,光明中医函授大学中医骨伤科学院顾问,《中国医学百科全书·蒙医分卷》编委委员,高等医学院校蒙医教材编委委员,内蒙古自治区蒙医学会常务理事等职务。

多次荣获旗盟级劳动模范和民族团结先进个人称号,1992 年荣获哲盟首批专业技术拔尖人才、蒙医整骨大师称号,享受国务院颁发的政府特殊津贴。1993 年被选为内蒙古自治区第 8 届人大代表,自治区党委和政府授予了全区民族团结进步先进个人称号,1994 年荣获全区优秀党员称号,荣获全国民族团结进步模范称号并获国务院金奖,1995 年荣获中华人民共和国优秀人才称号。

包金山自幼跟随父亲学习祖传包氏蒙医整骨,后又进内蒙古医学院学习蒙医,1963 年毕业。30 多年来,勤奋钻研,理论联系实际,用蒙、汉、日、英文把几千年来无文字记载的独特的祖传蒙医整骨术编写成了内容丰富、技术资料翔实的一百多万字的论著,促进了蒙医学整骨术的发展。先后出版著作 7 部,在国内外刊物上发表论文 54 篇,在国内、国际学术会上宣读论文 16 篇,在世界范围内扩大了蒙医整骨术的宣传和知名度,为祖国和蒙古族赢得了荣誉。

主持负责的《祖传整骨》《治疗小儿肱骨踝上骨折 100 例》《用现代科学对祖传蒙医整骨术的研究》等科研项目分别获自治区科技成果进步二等奖和"乌兰夫基金会"铜奖;《祖传整骨》于 1993 年获首届"生命力杯"世界传统医学优秀成果奖;《祖传秘方旭日图乌日勒》于 1995 年获得哲盟科技新成果奖,有 7 篇论文被评为优秀论文;有 3 篇论文评为自治区自然科学优秀论文 2 等奖;首届中华儿女传统医学国际青年学术优秀奖;首届"医圣杯"国际优秀奖。

他先后治愈了慕名而来的国内外数以万计的骨伤病人,培养与传授了 300 余名蒙医整骨技术人才,并提出了祖传整骨的科学新观点,即"三诊六则八结合四关系",在蒙医骨伤学科上做出了卓著的贡献。

蒙医整骨

—— 记通辽市科左后旗蒙医整骨医师胡达来

胡达来,男,曾任通辽市蒙医整骨医院院长、书记。1987 年毕业于内蒙古医学院蒙医系,分配到通辽市蒙医整骨医院以来,一直奋战在蒙医骨科诊疗一线。21 年的临床工作中为"蒙医整骨"事业呕心沥血,在扎实的蒙医药基础知识上,潜心钻研祖传蒙医整骨医术,并使其不断发扬光大,使"蒙医整骨"这门从实际经验中发生发展的医学得到了理论的指导和推进。不但使自己的专业技术水平持续提高,而且对蒙医整骨事业的发展做出了不可磨灭的贡献。

他曾多次在内蒙古蒙医学院、北京市积水潭医院创伤骨科进修学习。在实际工作中不断总结经验,在科研方面取得了较突出的成绩,撰写的十几篇论文先后发表于区内外重要医学杂志上,尤其是《蒙医整骨术的优点之分析》《蒙医喷洒治疗对骨折病人的心理作用》《科尔沁蒙医整骨最早传人——那仁·阿柏》等作品被评为优秀论文并获得了有关部门的嘉奖。

为医之道　以仁为本

——记第二届国医大师、我校博士生导师吉格木德教授

"为医之道、以仁为本",这是吉格木德教授最喜欢的众多医学格言中的一句。胸怀悬壶济世之念,这位走过 70 多个春秋的教授、医者,用一生的高超医术和不懈钻研践行着自己的理想。他以不断创新的科学精神,为民族医学的发展做出了杰出的贡献。

积极编写教材　促进蒙医药高等教育的规范化

在教学工作中,吉格木德教授是一个踏实勤奋的人。他教学风格活泼但不失严谨,始终坚持以科研服务于教学的思想。他从事蒙医高等教育 46 年,主要担任蒙医基础理论和医史文献课程。1963 年,他接受编写现代蒙医基础理论讲义任务,开始收集古籍经典中的蒙医基础理论内容,进行系统整理。1965 年,他编写了第一部油印版《蒙医基础理论讲义》(上、下册)。在此基础上,于 1988 年任主编编写了第一版全国高等医药院校统编蒙医药教材《蒙医学基础理论》。

80 年代,他创建了高等医药院校蒙医学史课程。2007 年,他主编出版了第一版全国高等医药院校统编蒙医药教材《蒙医学史》。1984 年,他参加了我国第一版蒙医药 23 部统编教材编审出版工作,主要分工负责《蒙医诊断学》等 7 部教材的组织编写审订工作。

1993 年,吉格木德教授担任硕士生导师,培养了我国首届蒙医硕士研究生。

2006 年,担任北京中医药大学博士研究生导师,培养了我国首届蒙医博士研究生,为蒙医学本科教育、研究生教育、教材建设、课程建设、高层次人才培养等方面做出了突出贡献。

端正科研态度　力求学术创新

吉格木德教授在蒙医学基础理论、蒙医学史、蒙医学古籍文献研究等重点课题和临床医疗工作方面,取得了突出成就。1987 年他晋升为副教授、1989 年被破格提升为教授,是国内外有影响的蒙医学家,是享受国务院特殊津贴的突出贡献专家。他在国家级和省级刊物发表 60 多篇论文,有 20 多篇论文在国外转载和发表。他多次参加国际学术会议,出版学术专著和高等教材 10 部,参编著作多部。他多次获得科技进步奖、图书奖、科研成果奖等奖项。

他是系统研究蒙医学史的第一人。他从 20 世纪 70 年代开始立题研究蒙医学史(内蒙古科委课题),到国内各地和蒙古国、苏联布利亚特等有关国家进行考查,掌握了大量的医史文献资料,发表了《古、近代蒙医史三个发展阶段》等 40 多篇论文。他任副主编编写了《中国少数民族科技史丛书·医学卷》和《内蒙古医学史略》,填补了蒙医学史研究之空白,成为蒙医学史学科创始人。

吉格木德教授在 70 年代立项研究"蒙医学基础理论整理研究"课题(内蒙古科委课题),发表了《论正常赫依、希拉、巴达干》《蒙医学基础理论发展史》等十多篇论文;1984 年出版了科研专著《蒙医学基础理论》,该书是中华人民共和国成立以来系统整理蒙医基础理论的第一部科研专著,书中较系统地整理研究了蒙医学基础理论。

80 年代,他开始立项研究古籍文献,相继发表了《蒙医学古典著作考略》《古印度医学经典巨著 < 医经八支 > 的研究》(内蒙古教育厅课题)等多篇论文;提出了蒙医古代文献中《四部甘露》《蒙药正典》《方海》等三部古籍为蒙医药学"三大经典"的新观点。2004 年出版了《蒙医学史与文献研究》(蒙文版),书中研究、考证和介绍了近 80 部蒙医药古籍文献。他还任副主编编写了《蒙古学百科全书·医学卷》(2002 年蒙文版),任副主编、总审委员主任委员、参加编写主持审订了《蒙医病症诊断与治疗标准》(2007 年,蒙文版),任顾问和审订委员会主任,主持审订了《蒙药材标准》《炮制标准》《制剂标准》,他为这四项重大标准化项目的研究工作做出了贡献。

1990 年,他应蒙古国卫生部长邀请到蒙古国进行医史考察、学术交流和讲学;

1991年应邀到原苏联布里亚特科学院进行学术交流、医史考察;1993年应蒙古国卫生部部长邀请到蒙古国进行学术讲座;1995年到越南河内市参加传统医学国际会议并宣读了学术论文;1998年应邀赴日本参加蒙古传统科学国际学术会议。他在国内多次参加蒙古学国际会议、中国少数民族科技史国际会议,有20余篇论文在国内外转载和发表,两部科研专著在国外出版,为蒙医药国际学术交流做出了贡献。

悬壶济世　践行终生

吉格木德教授在50多年的临床实践中积累了丰富的临床经验,对脑积水、神经根炎、神经性头痛、失眠症、颈椎病、椎间盘突出症、过敏性紫癜、玫瑰糠疹、牛皮癣、胃溃疡、肾结石、睡眠性血红蛋白尿、子宫肌瘤、小儿肺含铁血黄素沉着症等疑难病症的治疗取得了较好的疗效。2008年,内蒙古人事厅、卫生厅授予他"自治区名蒙医"的称号,同年,他荣获非物质文化遗产国家级保护项目——蒙医药学代表性传承人称号。2014年,吉格木德教授获得第二届国医大师荣誉称号,是继国医大师苏荣扎布之后,我区第二位获此殊荣的蒙医专家。

自治区首例小肠移植手术

——记内蒙古医科大学附属医院普外科董培德、赵海平教授

2005年9月29日,内蒙古医科大学附属医院成功地进行了全区首例小肠移植手术,填补了我区该领域的一项空白。6月,来自巴彦淖尔市的农民高某,因短肠综合征合并肠瘘转院至附属医院。此时,高某的小肠短于1米的正常最低值,基本失去了功能,除了静脉营养支持,如不进行小肠移植手术,生命将会出现危险。然而,小肠移植手术当时在国内还是一道学术难关,小肠移植具有手术过程复杂、供体小肠保存难度大、排斥反应及腹腔感染发生率高等特点,国内开展的水平远远落后于其他脏器移植,全国仅有天津医科大学总医院等5家医院做过小肠移植手术,移植病人20多例,成活率不足50%。

经过3个多月的治疗,高某病情有所好转,体重增加,高某的儿子配型相符,愿意为父亲捐出自己的部分小肠,手术条件基本具备。在医院胃肠外科主任董培

德和副主任赵海平的组织下，胃肠专业组的医护人员事先做了大量的动物实验和准备工作，制定了详细的手术预案和实施方案。9月25日，成功将高某儿子的1.5米小肠移入高某体内。术后，高某父子二人的恢复良好，均在原流净化病房中度过抗排斥反应和抗感染期，高某的儿子截肠1.5米后，基本不影响正常的功能。

参与"小肠移植手术"主要专家

董培德，男，汉族，1956年5月出生，内蒙古人，中共党员，普外科教授，主任医师，硕士研究生导师。1982年毕业于内蒙古医学院医疗系，1985年调入附属医院工作，曾任医务科主任，后任外科主任，普外科主任、内蒙古医学会普外科分会常委等职。组织协调完成自治区首例活体小肠移植、胰肾联合移植及肝移植等项目，并完成普外科专业划分为肝胰专业、胃肠专业、乳腺甲状腺专业及血管专业等。先后在省级以上杂志发表《肝动脉插管化疗栓塞治疗中晚期肝癌》《小切口胆囊切除术临床应用》等论文10余篇，曾获自治区科研进步奖1项、呼市科技进步二等奖1项。

赵海平，男，汉族，1963年11月出生，河北省卢龙县人，中共党员，九三学社社员，普外科教授，主任医师，硕士研究生导师，外科学普外科肝胆胰及血管外科专业。1987年毕业于内蒙古医学院医学专业，1997年毕业于内蒙古医学院获硕士学。2003年，受自治区党委组织部委派为国家"西部之光"访问学者赴中国医学科学院肿瘤医院学习一年。曾任内蒙古医学院附属医院副院长兼二连分院院长，普外科副主任及内蒙古肝胆胰外科诊断治疗中心主任，现任内蒙古医科大学附属医院副院长、九三学社内蒙古医科大委员会副主委、内蒙古医学会血管外科学组常委及《中国普外基础与临床杂志》《中国医师杂志》编委等。

曾获内蒙古自治区科技成果三等奖1项，参与完成活体小肠移植、胰肾联合移植及肝移植术1例。现主持教育厅、科技厅科研项目各一项，2002年8月被评为"自治区卫生系统中青年学科带头人"，2003年10月被评为内蒙古医学院十佳杰出青年，先后获得内蒙古党委高教系统"优秀共产党员"、内蒙古自治区高教工会2007年"医德医风先进个人"等荣誉称号，2009年9月28被评选为"感动二连浩特人物"称号。

寻找肿瘤预防新途径　研究基因遗传"活化石"

——记内蒙古医科大学附属医院苏秀兰教授

苏秀兰,女,汉族,中共党员,山西省人,1956年7月出生,教授,博士生导师。1982年由内蒙古医学院医学系毕业后留校任教,1993年获内蒙古医学院人体解剖与组织胚胎专业硕士学位,1998年晋升为医学细胞生物学教授,1995年受聘为硕士研究生导师,2000年被北京大学医学部聘为细胞学专业博士生副导师,2006年受聘为首都医科大学细胞生物学兼职博士生导师。

现任内蒙古医科大学临床医学研究中心主任,内蒙古遗传学会副理事长,内蒙古解剖学会副理事长,内蒙古骨质疏松学会常务理事及中国骨质疏松学会委员,首都医科大学兼职博士研究生导师,荣获"内蒙古自治区医疗卫生中青年学术技术带头人""内蒙古自治区有突出贡献专家""内蒙古自治区三八红旗手""内蒙古自治区杰出青年科技工作者"等荣誉称号。2009年被评为自治区名师、"321"第一层次入选者、突出贡献专家及自治区青年科技标兵。在国内外学术期刊上发表论文50余篇,其中SCI收录文章3篇,曾应日本国山黎医科大学的邀请,赴日作有关《内蒙古地区蒙古族生活习惯与高血压、糖尿病的关系以及遗传学研究》的学术报告。

主持参与国际、国家、自治区科研项目16项,获多项奖励;主持完成"抗癌生物活性肽研究"课题,获内蒙古自治区科技进步三等奖;参加的"硬骨鱼类的细胞移植"项目获内蒙古自治区科技进步三等奖;"一种抗癌制剂的制备方式"获粤、港发明协会科技进步一等奖;在承担国家863部分项目工作中,在危险的环境中忘我工作,最终在国内首次建立具有不同生物学作用的化学致癌剂诱导的人胃癌细胞株,获北京市科技进步二等奖;1995年获全区青年优秀成果奖,1997年获科技兴区特别奖。

苏秀兰教授热爱科学研究事业,始终坚持自己独特的研究方向,立志为内蒙古的科学研究事业以及开发具有自主知识产权的成果而努力工作。生物活性肽在生物活动中起着非常重要的调节作用,涉及分子识别、信号转导、细胞分化及个体发育等。因此,开展生物活性肽的研究,对于寻找预防、治疗肿瘤的新途径、新方法具有广泛的理论和应用价值,是目前世界范围内的重大课题和研究热点。苏秀兰主持的"抗癌活性肽"研究课题,从"活性肽"的诱导方式、诱导量、诱导时间、分离方法等方面进行了创新型的研究探索,攻克了技术上一个又一个难关。

苏秀兰教授在内蒙古少数民族遗传学研究中也取得了显著成绩。内蒙古地区有着丰富的民族资源,各民族本身就是研究基因遗传学的"活化石",随着人类基因组草图的绘制完成,疾病基因组学研究将成为基因组时代的主旋。因此,探讨环境因素、生活方式与疾病的相关作用,将成为研究多基因疾病的主要内容。

苏秀兰教授始终坚持"做事先做人,谦虚谨慎、奋发进取"的格言,各项荣誉不仅没有让她止步不前,更没有成为她享受清闲的借口。她现任内蒙古医科大学临床医学研究中心主任,通过结合临床与基础研究工作的现代化仪器,开展分子生物学、药物学、动物学、细胞学方面的实验研究工作,她的理想就是带领研究中心的同事们,凝聚集体的智慧,谱写出更加生动的奋斗之歌,把研究中心建成特色突出、国内一流的现代化研究中心。

跨世纪青年的楷模

——记内蒙古自治区第五届"十杰青年"获得者温树正

在内蒙古自治区第五届"十杰青年"表彰大会上,"十杰青年"中唯一的一位医务工作者特别引人注目,他就是时任第二附院副院长温树正。

1984 年,温树正以优异的成绩毕业于内蒙古医学院,留校后一直从事骨科的医、教、研工作。他兢兢业业,一丝不苟,十几年如一日,全身心地投入到工作中。为使病人得到最佳的治疗效果,在每例手术前他总是翻阅大量相关文献,并对病历进行仔细分析,选择最佳方案,每逢遇到危重患者,他总是守候在病房,直到病人转危为安。刚进外科工作时,为了提高显微外科技能,他利用业余时间进行微血管吻合试验,有时在手术显微镜下一坐就是十几个小时,很快地便掌握了这门高精技术。在工作三年后,他就能独立完成断指(肢)再植、皮瓣移植等高难手术,当时成为内蒙古医科大学第二附属医院乃至全区能独立完成这一手术最年轻的医生之一。其后的十几年来,他用精湛的技术、顽强的毅力成功地完成了近百例断肢(指)体再植手术,为患者免除了肢体的残缺,同时也为社会和患者的家庭减轻了负担。

他在国内率先进行同种异体微血管移植研究,填补了国内空白,为微血管缺损的修复开拓了新的方法。《健康报》刊登此消息后,其论文在国际、国内学术杂志上发表,引起国内外专家的高度好评,被国际显微外科学会主席、中科院院士陈中伟教授评价为"达到了国内、国际先进水平"。发表的论著被国际医学信息网录用并评为优秀论文。1996 年发表论著被中华骨科杂志评为全国六篇优秀论文之一。在日本留学期间,他以娴熟的骨科技术赢得了日本专家的高度评价。他谢绝了日方的优厚待遇如期回国,并用省吃俭用的钱购买了回国开展工作必要的设备,还带回了日本的管理经验。10 多年来,他在国家级学术刊物上发表论文 48篇,发表国际学术论文 1 篇,编写著作 3 部,获自治区科技进步奖 2 项,获国际优秀论文奖 2 项,获国家和自治区优秀论文各 1 项。

温树正对工作认真负责,对技术精益求精,对病人满腔热忱。15 年来,无论是作为一名普通医师,还是医院领导,总是把病人放在首位,无论白天还是深夜都是随叫随到,并无数次谢绝和退还患者的红包和礼物。为了保全一位患者的肢体,在自己孩子高烧 40 度时他没有回家照顾;为了一个紧急的出诊,他没能赶上见病危的父亲最后一面;为让患者能在年前手术回家过节,他坚持数日手术导致上消化道出血,他就是这样处处把救治病人放在第一位。他乐于助人,扶贫济困。对特困患者,主动捐赠钱物,还多次去贫困地区进行义诊。特别是他在日本留学归国前用省吃俭用的钱购买手术器械时,日本专家颇为感动,赠送他 18 万元的器械和书籍,归国后他无偿地将这些物品捐赠给医院。

温树正是同行和患者公认的医术精湛、医德高尚、医风正派的医务工作者,是当之无愧的跨世纪青年楷模。(王美珍)

在小医院做出大贡献

——记巴图查干同志

巴图查干同志,1963 年毕业于内蒙古医学院中医系蒙医专业,为支援边疆,抱着满腔热情,来到阿拉善右旗。20 多年来,他在蒙医药的学习、整理、提高、发展方面,在为牧区人民防病治病和培训医务人员方面做出了显著的成绩。1982 年 3

月,他光荣地出席了自治区职工劳模大会,被自治区人民政府授予"劳动模范"称号。同年 11 月,他参加了全区卫生系统先进代表大会。1983 年,巴图查干同志被选为自治区五届政协委员。1983 年 9 月,他被提拔为阿拉善盟卫生处党组书记、处长。

他到阿拉善右旗时,蒙医院刚成立不久,各方面条件都很差,蒙医药工作更是空白。他在党组织和同志们的支持下,自己动手,创造条件,在蒙医院设立起蒙药科。经过艰苦的努力,蒙医药工作逐步完善,药品和医疗水平不断提高,受到各族人民的欢迎。1980 年 8 月,阿拉善右旗成立了蒙医医院。他担任了蒙医医院的副院长,负责全盘工作。

在任的 20 多年,他总是首先考虑到人民群众的疾苦,尽自己的一切努力,为患者解除痛苦。一次巴温公社社员的孩子患肺炎,病情很严重,大年初一来请大夫。他毫不犹豫地放弃休息时间,骑骆驼走了 70 多里来到患者家,直到患者脱离危险才回家。

巴图查干同志在阿拉善敖包公社工作期间,巴音塔拉社员杨民义爱人患宫外孕,当他闻讯后骑着骆驼走了上百里路赶到时,病人因失血过多而昏迷不醒。因病人居住在沙漠深处,交通不便,巴图查干一面派人叫救护车,一面在现有条件下努力抢救。当时,杨民义认为爱人治不了,曾几次悲痛地对巴大夫说:"看样子孩子妈没有什么希望了,按照我们的习惯,还要给她洗脸、穿衣服,你还是出去吧!"。在这十分危急的情况下,他沉着冷静,细心观察,坚持为患者补充液体。救护车赶到后及时为患者进行了手术,让患者脱离了危险。

巴图查干同志以蒙医理论为基础,结合现代医学知识,熟练地诊治常见病、多发病,正确处理了很多牧区的疑难病症。莎尔台公社社员石丰根,因患精神分裂症曾先后在各地医院治疗 40 多天,病情日益加重。巴图查干为他诊断为"赫依"性精神分裂症,他以蒙药为主,适当配合西医、针灸等,精心护理治疗 25 天,患者只花了八元五角钱便痊愈,十多年再未复发。巴图查干同志坚持不懈地研究业务技术,收集资料,常常忘了下班,忘了休息,他很少在家中过星期天和节假日;晚上加夜班,白天照常在办公室工作,他很少在夜晚十二点前休息,多年来从未缺勤。

他较系统地整理了蒙医传统验方"马努、都日本疡""赞丹乃模"二方剂,经鉴定被列入 1977 年版《中华人民共和国药典》,获得自治区科技成果一等奖。1975年 5 月至 1975 年 12 月,在兄弟旗县同志们的协助下,他承担了甘肃省蒙药品地方标准 41 种蒙成药方剂的起草、整理和编写工作,经过有关部门鉴定,被列入 1978

版《甘肃省药品标准》,1981 年获甘肃省科技成果一等奖。1978 年 6 月至 12 月,他参加了甘肃蒙药普查队,并负责全盘工作。6 个多月,他走遍了祁连山,进行民族药物实地普查,采集了数百种蒙草药,为国家编写《中国民族药物志》提供了 160 多种蒙草药标本及资料。在甘肃省民族药物普查汇总会议上,蒙药普查队被评为先进集体。他为了培训和提高基层医务人员技术水平,编写翻译了蒙中医结合的训练教材九本,约 20 多万字;积极参加或协助各种训练班培训基层医务人员 146 人次。他凭着对患者满腔的热忱,凭着对事业执着的追求,为发展民族医药卫生事业,为牧区人民的健康做出了贡献。(王传岭)

平凡的工作　高尚的精神

——怀念内蒙古医科大学李瑛同志

听说李瑛同志病重住院,我默默地祈愿他能很快痊愈,重新回到岗位上,回到我们工作的大家庭中。但病魔无情,他匆匆离去了。我们永远失去一位忠于人民、忠于职守的好同志。

我第一次见到李瑛同志是在 1957 年春,当时他给我留下了深刻的印象:朴实、和蔼、认真、热情。30 年来,他工作一贯勤勤恳恳,努力为教学、科研服务,为教职员工的生活服务。全院报刊的分发从未因节假日而停顿。在别人休息的日子里,他仍在辛勤劳动。由于这种忘我的服务精神,他赢得了大家的信任和尊敬,多次被选为先进工作者。人们说,李瑛同志的工作迅速而准确,是因为他记忆力好。但是,如果他对自己的工作没有正确的认识,没有为人民服务的高尚精神,记忆力再强也干不好工作。

李瑛同志对工作认真负责。邮局送来的报刊难免有差错,造成有的同志不能及时收到报刊。李瑛同志总是认真与邮局联系,把报刊补上。有的同志不注意报刊的预订日期,过期后要求补订,李瑛同志也能热情地想办法帮助补订。

在本职工作之外,遇到紧急电报和信函,他还主动送上家门,及时帮助大家解决困难,应对急事。近年来,随着教育、科学、文化工作的发展,报刊发行量日益增加,李瑛同志的工作任务更加繁重。虽然他已离休,但因工作需要仍留在工作岗位上,表现出一个共产党员的高尚风格和品德。李瑛同志发挥了共产党员的先锋模范作用,在党内外产生了良好的影响。在怀念李瑛同志的时候,我要学习他艰苦奋斗的品德,以他为榜样,努力工作,为加速学校的各项改革,为国家的四化建设贡献力量。(张华)

踏破铁鞋无数　得来全靠功夫

——记刷新全国大学生万米运动会纪录的内蒙古医学院王义才

1986 年 8 月 9 日,在全国第二届大学生运动会田径运动场上,男子甲组万米决赛正在紧张进行。来自全国各大学的长跑选手展开了激烈角逐。看台上人声鼎沸,啦啦队的号子和热情观众的助威呐喊声此起彼伏。当比赛剩下最后三圈时,六号选手逐渐超过对手,越跑越快,在震耳欲聋的欢呼声中冲过终点。以 33 分 58 秒的成绩,刷新了上届大学生运动会 34 分 14 秒的万米纪录。他就是内蒙古自治区大学生代表队运动员,内蒙古医学院医学系 1982 级学生王义才。

提起王义才,师生们并不陌生。几年来,他先后打破内蒙古医学院 1978 级优秀长跑运动员聂岩保持的三千米、五千米和万米纪录。他是学校长跑运动员中的佼佼者。然而,多数人并不知道,王义才在通往成功的道路上,洒下了多少艰辛和汗水。

王义才酷爱长跑运动,1983 年被吸收到内蒙古医学院长跑队。在老师的指导下,他开始了系统训练。长跑训练,是对一个人意志的严峻考验。几年的时间,无论严寒酷暑,节假日和星期天,他每天坚持一万多米的变速跑。田径鞋一双又一双磨穿了底。在患腓骨骨膜发炎期间,他不顾小腿钻心地疼,仍以顽强的毅力坚持训练。在因伤病不能进行正常训练的时候,王义才心急如焚。受伤的腿不能训练,他就用另一条腿在沙坑做单足跳。有时一次做单足跑上千次。一次训练下来就是一身汗,但他从不叫苦。

功夫不负有心人,辛勤的汗水换来了丰硕的果实。在老师的辛勤培养下,王义才的长跑成绩不断提高,他多次为班级和我院获得荣誉。1986 年,在呼和浩特市地区高校田径运动会上,内蒙古医学院与内蒙古大学积分相近。能否取得最后胜利,师生们把希望寄托在王义才的万米长跑上。老师的鼓励,同学们的期望,使王义才增添了无穷力量。经过顽强拼搏,王义才同学不负众望,第一个到达终点。

当他到达终点后，由于极度疲劳发生休克。当学校的老师、同学们在医院里看到他时，他已浑身被汗水浸透，脚上的血泡磨破后已和鞋袜粘在一起，大家都为他的努力和坚持感动得流下了泪水。

毕业前，王义才同学带着伤病参加了比赛。对于临近毕业的王义才来说，这是第一次，也是最后一次参加全国大学生运动会，他早已把伤病置之度外，以顽强的毅力跑完了全程，并且打破了上届大学生运动会万米纪录，为内蒙古大学生代表队夺得了宝贵的七分，并获得个人精神文明奖。（苗芳）

呕心沥血的三十年

——记自治区劳动模范和喜格同志

和喜格同志是内蒙古医学院建院元老之一。20 世纪 50 年代，他放弃了在北京工作的优越条件，来到内蒙古支援边疆建设。30 年来，他工作勤勤恳恳，任劳任怨，为边疆的卫生事业倾注了全部心血。特别是在麻醉事业上，他呕心沥血，与其他同志密切配合，为手术室开展各项业务奠定了重要基础。

20 世纪 60 年代初，和喜格同志带领麻醉工作人员为开展心血管手术的麻醉工作做了大量的动物试验，终于成功地进行了我区第一例低温阻断循环心脏直视手术，填补了我区的空白。

70 年代中期，他和胸外科及麻醉科部分同志，与北京阜外医院同志的密切协作，成功地在我区首先开展了体外循环心脏直视手术，获得了自治区科技三等奖。他的改良式神经安定镇同麻醉也获得了自治区科技奖。70 年代末，他改装了国产体外循环机。此项成果在全国心血管外科会上被列为技术革新项目，并获得了自治区科技三等奖。

80 年代初，他远渡重洋，赴美留学访问，专修心血管手术的麻醉。回国后，他和胸外科同志们一起，克服种种困难，恢复了心血管手术。同时，和喜格同志积极创造条件，引进美国先进技术，将电脑下心电、血液动态监测用于临床，大大改进了心血管麻醉的条件。

在教学方面，他亲自兼任麻醉大课，多次进行专题讲座，注重培养麻醉医师和进修医师，为内蒙古自治区麻醉界培养了大批有用人才。这些同志目前活跃在自

治区各级医院,成为全区麻醉专家的骨干力量。(王静平)

南丁格尔誓言的践行者

——记内蒙古医科大学附属医院护士长刘秀芳

自附属医院第二住院部被医院定为"非典"治疗第三隔离病区以来,刘秀芳护士长已经连续工作12天了。在这段日子里,她义无反顾、尽职尽责,肩负起第三隔离病区的护理安排工作。对于这场突如其来的疫情,刘秀芳在接受任务之前也有过一些恐惧,但是她深知,既然选择了这个职业,就应该接受任何挑战,特别是自己作为护士长,一名共产党员,更应该以身作则,发挥模范带头作用,按照院里的统一部署做好各项工作。在第三隔离病区里刘秀芳主要负责消杀和后勤保障工作,她细心安排,统一规划,主动与各部门协调,保证了工作的顺利进行。在做好这些工作的同时,她还积极配合王护士长做好第三隔离病区整体的护理工作,并且与病房的其他护士一同参加到护理"非典"患者的工作中。

在工作中,刘秀芳细心照料病人、耐心安慰病人、热心帮助病人,尽力满足病人的需求。当病人心理压力过大,不配合治疗工作时,她总是给他们讲一些有利于患者治疗的故事,鼓励他们只要树立信心,意志坚强,积极配合治疗,就一定能战胜病魔,尽快康复。

由于入院的"非典"患者人数日益增多,工作量也越来越大,刘秀芳的体力也面临着巨大的挑战。繁忙的时候,她曾经连续工作三天,顾不上吃饭、喝水,仅抽出时间休息了两个小时。她身患糖尿病,过度的劳累使她多次晕倒。了解这种情况后,医院让她下一线休息一段时间,但刘秀芳坚持要求继续留在一线工作。她说:"看着身患重病的患者,看着他们期待的目光,看着同事们辛苦忙碌的工作,我怎么能下去休息呢?请党组织相信我一定能坚持住,绝不会耽误工作,给院里增添麻烦的。"

在抗击"非典"的日子里,刘秀芳身先士卒、无私奉献的精神,赢得了广大医护工作者的好评。同事们都说:"有这样的楷模,最后的胜利一定属于我们的!"(鲁海文)

危情时刻彰显天使本色

——记内蒙古医科大学附属医院王金鱼

由于附属医院收治"非典"患者人数不断增加,2003年4月17日,按照医院里的"没有条件,创造条件也要完成病区改造任务"的统一部署,附属医院开始了新的SARS隔离病区的筹建工作。王金鱼护士长主动请战,参加到这项工作中。在时间紧、任务重、压力大的情况下,她带领全科护士积极投入到这场没有硝烟的战斗中。在三天的筹建工作中,她没有按时吃过一顿热饭,喝过一口热水,总共休息不到2小时。人瘦了,脸青了,眼肿了,但她无怨无悔。她说:"当我看到病人能够得到及时的救治,我心里感到莫大的安慰,再苦再累也值得。"

在短短一周时间里,新病区就收治了50多名SARA患者,工作任务相当繁重,她克服了种种困难,加班加点,超负荷的工作,抢救着每一位患者。此时此刻,她没有忘记自己是一名中共党员、护士长、白衣天使。哪里最苦、哪里最累、哪里最危险,她就会出现在哪里。新的隔离病区刚开始收治非典型肺炎患者时,全楼的临时工和卫生员由于担心被感染,都辞掉工作离开了医院。医院领导及有关部门紧急向社会招人,但一听说来医院,没有人敢来。疫情紧急,病人急需救治,容不得半分耽搁。当时作为护士长的她不仅要管理好所有事务,而且还要与其他护士一起做好病人的基础护理、生活护理以及危重病人的抢救,工作量已经非常繁重了,但在这急需用人的时候她又主动承担起了病房的消毒及卫生工作。特别是患者死后的终末消毒,更是一项艰巨的工作,此时的传染性极强、危险性也最大,许多人都望而生畏,又是她主动上前。此时的她没有考虑个人安危,她所想的只是要按甲级传染病的标准,尽快将遗体处理完毕,以减少扩散,减少传播。

一天下来,累得几乎要虚脱,靠着坚强的意志坚持着!她坚信,一分耕耘,一分收获,但她靠自己的汗水换来一方百姓的平安健康,她觉得值了。(鲁海文 王进文)

博观而约取 厚积而薄发

——记毕力夫教授

在毕力夫教授的办公室里,曾悬挂着一幅"无欲则刚"的书法作品,他说:"我觉得在现在这个社会里,欲是最大的一个害,只要无欲,你就能够大胆地放开所有的包袱,去领导大家,教育大家,才能够让大家服气,如果有私欲、有私心,你就会底气不足,我相信你当不了好的教育家,你更当不了一个好的领导"。而他正是用这一原则,不断行走在科研和行政工作中,矢志不渝,勇于担当。

1985年,毕力夫从内蒙古医学院临床医学专业毕业;1995年,他从日本国富山医科药科大学毕业,获博士学位;1997年,他赴英国进行博士后的工作,取得突出成绩。现在,他是教授、博士生导师,曾任自治区卫生厅厅长、自治区预防医学会副会长、中共内蒙古自治区党委宣传部常务副部长、中共赤峰市市委书记等职。

毕力夫小时候是个淘气的孩子,不太注重学习,他的母亲对孩子们非常严厉,不允许他打扑克、打麻将。小时候每当他犯了错误,父亲就会让他写检查,写得不好还要重新写。"后来,我才明白父亲为什么让我写检查。写检查的过程就是练文笔的过程,你不好好学习,就连检查都写不好,实际也是督促我努力学习的过程。那时候我们都想,写检查还不如被痛痛快快地打一顿。这给我的童年留下了非常深刻的印象,我觉得写检查是练习文笔的重要方式。"毕力夫笑着说。

1976年,毕力夫的母亲因病去世,那一年他不到15岁。母亲去世以后,毕力夫好像一下子长大了许多。1977年,毕力夫没有上高中,直接参加了工作,但上大学始终是他的梦想。1980年,他终于以优异的成绩考取了内蒙古医学院。

毕力夫说:"为什么要考取内蒙古医学院?为什么要学医?那是由于我母亲过早去世,给我的伤痛太深。我立志学医,去诊治更多像我母亲一样的病人。因为她去世太早了,如果按现在的医疗水平,她绝对不会过早离世。她是尿毒症去世的,在现在来看,这个病症就容易解决了。"大学毕业以后,他做了一年的临床工作,然后就被自治区的一位领导选去做了将近四年专业秘书,这四年的工作在他的一生中是一个非常重要的经历。作为一名专职秘书,一要写很多的东西,锻炼了他的文笔;二是跟随老领导到很多地方进行视察,学到了很多新的思维方式。

毕力夫在工作 5 年之后,于 1990 年进入日本国立富山医科药科大学医学部攻读研究生,并获得了日本全额国费奖学金。

在日本的留学生涯给毕力夫带来了非常大的影响。谈到留学生涯,他说:"我觉得这段经历对我的人生是一个重大的转折,同时是重大的锻炼。出国以后,我首先遇到的就是语言问题,那时候刚出去交流使用英语,我不太会日语,英语说的也不是特别好,所以与他人进行交流确实有一些困难;第二个面临的问题就是考试。那时候,我的导师非常严肃地对我说,考试很重要,如果考不上的话,谁说都没用,你必须得回国。因此刚出国的一段时间是非常辛苦的。"在求学过程中,毕力夫白天要做实验,晚上则看书复习考学,每天晚上都是三点多睡觉,日复一日。那个时候,他考完试就得了神经性皮炎,还瘦了 10 多斤。毕力夫说:"在日本这一段时间,我养成了严谨的求学态度,更养成了对知识不断追求的习惯,这个很重要。"

1995 年,他博士毕业后,又在富山医科药科大学医学部做了两年客座研究员,转向骨质疏松发病机制的研究,发表论文 36 篇。1997 年至 1999 年,毕力夫赴英国威尔士大学卫生研究所做博士后工作。在国外,他先后学习和磨炼了 9 年,研究项目涉及心血管系统、骨质疏松和过敏性疾病三个方面。他说:"我认为这 9 年的博士、博士后的学习,都是一个学习研究的过程,我觉得很过瘾,这证明了一件事情——我很不愿意听到人们说,你就适合于搞管理,你就适合于搞政治,我觉得这是对我的一个证明,我认为我是一个很好的科学家"。

毕力夫先后承担国家、自治区级科技项目 15 项,在国内外杂志上发表论文 50 余篇,两项科研成果通过自治区科技进步奖的评审。他始终相信,只要想干事、只要努力和勤奋,什么都能干好。他在担任内蒙古医学院院长的时候,人们都在观察他是否能做好这份工作。他觉得这是一种尝试,大学是一个非常特殊的领导环境,特别是对于毕力夫来讲,他就是这个学校毕业的,他所有的老师,包括看车子的老大娘,都知道他就是这个学校的学生。在他们眼中,他就是过去的那个学生。毕力夫说:"在这个地方来不得半点虚假。"毕力夫还说,"不要把科研看得非常神秘,不要把科研看得高不可攀,科研经常是来源于普通生活中的兴趣和灵感。灵感往往来自于一个非常小的事情,往往来自一个非常微小的观察,来自于一个偶然,而这些都来自于兴趣,来自于知识的积淀。我们首先要产生兴趣,再观察身边的大事小事,那么你很快就会有灵感,灵感是重大科研成果的一个起源。所以我觉得,要想做一个创新型的人才,首先不要禁锢自己,一定要充分发掘自己的潜能,要开放思维,这是一个重要的条件,特别是经历了中国式教育之后的每一个人更是至关重要。"

在谈到领导干部应该具备的素质时,他说:"领导干部需要有魄力,有魄力的基础是知识、是调查研究,有了这些才有胆。所谓胆识,不是坐在办公室瞎拍桌子就是胆识,我就拍这个板了,一旦拍错了,以后你就别再拍了,一定要深入基层。所以,我认为作为领导干部,一定要注重知识的积累、更要敬业,一定要做到实事求是、脚踏实地,这是做现代领导干部非常重要的素质。"

为人耿直、学识渊博、办事勤敏,这是毕力夫的真实写照。他学识渊博,他是一个学者,拥有诸多头衔,始终站在医学研究的前沿;办事勤敏,开拓创新,他是一任校长,身先士卒为学校抓机遇,促学校跨越发展;敢负责,有担当,他是一名领导干部,他用忠于党、忠于祖国、忠于人民、无私奉献的实际行动,在自己的岗位上默默耕耘。(雪婧)

持之以恒的攀登者

——记内蒙古自治区教学名师刘志跃教授

身为一名教师,刘志跃教授有着强烈的责任心和使命感,在教师岗位上,他始终以"教师就是燃烧着的红蜡烛,燃烧自己,照亮别人"的座右铭督促自己。因为他始终认为职业就意味着付出与奉献,教师是阳光下最崇高的职业,他深深地理解教师的工作是一份良心活,需要淡泊名利,不断充实和超越自我。

刘志跃教授从 1982 年以来,一直在病理生理学教学岗位上工作至今。多年以来曾任病理生理室副主任兼实验室主任、基础医学部副主任。刘志跃教授作为一名共产党员,在政治上能够始终与党中央保持高度一致,热爱党、热爱社会主义,有坚定的政治立场。忠诚党的教育事业,为人师表,教书育人,具有强烈的事业心和顽强拼搏的奉献精神。

作为一名基础医学教师,他对本专业理论刻苦钻研,精益求精,不断进取。刘教授长期坚持在教学第一线,承担着各专业不同层次的病理生理学基础课以及硕士研究生学位课和专业选修课的教学,平均每年完成 200 多课时的教学任务。专业理论基本功扎实、知识面宽,有较强的信息获取和处理能力,能随医学科学的发展不断更新知识,具备独立开设新课的能力,在本科生和研究生中开设了《医学实验动物学》《心血管疾病病理生理学》等课程。

在教学中勇挑重担、任劳任怨。课堂讲授深入浅出、逻辑性强,教学效果良好,深得历届学生好评,在 2004 年被评为"最受学生欢迎的教师"荣誉称号,2007 年在内蒙古医学院第四届教师课堂教学技艺大赛中获优胜奖,2008 年获"第二届自治区高等学校教学名师"奖。

刘志跃教授积极参与学校的教育、教学改革,不断完善和改进实验教学,反复多次编写教材和实验讲义。多年来他特别注重教学法研究,耗费大量精力制作多媒体课件,并在每一轮教学后认真总结经验,不断改进课件质量,并在教学中针对病理生理学教学内容综合性强的特点,采用"菜单式存取"学习法,加强了学生融会贯通的能力,收到了良好的教学效果。近些年主持了学院《基础医学教育如何适应 21 世纪医学模式转变》和《基础医学综合实验室体系的构建与实践研究》的教育研究课题。目前承担着内蒙古自治区教育科学规划课题《少数民族地区医学硕士生的培养与质量控制》和 CMB 中国北方医学教育发展中心子课题《PBL 教学法在临床医学专业学位硕士研究生培养中的应用》的研究项目。近年来作为主编和副主编编写《病理生理学》各级各类教材 7 部,参编 5 部,发表教学管理、教学研究论文 10 篇,获学院教学成果二等奖四项,获内蒙古自治区首届教育科学优秀成果二等奖一项。

刘志跃教授从 1994 年以来一直是病理生理学科从学院到自治区多个层次人才工程的中青年学科带头人。在他的带领下,本学科在各方面得到了长足发展,目前病理生理学为自治区级的精品课程和基础医学院的重点学科。在 20 多年的教学实践中,刘教授能够自觉指导和帮助中青年教师不断提高授课水平,重视师资队伍建设。对于年轻师资能够言传身教,通过备课、听课、试讲、科研等多个环节进行指导,使他们在教学一线的实践中不断进步、成熟和完善。作为硕士生导师他指导教研室的年轻教师全部攻读了硕士研究生,有的正在攻读博士,目前他们已经成为病理生理学教学的骨干力量。

在做好教学工作的同时,刘教授在科研工作方面也具有一定实力并取得了显著成绩。先后参加和承担过多项国家和自治区的科研项目。在超声医学、心血管病及肿瘤生物治疗等领域做过大量科研工作。目前主持省级重点领域科研课题二项、参与国家自然科学基金课题二项。在科研工作中本着严谨求实、不断创新的作风,在完成所承担课题的基础上,配合研究生培养(指导了 32 名硕士研究生),与研究小组一起,针对严重影响人类健康的缺血性心脏病,利用新近开发的多普勒组织成像技术,对心脏病的缺血早期、心梗后受累心肌的局域功能及顿抑心肌能否恢复及其可恢复范围等一系列临床上迫切需解决的问题进行了无创性的早期定量客观评价,提出了具体的定量评价标准和预测缺血、缺氧心肌恢复程度的判断标准。对缺血性心脏病的临床诊断、治疗有重要指导意义。所做的研究工作在与国内外同行们的学术交流中,受到了一致好评,其中《心肌生物力学的无创分析及其量化指标评价》项目已通过2005年内蒙古自治区科学技术厅组织的科技成果鉴定,2006年《应变率及应变——应力关系对左心室局域心肌功能的评价》项目获内蒙古自治区科技进步三等奖和内蒙古自治区医学会科学技术一等奖。另一作为主持人的《胎肝输注在抗肿瘤化疗药物毒性作用中的机理研究》项目在1997年获内蒙古自治区科技进步三等奖表彰。2008年《蒙医温针疗法操作技术及器械的规范化研究》项目获内蒙古自治区科技进步二等奖。近年来已在国内各级学术刊物上发表科研论文40余篇。

他在各项工作中能够严于律己,密切联系群众,服务意识较强,能够不断更新观念、与时俱进。经常深入课堂、深入到教职工中倾听各方面的意见,务实求新,甘于奉献,创造性地完成上级交给的任务。获得了广大教职员工和学生的认可和较好的口碑。

在担任研究生学院院长后,他注重更新研究生教育管理方面观念,深刻把握研究生教育在整个学校不同层次教育中的比重和重要性。结合学院具体情况,对研究生培养的教育思想、教育观念以及研究生办学规模、效益、质量之间的关系问题进行了分析研究,提出了从如何保证研究生培养质量和提高研究生论文的科技含量问题入手,加强导师队伍建设和激励措施,完善课程体系,投入科研实验经费,加强对外合作交流等一系列改革思路。使学院研究生教育的工作上了一个新的台阶。

刘志跃教授在这种平凡的教学、科研和管理工作中,表现出了他对教育事业热爱与奉献的敬业精神,赢得了学生的爱戴和拥护,我们愿这种精神发扬光大,源远流长。(姜玉霞)

今生的追求　永恒的事业

——访内蒙古自治区教学名师任明姬教授

"组织学与胚胎学已经成为我生命的一部分。"当被问及工作对自己的影响时,任明姬教授一句话道出了她对组织学与胚胎学的痴迷。这位在内蒙古医科大学勤勤恳恳工作了 30 余年的学者,面对我的采访,心中的热情喷薄而出,如同诗人般热烈。教育者和诗人的双重影像,此刻已然叠在了这位美丽、智慧、自信的女性身上。

教学—传授学生终身受用的知识

30 多年的教学中,她形成了自己独特的教学理念,就是十分重视理论知识的学习。在谈及如何形成这一理念时,任明姬教授严肃地说道:"现实社会的风气越来越浮躁,很多人在学习、学术研究的过程中,缺失必要的耐性,不注重理论的学习。我要教给学生的是终身受用的东西。"作为一名医学教育工作者,她觉得自己有责任和义务通过自己的言传身教。她经常引导学生加强学习理论知识,培养他们理论与实践相结合,分析问题、解决问题的能力。

任明姬教授的课堂注重理论教学,是否就是枯燥无味呢? 答案是否定的。她在课堂上注重互动式教学,很看重师生间的交流,也很擅长通过互动,讲清重点知识,并将之与实际相结合,深入浅出的讲明知识的本质。在遇到较深奥的难点时,给学生以方法引导,让他们用正确的方法去探求问题的本质,然后再对学生的探究结论加以分析、矫正。有时,会有学生与她探讨问题,双方可能会各自坚持自己的观点,她会充分尊重他的想法,师生间求同存异。当被问及任明姬教授的想法时,她笑着说道:"学术上,我们是平等的,我们提倡平等自由地讨论问题。"正是通过这种互动的方式,她让组织胚胎学生动起来,让课堂活跃起来。

从教 30 余年,她勤奋钻研,默默奉献,圆满完成大量的教学、科研工作,为了所热爱的教育事业,多次带病坚守在三尺讲台上,即使手术也会安排在假期进行,她用生命倾注了对党的教育事业一片忠诚。为了讲好每堂课,她不断探索教学方法,精心制作每节课的教学课件,参加首届内蒙古自治区高校教学课件比赛,荣获二等奖。为了提高业务水平，积极参与教学研究课题和发表教学论文，主笔完成的《多功能教材组织学与胚胎学实验指导整合研究》荣获内蒙古自治区教学成果二等奖；组织编写多功能辅助教材《组织学与胚胎学实验指导》获得校级教学成果一等奖。主持的质量工程重点项目《胚胎学教学模型研发与模型化教学的初步研究》获得校级教学成果二等奖。作为副主编或编委先后参编国家规划教材、创新教材、数字图谱、辅助教材等 16 部，作为副主编编写专著 4 部。

　　她不仅教书，而且育人，课余时间经常与学生们深入交流，了解学生思想动态、生活情况，帮助学生树立正确的世界观、人生观和价值观，战胜困难，树立自信心，培养学生的全面发展。不仅自己尽力帮助困难的学生，还引荐朋友为学校贫困学生捐助，帮助该生解决了学费和生活费，顺利地完成学业。她的踏实工作也得到了学生、学校和组织的认可，先后被评为内蒙古医科大学首届十佳女性，内蒙古医科大学教学名师，内蒙古自治区优秀教师，内蒙古自治区高等学校教学名师等称号。在学校安排下，本科教学工作水平评估前夕（2007 年），为全校教师进行"多媒体教学课件制作与应用"专题讲座，学校首场名师课堂作了教学示范讲座（2012 年），受到师生的一致好评。作为教师代表在内蒙古医科大学 2011 届毕业典礼、2011 届开学典礼上作了大会发言，特别是具有历史意义的内蒙古医科大学揭牌庆典（2012 年）上，经学校研究作为教师代表作了大会发言。

治学—使命感中追求真实

　　作为组织学与胚胎学教研室负责人，任明姬教授为专业和学科的发展做出了贡献。除了主持学科日常的工作外，她还带领教研室的老师们圆满完成了学校评估工作，主持完成了精品课程建设和申报工作、重点学科申报工作、重点实验室申报工作、硕士点评估工作、申博材料申报工作等。2006 年，组织学与胚胎学评为自治区级精品课程；2009 年，人体解剖学与组织胚胎学评为自治区重点培育学科，2009 年，人体组织胚胎学实验室评为内蒙古卫生厅重点实验室。作为硕士生导师，指导研究生 17 人。2009 年指导的研究生论文《碱性成纤维细胞生长因子基因诱导表皮细胞去分化的实验研究》、2012 年指导的研究生论文《诃子水提取物对肺癌、肝癌细胞及腹水瘤细胞抑制作用的实验研究》以及 2014 年指导的研究生论文《阿仑磷酸钠联合透明质酸钠在膝关节细胞凋亡中作用的初步研究》均获得内蒙古医科大学优秀硕士学位论文奖。她积极参加各种学术活动，先后主持或参加省级、校级科研课题 8 项，先后在 Biomedical Phonics and Optoelectronic Imaging

（SPIE. USA）、解剖学杂志、中国激光医学杂志、肿瘤防治、内蒙古医学院学报等发表教学、科研学术论文40余篇。2005年，她荣获内蒙古医学院科技工作先进个人优秀奖；2006年被评为本专业学术带头人，2005年以来，获得自治区级教学成果二等奖1项，校级教学成果一等奖、二等奖各1项。任明姬教授借助学校质量工程平台，主持重点项目《胚胎学教学模型研发与模型化教学的初步研究》，重点改革传统的胚胎学教学模式，在2011级和2012级临床本科专业各选择3个班作为实验班，开展胚胎学动态模型化教学的创新研究，取得了令人振奋的教学效果，撰写的《胚胎学模型化教学研究初探》论文指定为2012年中国解剖学会第15届教学研讨会大会发言，并荣获大会二等奖，该项目成果2013年获得校级教学成果二等奖。目前，主持校级质量工程重点项目《组织学数字切片网络浏览系统的建设及应用》研究，将全面推进组织学与胚胎学课程的教学改革。

生活—哲学哲思相随

研究组织学与胚胎学30余载，任明姬教授早已把它当作自己生命的一部分。人们常说："做一行爱一行。"这句话用在她身上应该这样说："爱一行做一行"。源于对教师职业的喜爱，她全身心地扑在教学和研究上。这种全身心使她少有时间去顾及家庭。采访中，任明姬教授颇感愧疚地说："我把时间都花在了工作上，家里的事我的丈夫帮助了我很多，这么多年来，我能够全身心地做教学研究，还真多亏了他的全力支持！"这位聪慧时尚、自信坚韧的女教授忙时做研究、教学和带研究生，闲时读读书，散散步，少思寡欲，顺应自然，她独到的人生哲学就这般蕴藏在著学、教学以及生活中的方方面面了。做"学为人师，行为世范"的典范，任明姬教授怀着强烈的责任感和使命感，努力成为学生终身成长的指导者和引领者、新知识和新技能的传播者、教育改革和创新的实践者，展现着她为教育事业辛勤耕耘、无私奉献的情怀和风采。（雪婧）

情系学子　桑榆未晚

——记内蒙古医科大学关工委吴志国

他一头整齐的短发，神采奕奕，站在讲台上激情洋溢地讲解着，同学们聚精会神地聆听着,时而做着笔记,时而频频点头表示赞同,时发出阵阵笑声或报以热烈的掌声……尽管一天的军训让同学们感到腰酸背疼,但大家还是觉得两个多小时的讲座时间过得太快了,讲座结束之后,意犹未尽的同学们继续兴致勃勃地与这位老人交流着,讨论着……这就是在内蒙古医科大学新生入学教育讲座上的情景。这位精神矍铄的老人,就是内蒙古医科大学关工委常务副主任吴志国。在吴志国简单的办公室里,有两个很大的文件柜,里面装满了他任关工委工作后做的笔记,一本本,一册册,密密麻麻地记录着这些年他对关工委工作的热爱和心血。情系学子,桑榆未晚,退休后,本该在家颐养天年,享受儿孙绕膝之福的他,凭着对党的教育事业的热爱、高尚的人生理想和有着半个世纪党龄的一名老党员的坚定党性,全身心投入到学校关心下一代工作中。

有人对吴志国说:"你年纪这么大,不愁吃不愁穿,为啥不在家里图个清闲自在?"他总是笑着回答:"社会的全面发展和进步,这不是一部分人的事,这是大家的事,我虽然年龄大了,但是尽自己的力做一些力所能及的工作,对社会也是一种贡献。"作为内蒙古医科大学关工委的领头人,吴志国团结带领离退休老同志齐抓共管创新路,只争朝夕作奉献,拾遗补阙不停步,为新时期关心下一代事业撑起了一片艳阳天。他曾被评为全国教育系统、内蒙古"关心下一代工作先进工作者"、全区离退休干部优秀党员,并分别受到中国关工委和中央文明办、教育部关工委、内蒙古自治区关工委的表彰。他主持的关工委是全国教育系统和内蒙古自治区关心下一代工作先进集体,也是内蒙古自治区教育系统"示范关工委",连续四年获得全国教育系统青少年主题教育活动先进集体奖。近几年,内蒙古医科大学关工委获得了 20 多项集体奖,这些成绩的取得都倾注着吴志国的心血与汗水。吴志国常说:"关工委的工作如果用心去做,就有做不完的事情;不用心,不积极地想办法出点子,只挂个牌也行,但对不起党,对不起下一代,更对不起共产党员的称号。"

活到老学到老 学海无涯乐作舟

吴志国常说:"干一行就要爱一行"。担任学校关工委常务副主任以来,他主动学、终身学,牺牲了大量的休息时间认真学习相关工作的材料,每天都要阅读大量的书报,努力掌握党的相关政策,研究关工委工作的科学发展规律、工作规律、形式内容和方式方法等,撰写了十几万字的读书笔记,并发表了几十万字的文章。他常说:"现在是信息化社会,不学习就跟不上时代步伐,就不能与时俱进。"他在讲《学党史、颂党恩、跟党走》的报告时，就重新学习了 400 多万字的党史材料；在讲《核心价值与雷锋、钱学森》的报告时，他又阅读了《钱学森传》等上百万字的材料，他的每个专题讲座都要精心准备一个月左右，力求用最浅显、生动的语言，吸引听者，让他们有所感悟。

作为从事思想政治教育多年的老教授、老专家，吴志国退休后进一步加强对中国化马克思主义党建理论的研究，被选进了内蒙古自治区关心下一代老教授报告团并担任秘书长，在全区 20 余所高校做了多场讲座，反响很好。学生们说："吴老师的讲座贴近我们的生活，用浅显易懂的语言讲解国家大事和人生道理，让我们受益匪浅。"为了做好这些讲座，吴志国广泛收集材料、深入研究并紧密结合高校和当代大学生的思想实际情况，认真撰写演讲材料，如《大学生应重视的一些问题》《提高大学生综合素质，为实现中国梦成才》等讲稿，具有很高的学术理论价值。他从形势政策、革命传统、民族团结、道德、文化以及提升大学生全面素质等方面，开过几十个报告题目，在呼和浩特市、包头市、乌兰察布市、巴彦淖尔市、通辽市等地高校和党政机关、企事业单位做过上百场报告，听众达几万人次。他还组建了内蒙古医科大学老教授、老干部报告团，给德高望重、学有专长的老同志搭建了关心下一代的平台。吴志国经常深入到学校的各个二级学院、附属医院师生中，实际了解青少年的思想、学习和生活状况，认真研究他们的世界观、人生观和价值观的动态，掌握了第一手的材料。近几年来，他同教育厅关工委的老同志编写了三本共 70 多万字的《晚情育青枝》文集；他和老同志们主编的 10 万字的《光辉的旗帜》大学生主题教育读本成为学校纪念建党 90 周年《学党史、颂党恩、跟党走》全国大学生主题教育活动的主要读本之一。他还编写了《争当四好少年》《争当优秀大学生》《入学教育老教授报告文稿选编》《晚晴沐学子》等读本。他在做关工委的工作过程中，做了大量调查研究，撰写了调研报告，如思政调研、心理调研、学习调研、大学生体育教学与体质调研、党建调研、关工委组织建设调研等，尤其是他撰写的思政调研报告，内蒙古自治区关工委以《参阅件》发到内蒙古自治区党委各常委、有关部门、盟市旗县，还上报了中国关工委以供其决策参考。

吴志国不仅将对中国特色社会主义理论的学习研究用于发表文章和宣讲报告中，而且用于关工委工作实践研究。他是《构建关工委、报告团、老教协三结合机制，拓宽关心下一代工作路径的研究》等课题的主要成员，课题已在全区推广。"老牛不怕夕照短，不用扬鞭自奋蹄"。在关心下一代的事业中，吴志国永远只争朝夕。

勤恳务实　努力做好事　做实事

一位 70 多岁的老人,抓起工作来没日没夜,精力怎么那么旺盛。吴志国总是笑着说:"我有自己的灵丹妙药,那就是做关心下一代工作,越做越年轻,越做越快乐。"他以心系下一代的强烈责任感,长期坚持立德为本,育人为本,德育为先的理念,以社会主义核心价值观引领下一代,配合教育部门和学校做了很多卓有成效的工作,为改进青年大学生思想道德建设,促进大学生健康成长做出了贡献,充分展示了他为人之德、从业之德、治学之德,也体现了他无私奉献和勤奋敬业的崇高品德。

吴志国积极争取学校党委支持,扩大了关工委工作的覆盖面;他建章立制,进一步规范了学校的关心下一代工作;他健全组织机构,壮大了工作队伍;他经常与学校关工委其他领导一起组织了关工委工作培训班;他积极奔走,每年聘请校内外专家学者为青年学生做讲座 30 多场;他编写了《校园文明三字经》,并在学校橱窗进行宣传,促进了师生形成崇尚校园文明的良好氛围;他起草了《内蒙古医科大学学生心理健康教育工作实施细则》,供心理教育使用;他积极协调扶助贫困学生工作,为贫困大学生做实事;他重视和发挥典型引路的作用,并将其事迹编写成宣讲稿,成立了学生宣讲团,用身边的人和事教育引导青年学生,起到了事半功倍的效果。

做青年学生的"贴心人"

做好高校关工委的工作,要急党政所急,想青年学生所需,尽关工委所能,一切为了青年学生的健康成长服务。吴志国常说:"做关心下一代工作,要像针挑土样一点一点地积累,若稍有懈怠,工作滑下去就会像水推沙那样快。"学校关工委成立以来,已成为对大学生进行思想政治教育的一种有效组织形式和阵地,在协助职能部门为学生解决思想障碍和学习生活困难上发挥了独特的作用。同学们都亲切的管这位老人叫"吴爷爷"。有一名学生要参加全区高校庆祝建党 90 周年演讲比赛,他找到"吴爷爷"让他帮助指导。为了让这名学生的演讲更具感染力,吴志国给他讲了一天的党史内容。吴志国还积极帮助学生解决思想上的困惑,帮助他们以积极的心态面对学习和生活。学生们经常给他打电话,或者利用双休日从金山校区跑到他的办公室拜访或做客,与他促膝谈心,亲密无间。他怀着一颗爱心、热心、诚心、耐心、责任心花了很多的时间和精力参与和做好关心下一代工作。

吴志国用自己的实际行动回答了"要为下一代留什么"的问题。鞠躬尽瘁,死而后已,无私奉献,这就是他精神世界的全部!我在写这篇文章的时候,他正在给学校学生做关于"中国梦"的讲座。他为了青年学生的健康成长默默奉献着力量,以夕阳之躯托起祖国的朝阳,用自己的实际行动,诠释着一名老共产党员的高尚情怀。(雪婧)

严谨治学　踏实做人

——记内蒙古自治区优秀教师爱民教授

爱民教授 1975 年于内蒙古医学院毕业留校任教以来,30 多年辛勤工作在教学第一线。

在 30 多年的教学生涯中,她始终坚持"爱国敬业、为人师表、教书育人、严谨笃学"的原则。多年来承担主讲临床医学系、中医系、蒙医系、护理系等不同专业的研究生、本科生、专科生的"药理学""临床药理学""麻醉药理学"和"药理学进展"等课程,在工作岗位上,她兢兢业业,认真负责。由于近年来学校扩招及师资外流较多,在人员少任务重的情况下,克服困难,每年承担近数百学时授课,超平均工作量完成教学任务。爱民利用丰富的授课经验,根据不同专业亲自制作《药理学》《临床药理学》全套多媒体课件,并且毫无保留提供给学校,促进了药理学专业教学。她讲授理论课善于课堂师生互动,调动学生学习兴趣,以临床常用药为代表药,比较同类药物之间的特点和优缺点,加强学生记忆和理解;实验课注重培养学生的动手能力,以动物实验结果为中心,结合临床用药案例,围绕理论内容专题讨论,强化药理学理论内容,受到学生们广泛欢迎。

爱民教授根据不同专业学生的特点,做到因材施教。针对临床医学系学生重点强调药物与机体之间的相互作用关系及药物的临床合理应用,以促进学生们利用药理学这门桥梁学科顺利过渡到临床学科。针对中蒙医系学生强调药物在中西医结合中举足轻重的地位,并结合我区蒙医蒙药的资源优势及科研课题,列举蒙药新药开发实例,激发学生们的学习和科研兴趣。爱民教授利用自身蒙语优势加强与汉语较差的蒙医专业学生及蒙古留学生的沟通,加深他们对药物作用应用的理解和记忆。在研究生授课时重点讲授药理学近年来发展较快的国内外新动态和前沿信息,为学生毕业论文奠定了扎实的理论基础。

爱民教授关心和爱护青年教师,她认为要提高学院的教学和科研水平必须注重青年教师队伍建设和人才培养,她言传身教,通过听课、业务培训、推荐进修及参与教学竞赛等途径,帮助青年教师成长,很多青年教师已成为国内和自治区药理学专业青年骨干。(姜玉霞)

积极探索体育教学改革的实践者

——记内蒙古自治区"教学名师"申鸽

在师生的眼中,申鸽教授知性、漂亮、干练。在内蒙古医科大学校园里,申鸽教授获得"第二届感动内医人物"的事迹被师生们广泛传诵着。在熟识她的人眼里,她是一个名副其实的自立自强的"硬汉"。她热爱生命,热爱生活,热爱事业。她用满腔热情延长着她事业的生命线。她用实际行动,践行着她对体育教育事业的热爱。

申鸽教授从事高校体育教学工作 28 年,她做到了认真备好、上好每一节课。书写了教学部近几年来开设的全部体育理论、体育技术课的教案,要点清晰,并配有动作图解,被体育教学部树为样本,指导青年教师的教学工作。她积极探索新的教学方法,在北京获得 2008 年奥运会举办权之后,率先尝试体育双语教学。2005 年在全院范围内进行了体育理论——《奥林匹克运动会》的双语教学,并获得了公共教育学院的教学成果奖。经学校教务处批准在 2006 级本科班开始实行体育技术课的双语教学,收到了良好的教学效果。人民日报曾以《一位体育老师的奥运太极》、中国教育新闻网以《英语太极进课堂,女教师新颖教学赢得美誉》、内蒙古日报以《申鸽:用英语教授太极拳》为题对双语教学的情况进行了报道,内蒙古电视台新闻节目也在新闻人物栏目中,多次介绍了自治区首位实施体育双语教学的教师。

2007 年,在内蒙古医学院第四届课堂教学技艺大赛中,利用多媒体和双语教学的手段,以"技巧体育理论教学"为题获得了公共教育学院教学比赛一等奖,同时获得内蒙古医学院第四届教师课堂教学技艺大赛优胜奖。2008 年 1 月,在第一届中国学校体育研究会体育课程双语教学专业委员会第一届学术年会上,她的《技巧体育理论教学》多媒体双语教学课件荣获全国体育双语教学多媒体优秀课件一等奖。《双语教学在高校体育课中的探索与尝试》的论文荣获全国体育双语教学优秀论文二等奖。同时,她被聘为中国学校体育研究会体育课程双语教学专业委员会副理事长。

申鸽教授是体育教学部学科带头人,作为课题负责人以双语教学为特色的体育课程曾获得内蒙古医学院精品课程。她发挥英语特长,积极配合教学部做好青年教师的双语教学的培训工作。2009 年,完成了《高校体育双语教程》一书的总主编工作。

申鸽教授多年担任院田径队跨栏和竞走教练工作,她辅导的学生曾获得呼和浩特市高校田径运动会女子 100 米第一名、内蒙古自治区高校田径运动会女子100 米栏、400 米栏第一名、男子 110 米栏第三名、400 米栏第二名,女子 3000 米、男子 5000 米竞走第二名的骄人成绩。

申鸽教授从事短道速滑裁判工作,多年来在国际、国内举行的重大体育赛事中担任裁判长、编排记录长等重要职位,经中国滑冰协会批准,2000 年被入选全国短道速滑裁判委员会。

2000 年,她代表中国在荷兰参加了国际滑联短道速滑裁判员学习班,并通过考试获得国际滑联授予的 ISU(国际 A 级)短道速滑编排记录长的称号。此后,又分别在每两年一度的国际滑联裁判员的考核中,获得了在国际滑联重大赛事中担任第一编排记录长的资格,在世界 25 位国际 A 级编排记录长中排名前十位。近几年来,多次代表中国出访过美国、荷兰、意大利、法国、韩国、日本国,分别在亚洲锦标赛、亚洲冬季运动会、世界杯、世界青少年锦标赛、世界团体锦标赛、世界锦标赛中,数十次担任第一编排记录长的裁判工作,在国际重大赛事中为中国裁判争得一席之位,得到了国际滑联的认可和好评,为中国争得了荣誉。国际滑联短道速滑技术委员会主席安迪·盖博曾说过"这个比赛由申鸽做编排记录长就一定没有问题"的评论。加拿大国际 A 级裁判长米歇尔·沃罗特也评论说:"中国裁判,甚至亚洲裁判学外语应以申鸽为榜样,有她担任编排记录长,合作承担比赛任务,我很放心。"2002 年,她被中国滑冰协会授予中国短道速滑荣誉裁判员称号,2003年被中国滑冰协会推荐为国家体育总局高层次体育人才。2006 年 8 月,她以非田径专业裁判的身份参加了 2008 年北京奥运会田径裁判员培训,以最高分 5 分的成绩,通过了英语裁判的口语考试,获得 2008 年奥运会田径裁判的初选资格。

2007年7月,第二次通过奥运裁判的考试。2008年5月,再次在北京田径测试赛的裁判工作中,通过了实践考核,最终获得2008年第29届北京奥运会田径裁判资格,并以英语口语的优势,被分配在检录组工作,出色地完成了为各国运动员参赛的检录工作。

申鸽教授在平凡的教师生涯中,以极大的魄力和坚韧的毅力,成了教学改革的先锋。(姜玉霞)

不知疲倦的跋涉者

——记内蒙古自治区师德标兵、优秀教师王玉华教授

王玉华教授年近50,但看上去仍有30多岁年轻人的美丽和气质。从1982年于内蒙古医学院毕业留校任教至今,王玉华教授已有27年的教学生涯。看得出来,从自己在学校当学生到在母校任教,与母校近30年的朝夕相处,让他对母校一往情深。在27年的教学生涯中,她以勤奋钻研、不断学习和积累填充了岁月,用执着和追求倾注了对祖国药学教育事业的一片忠诚。她的生命也因不知疲倦的跋涉和对医学教育事业的孜孜追求而变得厚重和美丽。

王玉华教授在药学教学方面有很多经验,课堂上旁征博引、深入浅出、循循善诱、悉心传授,深受同学们欢迎。她不仅教书,而且育人。在课余时间与学生进行交流中,她言传身教,与学生探讨如何做人和如何做学问。她关爱学生,帮助学生克服困难,树立信心,努力培养学生正确的世界观、人生观和价值观,促进学生的全面发展。

王教授在繁忙的教学科研工作中抽出时间,经常参加院里组织的演讲活动,并两次获奖,其中《顽强的脊梁》获得一等奖,《生命的天平》获三等奖。她刻苦钻研业务,在教学方法上锐意改革,培养学生的创新精神和实践能力。她用自己勤奋工作的成绩、进取中自我素质的提高、用不断丰富的知识和教学方法的探索来承载教学环节,使学生获得激励的同时,成长和进步。她在教学改革类核心期刊上发表教改论文多篇,并在第七届亚太地区PBL国际研讨会上用英文演讲教学改革的成果,获得会议颁发的荣誉证书。目前正在参编案例版药物分析本科教材(中国科学院教材建设专家委员会规划教材)。科研工作在高等学校的人才培养

环节中起着重要的作用,这是公认的事实。在教学中,她注重科研与教学环节、科研与人才培养的密切结合。她主持和参与了大量的药学科研工作,将科研工作的思路和解决问题的方法引入教学环节,拓宽学生的思维,充实教材内容,使专业教学与学科前沿的知识衔接,从而培养学生分析问题和解决问题的能力。科研工作和教学紧密地结合在一起,起到了科研促教学的作用。2004年,她主持的研究课题"扫日劳—4胶囊"获得国家新药证书,技术转让生产厂家获得经济效益103万元,受到内蒙古医学院的表彰。之后,她主持并完成了"蕨麻等15味蒙药材质量标准研究"(内蒙古自治区政府蒙药现代化研究专项)、"九味沉香胶囊的研究"(内蒙古自然科学基金重点项目)的研究工作。目前主持承担的课题是"蒙药材瑞香狼毒的特殊炮制技术研究"和"山苦荬中保肝活性成分的研究"。

27年如一日,她一步一个脚印,踏踏实实、无怨无悔地耕耘在医药学教育事业这块热土上。她以严谨求实的教风,以吃苦耐劳的精神,以高尚的师德,以无私奉献和兢兢业业的工作态度,以永不言败和执着追求的良好心态,以自身的工作和成绩,塑造了一个优秀的人民教师形象。(姜玉霞)

感悟春华秋实路　　上下求索伴前行

——记我校博士生导师董秋梅教授

著名作家冰心曾说:"情在左,爱在右,走在生命的两旁,随时撒播,随时开。"在我们身边就有这样一位愿意为学生播撒爱心,为工作献出真情的老师。她用一双饱含着爱的眼睛和一颗强烈的责任心,在20多年的教学生涯里,关注并温暖着她教过的每一位学生。她就是我校博士生导师董秋梅教授。

董秋梅教授1988年毕业于内蒙古医学院中蒙医系中医专业,并获得"优秀毕业生"称号,留校工作后,20多年来工作勤勤恳恳,任劳任怨,现为中医学院中医内科学教研室的教授,硕士生导师,北京中医药大学博士研究生导师,中医学院院长。当我问道:您作为一名资深教师,对从事教育工作有什么样的感想时,董秋梅教授回答道:"在这么多年的教学经历中,我深刻地体会到,老师的最高境界就是做学生的良师益友,要切实关心他们的成长。我们不仅要能给学生'讲道理',更要给学生'做样子'。平时要求学生做到的,我们自己要先做到,用自己的言行教会他们如何做人。"专注事业的女人是否会忽略了家庭呢？董秋梅教授打趣说："我也是一个贤妻良母啊，有时间的时候我还是愿意陪家人出去走走。虽然工作很忙，但是我的生活过得很充实。要想赢得同学的尊敬，只有加强自己的专业知识，不断地历练自己"。

董秋梅教授既是学校的一名老师，同时也是学校的一位中层管理干部。根据中医学院的实际情况，建立了较为规范的二级学院教学科研管理体系。她积极组织中医学院各个教研室参加学校的各项学科建设、教学改革及教学质量工程建设。2009 年，中医学院的科研经费首次突破了百万元大关，中蒙医临床模拟中心被评为自治区教育厅教学示范中心。2011 年，她负责的中医内科学教学团队被评为学校的优秀教学团队。近年来在学校申报博士学位点、申报硕士学位一级学科授权点的工作中，董教授作为中医专业的主要负责人，尽职尽责地完成了各项材料的准备和整理工作。她注重理论和实践相结合，不断改进教学方法，完成了本科生、研究生等不同层次的教学任务，每年均完成教研室规定的平均教学工作量，教学效果良好。她积极参加临床医疗工作，认真履行医生的职责，严于律己，治病救人，树立了良好的医德医风。在临床诊治过程中，她关心病人疾苦，刻苦钻研业务，特别是对一些疑难杂病，进行了有益探索，对风湿免疫系统疾病和消化系统疾病的诊治尤为擅长。

董秋梅教授具有较强的科研能力，近三年共主持国家省部级科研课题七项，她以第一作者及通讯作者在国家及省部级刊物发表相关论文 12 篇。2007 年 6月，她荣获内蒙古医学院第四届"十杰青年"奖；2008 年 7 月，她荣获内蒙古医学院"优秀党员"称号。2010 年 3 月，她作为主要参加者获得自治区自然科学三等奖一项。（雪婧）

勤耕不辍　天道酬勤

——记内蒙古医科大学博士生导师白长喜教授

在 1990 年以前，白长喜教授只是乌兰察布市中心医院的一名普通医师。可是闭塞的环境并没有阻碍他追求进步的思想，他利用课余的时间考取了延边医学院药理学硕士研究生，后又于 2001 年 4 月考取了东京医科齿科大学的药物动态机能学专业博士生。凭着这种强烈的进取心和旺盛的求知欲,使得白长喜教授完成了从普通医师到大学老师的跨越。

母校情深　求学时光犹昨日

当我问道:"您认为,人生最大的乐趣是什么?"白长喜教授回答道:"人生最大的乐趣莫过于为实现自己崇高的理想而奋斗,内蒙古医学院给了我理想的源泉和奋斗的翅膀!我从1982年到1987年,一直在内蒙古医学院中蒙医系蒙医专业学习蒙医、西医,在了解藏医、中医的过程中,产生了我奋斗理想的萌芽,那就是一个朴素而狭小的执着——探索蒙医'三根素－赫依、希拉、巴达根'的物质(分子)基础。我认为阐明"三根素－赫依、希拉、巴达根"的物质(分子)基础是蒙医药体系走向实证科学、微观分析,迈进现代、走向未来的突破点和转折点;也是蒙医理论能够对其他医学体系(中医、藏医及西医等)发展产生积极影响的闪亮点。对这一问题的研究成了我理想的源泉和奋斗的目标,伴随了我在海内外奋斗至今的生涯;给予着我奋斗的勇气、克服困难的力量和走向成功的信心。"

1987年,白长喜毕业后被分配到乌兰察布市中心医院工作。在三年的临床工作中,他遇到了不少疑难杂症,也亲眼目送了十余名医治无效的未老生命。面对疾病毁灭生命的时刻,作为医生的他束手无策,他感到很无奈、很惭愧,恨不得瞬间能发现更有效的药物来挽救那些未老生命的离去。但是他感到力不从心,他意识到,想要更好的治疗这些疾病,一定要学习和掌握有关新药研发的专业知识和技术。经过不懈努力,白长喜在1990年考入延边医学院药理学硕士研究生。1993年毕业后,他回到母校工作到2000年。在此期间,在内蒙古医学院中心实验室参与了由日本留学回国的植物化学与药理学专家乌恩教授带领的蒙中药新药开发研究小组。以主要研究者之一参与完成了由国家中医药管理局和内蒙古科委资助的科研项目,从事蒙药荜拨降血脂作用的研究,研制出首例由蒙药有效化学成分精制的降血脂药——"格根钦",现已在几家药厂生产和销售;在蒙药通拉嘎601治疗血小板减少性紫癜病的药效学研究中,首次发现了熊胆治疗血小板减少性紫癜病的作用,并认定了熊胆这种作用的有效成分为熊去氧胆酸,然后从牛胆酸成功地化学合成出熊去氧胆酸,并验证了合成品与天然熊胆有类似的作用,这一成果1997年获得了内蒙古医药卫生科技进步奖,并在2001年获得了发明"一种止血药"的国家专利。

随着知识和实践的积累,他对现行医学体系的完整性、高效性和安全性产生了质疑。现行医药体系对癌症、糖尿病、冠心病、高血压病及艾滋病等许多疾病还不能根治,甚至没有高效、安全的治疗措施,因而他开始思索能否有现行东方医药学与西方医药学融合而产生的第三类医学体系,能够取长补短,更有效、安全地治疗那些难治病。他从此产生了第三类新医药体系的科学假设,并要为之探索的理想开始生根发芽。

出国留学求真知

那些科学假设和理想膨胀让他坐立不安,怎样才能找出蒙医"三根素—赫依、希拉、巴达根"的物质(分子)基础、如何在此基础上找出东方医药学与现代科学技术真正沟通的桥梁、如何构建东方医药学与西方医药学融合而产生的第三类医学体系等是他经常思索的问题。而探索这些问题的答案,要了解和掌握现代先进科学知识和技术,要拓宽视野和思路,白长喜决心去日本留学深造。从1997 – 2000年间,他给日本100余所大学的160名教授写信联系留学,收到了包括委婉拒绝的5 – 6封信,幸运的是有两位教授有委婉接受的意思,经过积极耐心的联系,他终于在2000年10月份接到了由日本东京医科齿科大学难治病研究所一位教授的接受函和大学的研修许可书。10月23日,他踏上了从北京飞往东京的飞机,那时候高兴和激动的心情是无法比喻的,仿佛向理想迈进了一大步。但研修期只有一年,他的指导教授两年后要退休,并且离2001年博士生入学考试只有3个来月,这是他一年研修期内唯一一次能参加博士入学考试的机会,也是决定他命运的一次机会。白长喜下定决心,一定要努力考上。他每天早八点到晚八点做研修生课题,其余时间看书准备考博,每天只睡4小时左右。经过3个月艰苦而艰难的奋斗,他以高分进入面试,又顺利通过面试而考入了2001年4月入学的东京医科齿科大学的药物动态机能学(后为分子药理学)专业博士生,开始了在日本国长达四年半的攻读博士及博士后的奋斗历程。在攻博期间,他每晚只睡四五个小时。学习生活的后两年在继任导师(前任导师退休)看不起的眼神和贬低的语言刺激下,更加奋发图强,在2005年3月以优异成绩毕业,他成了同届博士毕业生中取得最优秀成果的学生。他在欧美享有盛誉的国际性权威学术刊物上以第一作者发表了6篇研究成果论文,其中一篇发表在美国循环杂志的论文被国际1000生物科学家组织高度评价,在国际学术会上发表了12篇论文。

在日本获得医学博士学位后,白长喜想去欧美发达国家看看那里的生命科学发展状况,并想要学习和掌握一些对回国后研究有帮助的先进知识和技术。2005

年 8 月,他应聘到美国俄克拉荷马大学医学院细胞生物学系疾病分子发病机制研究室做了博士后研究员。经过三年努力,他在国际权威性杂志上发表了 4 篇研究成果论文,其中 3 篇论文影响因子(Impact Factor)达到 10 以上,在国际学术会议上发表了 3 篇论文,申请到三项研究课题(其中国际项目 1 项,美国国家项目 1 项,美国州级项目 1 项)。2008 年 7 月,他被大学聘为研究助理教授直到 2009 年 11 月回国。在助理教授期间,他又发表了两篇论文。大学方面和公司老板多次劝他继续留在美国工作,并为他申请了绿卡,但他一一谢绝了,他坚持要回国服务。

报效祖国　回国服务

虽然对于白长喜来说,在美国工作、研究、生活有许多优势,但他觉得家乡内蒙古和母校内蒙古医学院的建设和发展更加需要高层次人才,学成回国服务是每一位海外学子的义务和责任。他多次放弃了美国优厚待遇,2009 年 5 月份开始联系回国、回家乡、回母校服务的相关事宜。自治区和学校方面非常重视,都表示欢迎他早日回国、回家乡、回母校服务,并为他提供了良好的工作和生活条件。2009 年 10 月,内蒙古自治区党委组织部、人事厅和教育厅联合推荐他为 2009 年第二批国家"千人计划"海外引进高层次人才。对此,他备受鼓舞。他于 2009 年 11 月初提前半年回国,并直接到内蒙古医学院报到。

回母校工作,正逢学校"十二五"发展时期,以申请博士学位授予权和医科大学为主要目标。在这种大好形势下,白长喜尽力发挥自己的知识、技术才能,为学校教学、质量、特色建设,尤其是申博和更名大学建设做出了应有的贡献。

白长喜教授于 2011 年 6 月份被遴选为天津中医药大学兼职博士生导师,他要借此平台为学校培养出更多优秀高级人才,更好地支持学校的申博建设。白长喜教授将怀着一颗进取之心,以天道酬勤、业道酬精、人道酬诚勉励自己,一路向前去。他说:"为母校争光,为家乡争气,为祖国服务,为实现理想而努力奋斗是我一生最大的追求"。(雪婧)

一直在路上

——记内蒙古医科大学博士生导师牛广明教授

"我出生在困难时期,经历过改革时期,生活在发展时期。"这是我校副校长、博士生导师牛广明教授对自己经历的感慨和总结。

在路上 曲折求学

牛广明祖籍山西,祖父当年被迫走西口,带着全家落户内蒙古大草原。特殊家庭背景的艰苦磨炼和草原人民的宽厚胸怀,造就了牛广明善良、坚韧、聪慧、踏实的品格。他创造了一个奇迹:从一个手执羊鞭的农村娃变为留学日本的洋博士,并且成为日本医坛的佼佼者——这其中有党的培养和草原人民的厚爱,更有他孜孜以求的不懈努力。

18 岁那年,牛广明考入内蒙古卫校放射班,毕业后被分配到内蒙古医学院附属医院放射科。在这个岗位上,他踏踏实实干了 5 年,之后以优异的成绩成为内蒙古医学院当年唯一考录的放射学专业研究生。1985 年 2 月,他在华中科技大学获硕士学位;毕业后,他出任内蒙古医学院放射教研室副主任及附院放射科副主任;1987 年,经国家教委统考,他以高分赢得了国家公派指标,赴日本医科大学做访问学者一年,然后又考入研究生院。1993 年 11 月,获日本医科大学医学博士学位;此后一年,他又做了博士后研究。

早在 1981 年,牛广明就在导师的谆谆教导下,开始了对早期胃癌及早期大肠癌的 X 线诊断深入细致的研究,在短短的 1000 多个日子里,先后发表 10 多篇论文,其中《早期胃癌的 X 线诊断》《早期大肠癌与良性息肉的鉴别诊断》在国内的《临床放射学》杂志发表,被评为该杂志年度优秀论文,并分别荣获内蒙古自治区优秀论文一等奖和特等奖。

在日本国留学期间,牛广明刻苦钻研医学影像学的尖端知识,特别对 CT、MRI、ECT、PET、介入放射、介入超声等知识进行了系统的学习研究,并涉猎伽马刀、脑磁图等核心技术。在日本著名放射学家加藤和隈崎两位教授的指导下,独立完成论文 7 篇,合作完成论文 18 篇,分别发表在日本相关权威杂志上。他曾经

4次在国际放射学会议上宣读论文,3次在日本医学放射学会议上宣读论文,并连续5年获得日本医科大学奖学金。

在路上 不懈科研

20世纪90年代中期,东南沿海地区纷纷推出一系列吸引人才的政策,当时还比较贫穷的内蒙古有大批本土人才南下谋求发展。与牛广明一起公派到日本学习的有一多半留在了日本,还有一些"孔雀东南飞",只有他和另一位专家回到了内蒙古。

1991年,广东省某知名医院以科主任职位及房子、票子、孩子"全包"为条件,邀请牛广明"加盟"。对此,他也并非不为所动。土生土长的牛广明经过反复思考,最终决定留在家乡。1994年10月,牛广明回到了阔别7年的家乡,续任内蒙古医学院附属医院放射科副主任。

从海外归来,牛广明着手组建内蒙古医学院附属医院磁共振室、介入放射室、伽马刀无创治疗室等,使附属医院的影像医学科在几年内就成为教学、科研、医疗水平较高的临床教研室。特别是全身各部位数字减影血管造影、核磁共振功能成像及水成像(如波谱分析)、肺结节的定性CT诊断等,已达到同类医疗单位水平,冠脉造影及支架置入术、先心病的介入治疗、超声引导下的治疗、心脏及全身血管超声诊断、肝包虫的CT诊断及分型、CT椎动脉造影等,不但具有地区特色,而且达到国内先进水平。他主编的《临床放射理论与实践》《影像医学新进展》《现代医学诊疗技术》《临床比较影像学》等著作受到同行的认可和好评。

回国后,牛广明先后在国内外医学杂志发表论文30余篇,指导研究生论文20余篇。他承担的自治区教育厅课题《早期大肠癌的X线诊断》获自治区科技进步三等奖;《氢—MRS对脑肿瘤的诊断》获自治区卫生科技进步二等奖;《MRI对乳腺肿物的诊断》获自治区卫生科技进步三等奖;被自治区政府授予"优秀留学回国人员"称号,荣获自治区卫生科技突出贡献一等奖。作为硕士研究生导师,他已培养出并正在培养研究生30余名,其中5名已考取为国内知名大学的博士研究生。

凭借工作业绩突出和在内蒙古科技界的影响力,2008年9月,牛广明在自治区科协第六次代表大会上,全票当选为科协主席。开始,他对科协工作并不熟悉,他一方面虚心向"老科协"们请教,另一方面结合农工党内蒙古区委工作,深入基层调研,了解熟悉情况。在短短的一年多的时间里,他风尘仆仆,走遍了内蒙古所有的盟市,包括一些旗县。

在路上 用心耕耘

通过 30 多年的学习钻研和实践,牛广明在影像学各专业都打下了很深的理论功底,积累了丰富的临床经验,特别是对 MRI 诊断有很深的造诣。由于他的技术精湛,很多病人慕名而来。他还在自治区最早主持开展了"MRCP 对胆道梗阻的诊断""H－MRS 对脑肿瘤的研究""乳腺肿瘤的 MRS 研究"等课题研究。

2006 年初,由中共中央统战部设立华夏英才专项基金项目,经过全国范围内层层筛选,牛广明所著的《临床比较影像学》与全国政协委员、中国科学院院士戎嘉余研究员的《生物的起源与辐射——华夏化石记录的启示》、北京航空航天大学吴森堂教授的《结构随机跳变系统理论及其应用》等 53 个项目获准入关。

牛广明目前还担任中华医学会理事、中华抗癌协会理事、中华医学会医疗事故鉴定专家、中华放射学会委员、内蒙古医学会副会长、内蒙古放射学分会主任委员,并担任《中华放射学》《临床放射学》《实用放射学》《放射学实践》《影像医学与介入放射学》《内蒙古医学》等杂志的编委。

由于他的学术地位及社会影响,2001 年华北五省市区放射学会议由内蒙古自治区主办,2002 年我区又成功承办了全国第九届临床放射学大会,2006 年的全国影像工程及数字成像学会议也择址内蒙古。能利用自己的医学研究成果和学术影响力,为家乡人民造福,牛广明感到非常欣慰。

在路上 桃李芬芳

经首都医科大学第七届学位评定委员会第八次会议讨论表决,决定批准增补牛广明教授为首都医科大学影像医学与核医学专业(专业学位)博士研究生指导教师。牛广明教授从 2008 年开始招收博士研究生。在教学工作中,牛广明教授总是采用多种方式激励学生、鼓舞学生,培养学生团结、乐观、向上的集体主义精神,并注重对学生抗挫折精神的培养,他通过言传身教将自己所恪守的做人的格言传递给学生们。

对学生,他如父、如友,却又胜于父、胜于友。他既是医学前沿的探索者,又是治病救人的施行者;既是高等院校的行政负责人,又是传道解惑的谆谆师长;既是参政党的地区领导,又是执政党的谏言代表。在路上,他没有驻足停留,欣赏身后的风景;在路上,他一直在努力积累,默默耕耘;他一直在路上,不曾停歇。(雪婧)

爱心　关心　匠心　慧心

——记内蒙古自治区级"教学名师"范艳存教授

第一次见到范艳存教授让人印象最为深刻的就是他的儒雅,他眉眼间透出聪敏,举止彬彬有礼,说话条理而又风趣。

范艳存教授说:"我觉得很幸运的是,不管是教学还是思政研究,都是我的兴趣所在,事实上我的工作就是我的兴趣,当你喜欢一件事情的时候,你就会把它当作你的理想和生活的乐趣,而不是倦怠和压力,这是我对工作保持热情的最主要的原因,并且我也愿意忠于自己的职业为之不断努力和追寻。"

1986 年 8 月到 1987 年 7 月,他在南开大学进修哲学。1999 年 8 月到 2002 年 6 月,他到北京大学攻读硕士学位。他先后获省部级以上各类奖励 11 项,其中个人奖 2 项,教学成果奖 1 项,教育研究成果奖 3 项,优秀论文奖 5 项。他主编了《医学人文学》《医学法学》《管理文秘》《中国传统文化概论》,参编的《管理学原理》作为本科教材使用,参编的《科学社会主义理论与实践》作为研究生教材使用,主编的《卫生事业管理》被作为自治区基层卫生人才培训教材使用。

范艳存教授把爱心和热情倾注在学生身上,倾注到教学工作中。他对课程逻辑框架的构建,理论内涵的讲授,授课方式的选择,典型案例的穿插,背景知识的激活,课堂语言的组织,学生情绪的调动,疑难问题的提示,理论想象的激发以及人格力量的感染都进行了深入的研究和充分的准备。听过他讲课的同学都会留下深刻的印象,觉得他的课妙趣横生。

他在注重传授理论的基础上,更注重培养能力和转变思想,使学生在掌握理论的基础上学会思考、学会应用、学会以正确的理论和方法去分析问题并解决自己的各种思想问题和现实问题。他注重理论联系实际,加强教学的针对性,以科学性为中心,采用"问题教学法"这一当今世界已被证明的教学方法,并引入多媒体教育、实践教育、课堂讨论等教学形式,切实提高学生们的理论水平和分析问题、解决问题的能力。

由于长期坚持教学改革,范艳存教授曾先后荣获内蒙古医科大学评选的优秀教学成果三等奖一次、优秀教学成果奖二等奖三次;自治区教育科学规划领导小组组织评选的自治区首届高等教育科学研究优秀成果二等奖、全区高校思想政治教育专业委员会评选的全区高校思想政治教育研究成果一等奖、全区高校思想政治教育研究会评选的全区高校思想政治教育优秀科研成果二等奖,自治区教育厅、教育工委评选的内蒙古高校优秀思想政治教育研究成果奖。

　　范艳存教授认为,身为教师当教人气志高远、胸怀天下,晓人以刚正直行、勇于追求;当能汇古今于胸,究天人之际,通古今之变,畅言世之奇伟瑰怪,学能服众,智能服人。作为卫生管理学院的学科带头人,范艳存教授始终把青年教师的培养问题当作自身工作的重大问题来抓,选派青年教师外出学习,与青年教师共同探讨科研选题,认真负责地带领和指导青年教师开展教学与科研工作。在范艳存教授的悉心指导和带动下,卫生管理学院一批青年教师正在迅速地成长起来,其中的佼佼者已成长为学院的教学科研骨干,为学院、甚至为学校都争得了巨大的荣誉。

　　抛去一层层的荣耀,隐藏在底下的是一颗质朴的心,脚踏实地做人,认真负责地做事,在范艳存教授身上,我们看到的是学者的严谨和为人师表的真诚。(雪婧)

孜孜不倦投身教学科研　恪尽职守忠于教育事业

——记内蒙古自治区"教学名师"布仁达来教授

　　他在教学中严谨治学,为人师表;在工作中以身作则,乐于助人;在科研中他废寝忘食,淡泊名利。他是学生们的良师益友,是师德师风建设的好榜样,他就是内蒙古医科大学蒙医药学院副院长布仁达来教授。

积极投身教学科研成果显著

　　布仁达来教授1982年毕业于内蒙古医学院并留校任教,在30年的教学、科研、医疗工作中,他对蒙医药教育工作尽心竭力,为发展和创新蒙医药事业以及提高蒙医药学教学质量、学科建设、教材建设、文献整理、研究生培养、留学生教育等方面奋力工作,做出了突出贡献。

　　他将教书育人的思想理念贯彻到自己的教学工作中,教学勤奋认真,刻苦钻研,不断提高和拓宽自己的专业技术与技能。为蒙医专业本科生、留学生讲授《蒙医诊断学》《蒙医温病学》《蒙医预防医学》,为蒙医专业硕士研究生讲授专业课,为蒙医专业博士研究生讲授《蒙医文献学》《蒙医基础理论进展》等误程,指导培养了多名民族医学硕士研究生。

布仁达来教授积极参与教学研究工作,担任全国高等院校蒙医学本科教材编写委员会委员,全国高等院校蒙医学本科第二版教材内蒙古医学院编写组组长,组织完成了15部21世纪蒙医药高等院校规划教材和"十一五"规划教材的编写出版工作,并主编出版全国高等医药院校教材《蒙医温病学》和《蒙医预防医学》教材。《蒙医预防医学》教材的研究编写出版标志着蒙医预防医学学科的创新建设,填补了蒙医学科空白,是新学科奠基性成果。他在科学研究方面主要对蒙医温病及预防医学和蒙医文献学有较深的研究。多次参加国际性、全国性、全区性学术会议,发表学术论文40余篇。主编出版《蒙医文献学》《蒙古人环保习俗与疾病预防》《蒙药材炮制文献研究》等专著,参加编写国家"十一五"攻关项目《蒙古学百科全书·医学卷》及《全国少数民族传统医药大系》《蒙古族大辞典》等大型专著和《蒙医蒙药名词术语简介》等著作。教材《蒙医温病学》(专科)获全国大中专院校少数民族文字优秀教材奖,《蒙古学百科全书·医学卷》《全国少数民族传统医药大系》获全国图书奖,专著《蒙医蒙药名词术语简介》获自治区科技创新奖和科技情报成果奖,教材《蒙医温病学》(本科)获自治教学成果奖,教材《中医体质学》获学校教学成果奖,论文"论蒙医硕士研究生课程教学"获国际蒙医药学术会议"伊希巴拉珠尔奖"。

布仁达来教授主持或参加完成了国家"十五"攻关项目、国家社会科学基金项目及国家中医药管理局、自治区自然科学基金、自治区教育厅、自治区卫生厅、学校重大项目等20余项,为蒙医药的继承与发展做出了贡献。

恪尽职守为蒙医药事业发展做出了突出贡献

布仁达来教授于1996年担任系领导以来,分管教学、科研、医疗工作和研究生、留学生教育工作。为提高蒙医药学教学质量、学科建设、教材建设、文献整理、研究生培养、留学生教育等管理工作方面做出了突出贡献。

在学科建设方面,他与其他领导班子齐心协力积极推动蒙医药学科建设,2006年将蒙医药学科建设成为自治区品牌专业,2007年建设成为自治区重点学科,2008年建设成为国家级特色建设学科。将蒙医诊断学课程建设为自治区优质精品课程、蒙医疗术学、蒙医眼科学、蒙医温病学课程建设为自治区精品课程,将蒙医基础理论、蒙医方剂学、蒙医儿科学课程建设成为学校精品课程。将蒙医诊断学教学团队建设为国家级优秀教学团队,蒙医疗术学教学团队建设为自治区优秀教学团队,蒙医文献学教学团队建设为学校级优秀教学团队。

在教材建设方面,他担任全国高等院校蒙医学本科教材编写委员会委员,全国高等院校蒙医学本科第二版教材内蒙古医学院编写组组长,负责内蒙古医学院承担的 15 部全国统编教材的组织编写工作,已全部完成出版。

布仁达来教授在文献建设方面成绩依然显著,他加强和扩建了学校中蒙医学院蒙医文献资料室,为蒙医药学重要实践教学基地"内蒙古自治区蒙医药博物馆"建设打下坚实的基础。个人整理撰写出版了 100 余万字的《蒙医文献学》《蒙药材炮制文献研究》《蒙古人环保习俗与疾病预防》《蒙医温病学本体》等专著。

多年分管学院研究生教育的布仁达来教授,将蒙医研究生教育在"文献学研究"单一学科扩建为"民族医学学位点",拓宽了蒙医专业硕士研究生教育口径,是培养蒙医博士研究生良好的基础工作;分管学校的留学生教育和管理工作时,他将蒙医留学生教育在专科教育的基础上提升为本科教育和研究生教育,提高了教育层次,提高学校国际影响和声誉方面做出了贡献;分管蒙医药科研工作期间,布仁达来教授组织教师队伍积极申报各类科研项目,争取到了国家级、自治区、厅级科研项目 36 项,科研经费 500 多万元;组织申报并获自治区科技进步奖 3 项。

2012 年布仁达来教授将多年研究成果《蒙医温病学》《蒙医预防医学》《蒙医文献学》《蒙古人环保习俗与疾病预防》等教材和专著共 50 部卷送给学校图书馆,为学校文献建设做出了贡献。他参加临床工作时,坚持理论与实践、实践与教学相结合的理念,长期在附属中蒙医院临床第一线工作,全心全意为患者服务。他在蒙西医结合诊治白脉病、胃肠道疾病、发热性疾病、肝脏疾病和心血管疾病等疑难病症的诊治方面具有较深的研究和独到的临床见解,受到了广大患者的好评。

创新性工作填补学科空白

布仁达来教授在蒙医学科领域建立了蒙医预防医学学科,填补了蒙医学科空白,编写出版了《蒙医预防医学》教材和《蒙古人环保习俗与疾病预防》专著。这两部作品是蒙医预防医学的奠基之作,充分反映了蒙古民族及蒙古地区历史文化遗产的一个方面,反映了古今蒙医学研究的知识成果,是两部集知识性、科学性、可读性为一体的著作。有助于蒙医药学科的教学、医疗、预防以及科研工作起到桥梁作用,对于广大民众防病养生起到指导作用。其次在文献研究方面,布仁达来教授也取得显著成就。即《蒙医文献学》和《蒙医药炮制文献研究》两部著作的出版与应用,首次系统总结和介绍了蒙医药文献的基本概念和基础理论等基础知识。《蒙医文献学》是一部在蒙医学发展史上比较完整的蒙医文献研究学,全书收集各时期蒙医文献资料,翻译、整理、研究、注释及撰写,为后人整理、研究、学习蒙医文献提供可靠资料,为继承和发展蒙医药文献打下了良好的基础。《蒙药炮制文献研究》从文献角度第一次系统介绍了古今中外蒙药材炮制起源、发展及现状。充分反映了蒙古民族及蒙古地区历史文化遗产的一个方面,反映了古今中外蒙药材炮制研究的知识成果,是一套集知识性、科学性、可读性为一体的著作。

　　布仁达来教授主持"蒙医舌诊研究仪""蒙医脉诊研究仪"和"蒙医尿诊研究仪"三个项目的开发研究并应用于实践教学。此项研究是在蒙医诊断学理论基础上的创新性开发研究,目前已经完成了"蒙医舌诊研究仪"和"蒙医脉诊研究仪",并且应用于实践教学取得了非常好的效果。此项成果在不久的将来将广泛应用于蒙医临床诊断,将会产生极大的社会效益和经济效益。他对蒙医诊断学课程教学进行了改革研究,加强了实践教学。布仁达来教授组织教师编写使用《蒙医诊断学实践教程》《蒙医诊断学技能训练教程》等辅助教材,教学中采用课堂讲授与开展讨论相结合、模拟实践、利用计算机、多媒体手段、课外练习与辅导、组织病例教学、专题讲座等灵活多样的方式,收到了明显的教学效果。2008 年,他将蒙医诊断学课程建设为自治区精品课程,2009 年将蒙医诊断学教学团队建设为自治区级教学团队,2010 年建设为国家级教学团队。

　　教师不仅是传道授业解惑者,教师的生命更是在于创造。正所谓"其身正,不令其行;其身不正,虽令不行。"布仁达来教授用实际行动证明了这一点,"教学名师"受之无愧!(阿丫罕)

二十九载研究路　　一片赤诚献热土

——记内蒙古自治区"教学名师"乌仁图雅教授

　　乌仁图雅是一位具有君子风度的教授,自强不息、厚德载物是他一直笃行的人生哲学。他红润的面孔让人倍感温暖,深邃的目光没有丝毫的倦意,衣着朴实简单,却更具大家之风范。他获得了许多荣誉,但在老师、学生们面前却十分谦虚、随和,并不刻意渲染自己的成就。这就是内蒙古医科大学蒙医药学院蒙医外科教研室教授、研究生导师——乌仁图雅教授。

学者　治学严谨　务求有真知灼见　学以致用

乌仁图雅教授作为蒙医药学学科带头人,积极投身教学、科研和临床第一线,力求以优异的成绩为蒙医药学科的发展工作做出应有的贡献。他于1982年大学毕业留校任教以来,先后在内蒙古自治区中蒙医院、内蒙古医学院附属医院蒙医科、内蒙古医学院附属中蒙医院等部门参加临床工作,积累了较为丰富的临床经验,不仅能够为广大患者解除病痛,也为培养临床研究方向研究生打下了坚实的基础。他在临床上带领指导研究生和部分本科生,在实践中让学生领悟蒙医整体调理、辩证施治的神奇疗效,提高和巩固了学生的学习兴趣以及爱岗敬业的专业思想。

师者　传道授业解惑

乌仁图雅教授始终把提高每90分钟的课堂效率,作为自己追求的目标。他的学生这样评价他的授课:“乌老师对学生特别负责,备课认真,讲课时概念清晰,重点突出,幽默诙谐,很有激情。他的知识面非常广,相关知识连贯得好,我在轻松愉快的授课环境里当场可以吸收70%的内容,乌老师是一位负责的好老师,是我的偶像!”

乌仁图雅教授组织编写的《蒙医眼科》教材广泛应用于内蒙古蒙医学院(今内蒙古民族大学蒙医药学院)、内蒙古医科大学和蒙古国留学生蒙医专业,在教学实践中起到了良好的效果,并于1995年获得国家教委一等奖。他作为第一导师招收首届蒙西医结合硕士研究生,现已培养21名研究生。在教学过程中,他严格按教学大纲的要求,讲课层次分明,突出重点,深入浅出,生动灵活;在教学方法上理论联系实际,以启发式教育为主,调动和吸引学生的听课兴趣及主观能动性,并运用多媒体等手段进行直观教学,提高了教学效果,深受广大师生的好评。他从1994年在内蒙古医学院首届中青年教师课堂教学比赛中获得优秀奖以来,在此后的课堂技艺比赛及同行专家、学生测评中一直名列前茅。

他刻苦学习外语,于1998年已通过日语国家四级考试。2002年以来,他一直承担蒙医专业硕士研究生及2005、2006、2007、2008级蒙医博士研究生的外语(日语）笔试、口试等复试工作。2010 年,他开始讲授蒙医硕士研究生班临床外语(日语)课程,他出色的授课获得了学生的好评。乌仁图雅教授在出色完成国内本科生、留学生的专业课讲授任务之外,还为 2007、2008、2009 级博士生讲授蒙医文献。在学科建设及教材建设方面,他于 2008 年主编出版 21 世纪全国高等医药院校蒙医药(本科)专业教材《蒙医耳鼻咽喉科学》,同年担任了 21 世纪全国高等医药院校蒙医药(本科)专业教材《蒙医眼科学》的副主编。

严谨治学　钻研科学真理

乌仁图雅教授说:"作为一名教师,教好学生,搞活学科是我们的本职工作。"他在《中华医史》《中国中医眼科》《中国民族医药》《内蒙古医学院学报》《世界科学技术—中医药现代化》等学术期刊上发表了 40 余篇学术论文。其中,"蒙医眼科名词术语商榷"(《蒙医药杂志》1994 年第四期)一文被自治区名词术语委员会专家委员会论证为蒙医眼科名词术语统一标准,并载入自治区蒙古语名词术语委员会所编的《蒙古语名词术语论文集》。《解析眼科布日赫胡症》《解析查嘎症》等论文中以蒙医经典为依据,首次澄清蒙医眼科"障症"及"查嘎症"(角膜病)的概念和分类,为蒙医眼科理论的系统化奠定了基础,这些论文还获得了自治区科委等部门颁发的优秀论文奖。

先做人　育人重于传知

当我问道:"在学生的培养过程中,更看重理论知识还是实践知识"时,乌仁图雅教授的回答着实出乎我的意料。"我认为,这些都不是最重要的,如何塑造一个学生的人格和意志品质才是我最看重的。先于立人,后而立学,作为医疗工作者,若无品无德,即使获得再多的荣誉、再多的奖项都不可能得到社会的尊重。要育人必须先做人。在教书育人中既要言教,又要身教,身教重于言教。身教可以给学生提供一个活生生的榜样,使学生懂得应该怎样做,不应该怎样做,给学生留下深刻、难忘的印象。"他常常告诫他的学生,做人是做事的基础,人若做不好,事怎么能做好呢? 在教学中,他不仅向学生传授知识,更教育学生学会认知、学会做事、学会做人、学会共同生活,在学习知识的同时,陶冶情操,培养高尚的人格。

兴趣是最好的老师

乌仁图雅老师酷爱民族文化,尤其喜爱摔跤这一传统项目,他不仅利用业余时间练习摔跤,而且还积极推广蒙古式摔跤。他对我说:"练摔跤丰富了我的人生。"他在 1980 年获得内蒙古医学院蒙古式摔跤比赛冠军;1981 年获得全区大学生摔跤比赛第七名;1982 年获得巴林左旗查干哈达草原那达慕冠军。作为学校教代会常设委员,他在 2011 年学校教代会提交的有关蒙古式摔跤方面的提案得到学校的批准,蒙古式摔跤列入了学校运动会正式比赛项目。他在业余时间总会与摔跤界的朋友们聚在一起切磋技艺,与我区摔跤名将结下了深厚的友谊。漫漫教学路,情系民族情。29 年的教学之旅,他用信念一路走来,几十年如一日,他把赤诚播洒在内蒙古医科大学,用他的热情温暖关怀着每一个行知桃李。岁月沉浮,当年骑在马背上的英俊青年已近暮年,但见今日桃李芬芳满天下,他对科研的探索将薪火相传。(雪婧)

甘于奉献勇追无尽高峰　执着探索成就讲坛之星

——记自治区教学名师、硕士研究生导师韩雪梅

在内蒙古医科大学的讲坛上,有一个身影 30 多年一直孜孜不倦地活跃在三尺讲台上,在这里她循循善诱地给每一位同学,传授着自己所学的点点滴滴,她就是自治区教学名师、硕士研究生导师韩雪梅。

知青插队三年锻炼　艰苦环境磨炼坚强意志

在 1975 年高中毕业之前,韩雪梅老师因学习努力、积极肯干一直是班级的三好学生、班干部。高中毕业后,作为知青到伊盟鄂托克旗插队锻炼,通过三年与农牧民的共同劳动,磨炼了她在艰苦环境中成长的坚强意志。她认为,这是她人生中所获得的最宝贵的精神财富之一,这段经历也为她今后的学习、工作奠定了良好基础。由于表现突出,在 1977 年恢复高考之前,韩雪梅老师光荣地加入了中国共产党,并于 1977 年考入内蒙古医科大学,在校学习期间曾多次被评为三好学生及优秀班干,以优秀成绩留校任教至今。

献身教育三十余载　甘为人梯奉献爱的使命

在从事教学、科研、临床工作的 30 年中,韩雪梅老师从未脱离一线教学岗位,

一直从事着中医温病学、金匮要略的本科及硕士研究生的教学、科研及临床工作。2000年,遴选为中医临床基础硕士生导师,到目前为止共带出硕士生6届12名。2007年,中医临床基础学位点被评为内蒙古医科大学重点学科,韩雪梅老师也被评为医科大学重点学科带头人。2011年4月被评为内蒙古医科大学教学名师;2012年8月被评为内蒙古自治区教学名师,2012年10月被评为国家中医药管理局重点学科伤寒学学术带头人。2011年担任全国高等医学院校中医药类系列教材建设专家委员会委员,主编"十二五"全国高等医学院校中医药类系列规划教材《温病学》。2000年至2010年担任了10年中医临床基础教研室主任工作,所从事的专业领域为中医临床基础学,主要包括温病学、伤寒论、金匮要略三门课程。多年来始终将教学、科研、临床紧密结合,发表论文50余篇,专著4部。

作为温病学精品课程负责人,她在2011年承担了全国高等医学院校中医药类教材建设委员会委员的职责,担任"十二五全国高等医学院校中医药类系列规划教材"《温病学》主编。结合30年的教学实践的总结,通过主持"全国高等医学院校中医药类系列教材"《温病学》的编写项目,在教学内容上以"精""新""实"为特色,将《温病学》教学内容进行了大胆更新,具有鲜明的特色。在教学中,韩雪梅老师更注重教学方法、手段的改革,在任教研室主任的十年间,引领本学科教学,形成了良好的学术氛围。韩雪梅老师不但在教学中不断追求,还身体力行积极坚持无偿赠书的献爱心活动,她1994年以来先后主编《温病题解》《温病辨鉴》《温病学提要——教学参考》三部教学参考书,每学年捐赠学生,价值近万元,在学院中起到了模范带头作用,尤其是对贫困生的帮助,深受学院师生的好评。

科学研究二十余年　勇于攀登探索持之以恒

韩雪梅老师作为享受国务院特殊津贴专家,内蒙古自治区具有突出贡献的中青年专家,内蒙古医科大重点学科带头人,国家中医药管理局重点学科伤寒学学术带头人。任教30年来,在科研方面,以温病学方药的临床应用与实验研究、中蒙医药对比实验研究为研究方向。30年间,先后获奖及荣誉12项;主持参与国家级、自治区科研项目14项;共发表科研及学术论文50余篇;韩雪梅老师主持的"中蒙医截断疗法防治中风先兆证的研究"于2004年获内蒙古自治区科技进步二等奖,开辟了中蒙医药对比实验研究的先例,突出了民族医药的特色。2008年,主持完成了自治区自然科学基金项目"中医温病学清热化湿法代表方系列化研究"通过鉴定验收,并于2011年获自治区自然科学二等奖。该研究代表方"蒿芩清胆汤"在 SRAS 流行期间,曾被多家医院选用,收到了较好的临床疗效。她承担的"内蒙古食疗药的研究"获自治区科技进步三等奖,研究专著《内蒙古食疗药》作为学院食疗教材得以应用。2003 - 2005 年提出并参与了自治区科技攻关计划项目"中药三类新药胃乐胶囊的开发研究",该研究获国家发明专利 1 项。目前主持、参加科研项目 9 项,主持 2010 - 2012 内蒙古自治区自然科学基金重点项目"中蒙医温病学有效方剂抗轮状病毒的实验研究"。先后参加了 2008 - 2011 国家自然科学基金项目"蒙药额尔敦 - 乌日勒抗动脉粥样硬化的分子机制研究";2012 - 2015 国家自然科学基金项目"额尔敦 - 乌日勒干预动脉粥样硬化易损斑块的作用及其机制研究";2008 - 2011 内蒙古科技计划项目"内蒙古蒙医药标本资源共享平台建设的研究";2011 - 2013 内蒙古科技计划项目"肉蔻五味丸和暖宫七味丸对实验性肝郁证大鼠的影响";2011 - 2014 内蒙古医科大质量工程项目,教改课题"中医临床基础学科病案数据库建立的研究";2007 - 2010 年国家科技支撑计划、自治区十一五重大专项"沙棘番茄提取物抗氧化保健品的研究开发"等多项科研。

培育人才十年有余　承上启下事业后继有人

中医临床基础学科是内蒙古医科大学最早获得硕士学位授予权的学科之一,作为本学科的学科带头人,韩雪梅老师承上启下,培养了大批人才。2012 年,本学科成为国家中医药管理局重点学科。近十年来,本学位点共招收研究生 30 余名,现已毕业 20 余名。自 2000 年遴选硕士生导师至今,已培养研究生 12 名,其中有两名分别获本校硕士毕业生优秀论文奖和优秀毕业生奖。12 名硕士已分配在区内外教学、临床、科研等重要岗位,并取得了可喜的成绩,其中两名青年教师获国家中医药管理局重点学科伤寒学学术继承人荣誉。通过研究生的培养,不仅带动了教学,还促使教学、科研、临床紧密结合,提升了学科水平。到目前为止,所培养的研究生共发表国家核心期刊论文近 20 余篇。

学无止境终生坚守　精益求精发扬高尚师德

在 30 年的工作中,她认为能有幸拜见了全国知名温病学大师杨进老师、肖照岑老师,并得到指点,非常受益匪浅。她坚信,今后仍将对业务精益求精,孜孜不倦吸收新知识,掌握教学规律,严谨治学,诚信做人,注意改进教学内容和教学方法,使教学质量和科研水平不断提高,为我校教育事业继续努力奋斗。(阿丫罕)

内蒙古自治区病理学学科带头人

——记师永红教授

师永红,女,1962 年出生,内蒙古集宁人,病理学教授,病理诊断主任医师,硕士研究生导师。1978 年考入内蒙古医学院临床医学专业学习,毕业后,在乌盟卫生学校病理学任教 11 年,把青春奉献给家乡的卫生教育事业。

1994 年考入内蒙古医学院病理学专业硕士研究生,师从孙慧宽教授,以乳腺良恶性病变为研究方向,探讨两类病变中 P53、c – myc、cathepthin D 和 c – erbB – 2 蛋白的表达以及细胞形态定量和 DNA 倍体的研究。在《临床与实验病理学杂志》《体视学》等杂志发表了多篇论文。2000 年获得国家公派出国的机会,同时考取了北京大学博士研究生。2001 – 2002 年前往英国谢菲尔得大学病理系,从事分子病理的研究,以乳腺癌细胞缺氧、低氧诱导因子的诱导分泌和信号通路为主要研究内容。一年后按期回国,继续在北京大学医学部病理学系开展进一步的研究,2004 年顺利毕业并获得北京大学博士学位。博士论文发表在国际上排名第二的病理杂志《J of Pathol》,在国际上首次报道了 bFGF 诱导 HIF – 1 活化和 VEGF 释放,并探讨了信号通路,2007 年获得北京大学优秀博士论文三等奖和全国抗癌协会太极基金优秀青年论文。

2004 年 6 月返回内蒙古医学院,任病理解剖学教研室主任,为组织和筹备内蒙古医学院病理学中心的成立做了大量工作,2006 年担任内蒙古医学院病理学中心主任、内蒙古医学院基础医学院副院长,主管科研和研究生工作。

2007 年,为迎接本科教学评估工作,组建了病理学展馆,将病理学教研室老一辈专家教授的风采、功绩再现和展示。2009 年经实验室整合,申报并获批为自治区高校重点实验室——分子病理实验室。自任病理学中心主任以来,免疫组织化学检测种类增加到 120 余种、在全区首次开设了 FISH 检测基因扩增和定量 PCR 检测基因突变的分子诊断,术中冰冻和疑难会诊量逐年增加,亲自负责病理学中心的会诊,在乳腺癌疾病和淋巴瘤诊断中潜心研究,成为全区的知名专家。

国外学习的经历给予师永红教授良好的英语交流能力,她于 2005 年首次开展了双语教学,并将科研思路融入教学中,特别是研究生教学,目前已培养 13 名硕士研究生。

作为第一个返回家乡工作的海外留学博士,2005 年接任内蒙古医学会病理学分会第六届主任委员,2010 年继任第七届主任委员,兼任中国病理工作者委员会副主委、中国抗癌协会肿瘤转移专业委员会委员、中华医学会病理学分会第九、十届委员、国家自然科学基金委员会第十三届医学科学部专家评审组成员、中国医师协会病理科分会第一、二届委员、内蒙古医学杂志常务编委、临床与实验病理学杂志编委和内蒙古医学院学报编委等职。

一个与时间赛跑的人

——记我国第一位蒙医学博士、博士生导师包纳日斯教授

2004 年 11 月,包纳日斯从蒙古国学成归来,完成了博士学业和实验研究,成为中国第一个蒙医学博士。他传承了真正意义上的蒙医学,也成为了中蒙医学交流的使者。

1961 年,包纳日斯出生在内蒙古通辽市扎鲁特旗,父母的教诲使他从小懂得,为人减轻病痛是无上崇高的事。从那时起,包纳日斯就立志做一名治病救人的医生。1979 年 9 月,18 岁的他带着对知识的渴望,走进内蒙古民族医学院学习蒙医专业。五年后,他如愿成了一名治病救人的医生,被分配到通辽市蒙医研究所从事蒙医文献及临床研究工作。在工作中,他深深地感到了知识的可贵,萌生了继续深造的愿望。

1993 年,包纳日斯到内蒙古医学院攻读硕士学位,完成了硕士研究生课题《丹珠尔经中古印度"Ayur – Veda"(阿育吠陀)医学著作佛说养生经的研究》,具有相当高的学术价值。获得了蒙医学硕士学位的包纳日斯更趋成熟了,他意识到,要想发展蒙医事业,仅靠目前的少数专业人员是远远不够的。于是,他到内蒙古民族大学蒙医药学院(原内蒙古蒙医学院)当了一名教师,决心为蒙医事业培养更多的接班人。为了让蒙医学能在中国发扬光大,包纳日斯于 1999 年考入蒙古国卫生部直属医学科学院博士研究生,在导师的指导下,包纳日斯完成了《蒙医肝病寒热症及其临床实验研究》的课题,并于 2004 年获得了蒙古国蒙医学科学博士学位,成为我国第一位蒙医学博士。

在他攻读博士学位期间,曾无数次地深入到藏区以及蒙古国各省,向老藏医、喇嘛、老蒙医讨教医学问题。他始终没有忘记从小立下的为人减轻病痛的志向,从大学毕业到读完博士,无论是当老师还是搞研究,他从未间断过给人看病。即使在蒙古国读博士期间,他也是半天坐诊、半天学习研究,这也为他的医学研究积累了丰富的第一手资料。20多年来,经他治愈的病人不计其数。

包纳日斯是个勇于为科学献身的人。众所周知,乙肝病的治疗是世界医学的一个难关。蒙药"巴日巴德—10"是他与蒙古国医学科学院合作研制的治疗乙肝及脂肪肝的新蒙药。为了获得制作这种蒙药的药材,他冒着生命危险,多次到人迹罕至的草原腹地、森林和山区采集纯天然的原始草药,并亲自尝试药性药效。

"时间对于各种人有各种的步伐。我可以告诉你时间对于谁是走慢步的,对于谁是跨着细步的,对于谁是奔走的,对于谁是立定不动的。"这是他最喜爱的莎士比亚的名言。包纳日斯是与时间赛跑的人。他常说:"钱和东西都是身外之物,丢了不可惜。时间才是人的真正财富、全部财富,珍惜时间就是珍惜生命。"他把时间看得比黄金还贵重,也教育他的学生爱惜时间。20多年来,他先后承担并完成了《全国名老蒙医经验选编》《蒙医临床病症诊断与疗效标准》《蒙医文献资料搜集整理及各家学说的研究》《蒙医鼻闻、熏法及药帽治疗脑囊虫病的临床研究》《蒙药"巴日巴德—10"治疗脂肪肝的临床实验研究》等自治区科委、国家中医药管理局和国际合作项目5项。他编写了《蒙药巴日巴德—10治疗脂肪肝的研究》《中国当代蒙古族医药人才录》《蒙医妙方》、高等院校蒙医学本科统编教材《蒙医史》、21世纪全国高等院校蒙医本科统编教材《蒙医经典著作》、21世纪全国高等院校蒙医本科教材《蒙医学基础理论》、成都中医药大学特色教材及新世纪全国中医药高等院校创新教材《民族药物学》等7部医著和教材;2011年,他主编了全国大中专院校蒙古文规划教材《蒙医治则与治法》。2007年9月,包纳日斯在成都中医药大学民族医药学院成为我国第一位民族医学(蒙医方向)博士后研究员。2010年12月7日,由成都中医药大学校长范昕建等5人组成的考评专家组对包纳日斯的博士后研究课题《蒙医"三根调节法"治疗非酒精性脂肪肝(NAFLD)的临床与实验研究》进行了论证,一致认为他的科研课题创新性地将分子生物学研究手段和模式识别分析等现代数理统计学方法应用于阐释蒙医"三根调节法"(抑赫依、清希拉、祛巴达干)的现代科学内涵,具有临床与基础科研紧密结合的特点,具有鲜明的民族特色,达到了博士后研究水平,建议准予出站。

包纳日斯对时间的看法与自己的蒙医学研究画等号,他常用奇特的话勉励自己:"时间过去后我们无法追随它,那么当它正从我们身边走过时,就让我们至少把它看成是一个美丽的女神,快乐而优雅地来尊敬它吧!"包纳日斯在毕业后的八千多个日日夜夜,马不停蹄,伏案疾书,撰写论文先后发表在国际、国内杂志和学报上。

现在,包纳日斯还在自己的蒙医学研究课题里探索新的发现,以自己的智慧为全人类的身心健康,证明着蒙医药的神奇、奥妙之所在。"让更多的黄、黑、白肤色人在蒙医药的诊治中获得新生,过上更幸福的日子。"这就是包纳日斯教授的愿望和心灵的呐喊!(雪婧)

严谨治学　谦逊做人

——记内蒙古医科大学博士生导师麻春杰教授

1983 年,麻春杰怀着成为一名医生的理想走进了内蒙古医科大学中医系;1993 年,她以高出录取分数线 50 分的成绩成为一名硕士研究生;1996 年,她以优异的成绩完成学业,获得硕士学位,并留校任教。2008 年,她获得了内蒙古大学生命科学学院植物学专业博士学位。说起为什么考取博士学位,她说道:"2003 年,学校出资 100 万首次设立了特大科研项目,每项可资助经费 10 万元,当时我也提出申请,但在答辩会上,专家们提出的问题让我深感知识和能力的不足,这激发了我继续求学的念头。"此时,内蒙古大学博格日勒图教授合成了具有抗艾滋病活性的药用化合物,在自治区乃至全国引起了轰动。他在 2004 年开始招收药用植物化学方向的博士研究生,主要进行中蒙药的研究,麻春杰决心报考他的博士生。经过一年的努力,她以总分第一的成绩进入了初试,并顺利被录取。在回忆那几年在交叉学科领域中的学习和研究,麻春杰说:"我虽付出了难以想象的艰辛,但这是我人生中最大的财富,会使我受益终生。特别是在学校评估期间,评估与论文的双重压力和付出,是我度过的有生以来最艰难的时光。经过努力,我最终以全优成绩(论文盲审 3 个优、论文答辩 5 个优)毕业,获得博士学位。"

博士毕业后,她晋升为正教授,当年就获得了国家自然基金资助的课题——"蒙药额尔敦乌日勒抗动脉粥样硬化的分子机制研究",资助金额为 26 万。她发表学术论文近 50 余篇,遴选为北京中医药大学的博士研究生导师,成为内蒙古医科大学最年轻的博士研究生指导教师,主要研究方向为中(蒙)医药防治心脑血管病证的研究。

麻春杰长期从事中(蒙)医药防治消化系统疾病、心脑血管疾病、内科杂病的研究,擅长采用中医药诊治慢性胃炎,胃、十二指肠溃疡,功能性消化不良,高血脂症、冠心病以及脑血管等疾病。她是国家自然基金项目"降血脂蒙药有效成分的分析"和教育部科技成果"荜茇降脂成分的分离、合成及药效研究"的主要完成人,申请了1项发明专利。

2004年,她的科研成果"中蒙医截断疗法防治中风先兆证的研究"获自治区科技进步二等奖,是中蒙医结合科研成果的典范,为临床采取中蒙医截断疗法防治中风先兆症提供了新思路和新方法,填补了国内外此领域研究的空白。2009年,她的"抗消化性溃疡方胃和冲剂的创制及其药理毒理研究"成果获自治区自然科学三等奖,这也是中医药科研成果首次获得自治区自然科学奖项,表明她在中医药科学领域取得创新性科研成果,为学校争得了荣誉。

她所主持的"内蒙古道地药材锁阳中锁阳多糖对实验性胃溃疡的影响"项目,为锁阳多糖特别是人工种植的锁阳多糖的充分利用开辟了新途径,为我区人工种植锁阳、发展地区经济开拓了发展空间。

在长期的教学实践中,麻春杰教授积累了丰富的经验和心得体会。她常说:"孜孜不倦地学习,是为人师所必需的,只有自己有一桶水才能给学生一碗水,才能站在讲台上教书育人。只有不断地学习,才能使自己的学术之树常青,厚积薄发。只有不断地学习并在学习中不断地思考才能在思考中有所进步。"作为教学骨干教师,她一直从事本科、硕士教学工作。她主讲《中医内科学》《中医临床研究进展》《中医诊断学》等课程,是学校精品课程《中医内科学》的课程负责人。

人民教育家陶行知说得好:"学高为师,身正为范。"尽管麻春杰教授已经取得了较为丰硕的成绩,但她戒骄戒躁、谦虚好学,具有不懈追求的精神,体现出当代科学家在成绩面前不骄傲、在挫折面前不气馁的大家风范。她以严谨治学的态度、渊博的知识、深厚的学术功底,以及谦逊的品格,赢得了学生们的敬重。(雪婧)

不患人不知　惟患学不至

——访 2011 年内蒙古自治区"教坛新秀"松林教授

1972 年生于内蒙古通辽市科左后旗的蒙古族教授松林,现任内蒙古医科大学硕士生导师,蒙医药学院蒙药系主任、蒙医方剂教研室主任。

1991 年,他以优异的成绩考取了内蒙古蒙医学院蒙医本科专业。那个年代,能有幸成为一名大学生,是件十分光荣的事情。然而,他没有因为这个"天之骄子"的身份而沾沾自喜,反而无比珍惜在校学习的机会。他给自己制定了个人发展规划,就是要在自己的专业中脚踏实地地做出成绩。正是因为这份坚持,他一步一步在学习的道路上坚实地走着。他将大量的业余时间,放在了学习和实验中。1996 年,他顺利地考上了内蒙古医学院中医医史文献(蒙医)专业硕士研究生,研究蒙医药文献。2000 年,他在内蒙古大学高分子化学及蒙药研究所进修蒙药药理及新药开发研究;2005 年,他继续在北京中医药大学攻读民族医学(蒙医)专业博士研究生,继续蒙医药理论文献研究。

一分耕耘一分收获,从 1998 年起到现在,他以第一作者发表的论文就多达 20 多篇,任主编出版和正在编写的专著也不胜枚举,《爱克泻药效学实验研究》《开发与利用蒙药的新设想》《蒙古学百科全书·医学卷》蒙文版等作品,都在全国获得了大奖。面对如此骄人的成绩,松林教授说:"能够获得各种奖项,都是源于坚持不懈的学习,只有学习才能不断进步、不断创新,也只有爱学习的人才能向着自己设立的目标不断前进。"

在谈到自己的教师身份时,松林教授感到十分自豪。他认为,教师不仅是一份职业,更是一份责任。为人师表,首先就要以身作则,要在言行举止等方面严格要求自己,为学生起到模范带头作用。

松林教授是这么说的,也是这么做的。教学上,他常常思考,如果自己是一名学生,会想要在课堂上学到什么知识。在备课时,他将教科书内容重新归类,与自己知识结构相结合讲授给学生,与学生积极互动,提高学生们的学习兴趣。除此之外,松林教授还进行反思教学。他经常总结成功的经验与失败的教训,并且不断地优化教学设计,认真完善教案,进行多次重复性备课。他多次在校内、区内参加教学比赛,获得了喜人的成绩:2007 年 10 月获自治区青年教师课堂技艺比赛一等奖;2011 年 6 月,获自治区首届教坛新秀奖。

谈到如何理解医生这一职业时,松林教授这样说:"医生是神圣的职业,可以治病救人,并且直接面对各种各样的病人和疾病;医生又是很辛苦的职业,除了精通专业知识以外,还要有博爱精神、奉献精神,要懂得表达交流的艺术,要有法律的意识,具备宽广的人文学科知识。当今时代,社会、患者对医生的期待越来越高,要成为一名医技高超、医德高尚的医生,要不断学习和锻炼,加强自身素质,具备从心理、身体、道德、专业等各方面过硬的素质。还有一点很重要,就是要有高尚的医德,要懂得廉洁自律,能够禁得起各种诱惑。"(阿丫罕)

淡泊明志　宁静致远

——访全国高等医学院校青年教师教学基本功大赛一等奖获得者苏丽娟

她是一位将理想和追求都浓缩于教育事业之中,以经久不衰的热情投入到热爱的教学工作中的老师;她是一位用爱心滋润学生心田,用优秀的人格潜移默化地培养学生品德、陶冶学生心灵的老师;她是一位将做人的道理传承给每一位学生,用智慧和品格照亮学生前程的老师;她是一位有着对名利宠辱不惊的淡泊气质和对工作、对学生无限热爱的火一样情怀的老师,她就是内蒙古医科大学基础医学院法医学教研室青年教师——苏丽娟。

在教学方面,她刻苦钻研教材与教学大纲,积极参加集体备课与试讲,认真查阅文献资料,补充新内容,始终坚持课程常讲常新,不断更新完善多媒体课件与教案。同时结合《法医学》与《法医物证学》的学科特点积极探索新的教学方式,学习新的教育模式,以进一步提高教学质量与教学效果。

为了进一步提升自身的教育教学水平,苏丽娟积极参加各级各类教学比赛,2013 年在第三届全国高等医学院校青年教师教学基本功大赛中荣获一等奖;在首届全国高校微课教学比赛中荣获国家级优秀奖及内蒙古自治区一等奖,这些荣誉的获得凝聚了她的心血与汗水。从比赛的选题、课件的制作、板书的设计到讲授的方法,她字字斟酌,注重每一个细节,为了使图片更具说服力,她要在几百张图片中不断筛选,教案与课件更是修改了几十次。她虚心好学,多次向有经验的资深教师请教,听取建议与意见。她让学生听课并提出意见和建议。除此以外,为了在比赛中有优异的表现,她不断地进行试讲,从表情到动作,她都反复练习。

她积极参与教研室与实验室的建设。法医学是内蒙古医科大学2004年新增设的专业,她投身于教研室与实验室的建设与规划,负责《法医物证学》教学计划与教学大纲的编订,《法医物证学实习指导》的编写与修订,《法医学》教学大纲的修订,保证了法医学专业课程的顺利开展。负责《法医学》《法医物证学》《活体、尸体的查验与法医学鉴定》与《法医证据的采集与鉴定》的教学工作。

在班主任工作中,她本着"严、真、细"的方式管理班级,定期与学生进行沟通,掌握学生的思想动态,及时发现和解决问题,对于因学习压力大,导致内心受挫,不愿与人交流,成绩每况愈下的同学,她都耐心开导,帮助其摆脱心理压力,逐步提高与人交往的能力。她注重营造良好的班风,提高学生的学习成绩与综合素质。经过不懈的努力,她所带班级形成了遵纪守法、团结友爱、刻苦努力、积极进取的良好班风,班级的多名学生获得国家级奖学金、励志奖学金及校级奖学金,部分学生被评为"三好学生"及"优秀学生干部",大部分同学在所参加的校内外组织的各项活动中取得了优异成绩。她所带班级被评为优秀班集体,她个人被评为优秀班主任。

在司法鉴定工作中,她责任心强,认真细致,对于每一例案件的受理与鉴定工作都极其认真地对待。从接案到出具文书报告,小到标点符号都认真复核,保证案件鉴定工作的真实公正、准确无误。对于不能受理或有疑问的案件都向被鉴定人耐心地做出解释,从而提高鉴定工作的信誉度。作为一名教师,她热爱教育事业,心系学生;作为一名共产党员,她具有坚定的共产主义理想信念,严于律己,以身作则。苏丽娟说,她的人生格言是:"踏踏实实做人,兢兢业业做事;细节决定成败。"看到她忙碌的身影,我终于明白,这一切都源自于她对于学生、学校、工作一丝不苟的责任,苏丽娟用自身行动阐释了"责任"二字最深沉的内涵。(雪婧)

天道酬勤　机遇垂青有准备的人

——记内蒙古蒙医药博物馆馆长包哈申

"天道酬勤,机遇从来都是垂青那些有准备的人。"她深信这句话,常用这句话提醒着自己,在她看来,洒下辛勤的汗水,必有收获的喜悦,只有踏踏实实地工作,不懈求索,才无愧于馆长这个称号,她就是内蒙古自治区蒙医药博物馆馆长包哈申。

内蒙古自治区蒙医药博物馆建于 2006 年 9 月,建馆时期可以说是从零开始,经过八年的发展,如今,蒙医药博物馆是全国规模最大的蒙医药专业博物馆和蒙医药文化教育基地。

作为馆长,她为博物馆的发展殚精竭虑。建馆八年以来,她利用寒署假到基层收集文物,走访百姓人家,野外采集药材。众所周知,野外采集药材的工作是十分艰苦的,有些药材生长的地方偏僻,甚至十分危险,她无视这些困难,带领团队制作液体和蜡叶标本,在如此艰苦的环境中坚持了八年,一直没有停下,使博物馆不但成为学习宣传蒙医药的阵地,更成为教学科研的重要平台。

2010 年开始,她带领自己的团队,对重点古籍开展了整理数字化研究工作,由于历史原因,很多蒙医药古籍都是用藏文著成,因此数字化工作任务十分繁重。通过一年多的数字化处理,既实现了对古籍的永久保存,又为方便、快捷、无损地开发利用宝贵资源搭建了数字化研究平台,2011 年 12 月 8 日完成了《蒙医药古文献全文数据库》和《蒙医药古籍数字化加工平台》,并成功上网运行,这是国际上首次建立蒙医药古籍数字化在线加工平台。